思想觀念的帶動者

文化現象的觀察者

本土經驗的整理者

生命故事的關懷者

心靈工坊 PsyGarden
Master

對於人類心理現象的描述與詮釋
有著源遠流長的古典主張，有著素簡華麗的現代議題
構築一座探究心靈活動的殿堂
我們在文字與閱讀中，找尋那奠基的源頭

瘋狂與存在

反精神醫學的傳奇名醫

R.D. Laing

作者——安德烈・連恩
Adrian Laing
譯者——連芯

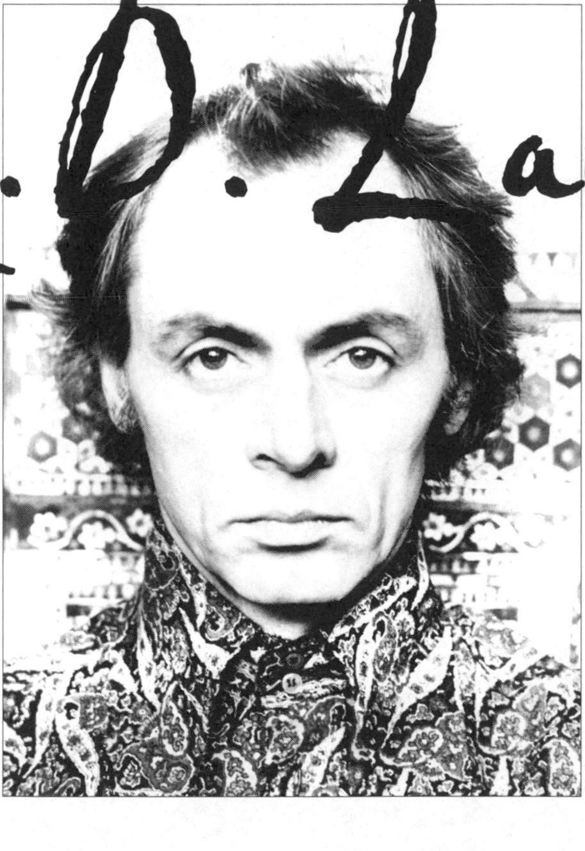

目次

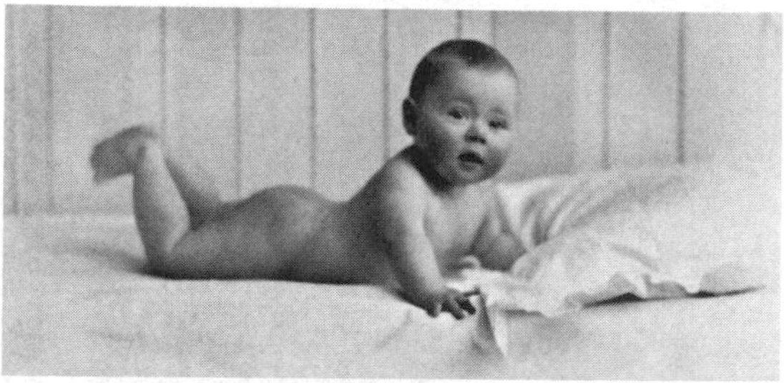

連恩生平首張照片，
一九二七年。

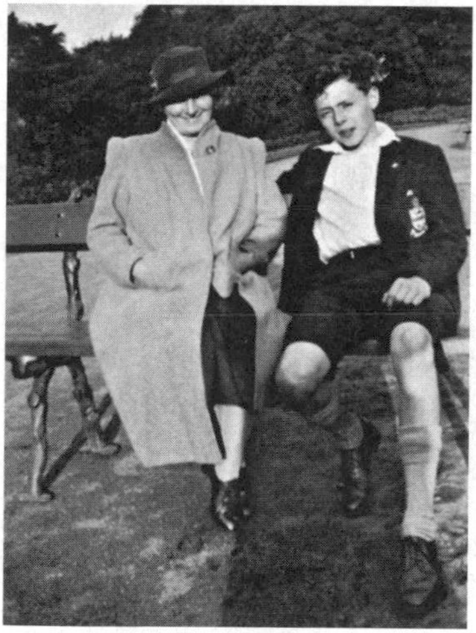

連恩與母親艾蜜莉亞，一九三九
年。

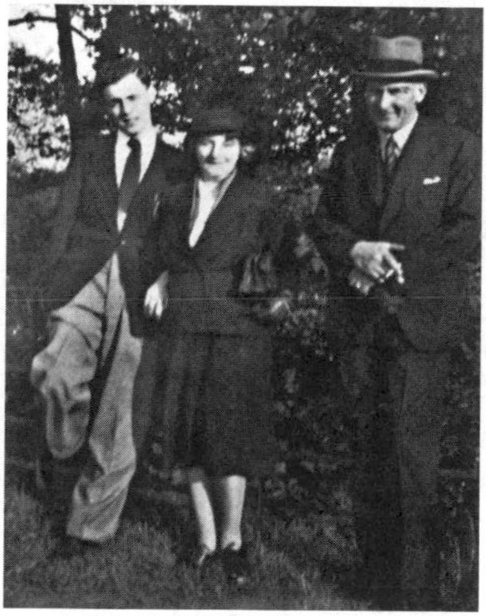

連恩唯一一張與父親大衛和母親艾
蜜莉亞的合照，一九四四年。

右圖：連恩和姑姑伊瑟爾，一九四四年。

最右圖：連恩與兩位姑姑，伊瑟爾和伊莎貝拉，一九四四年。

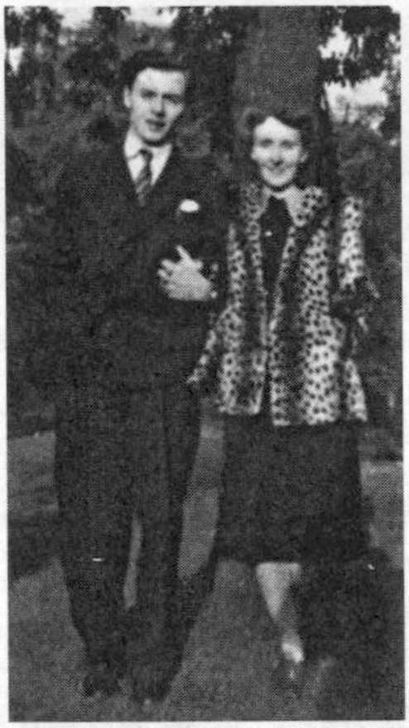

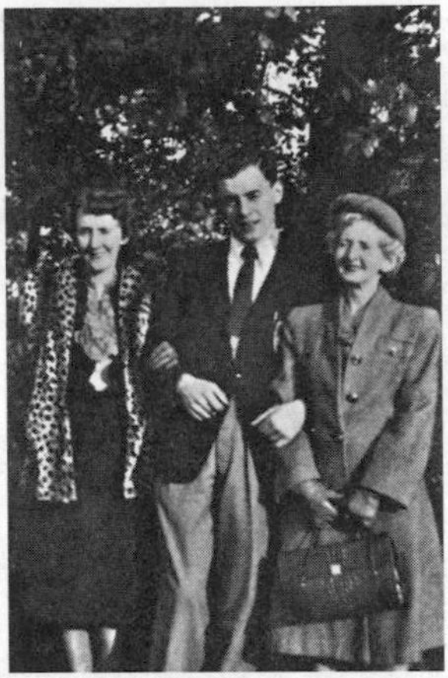

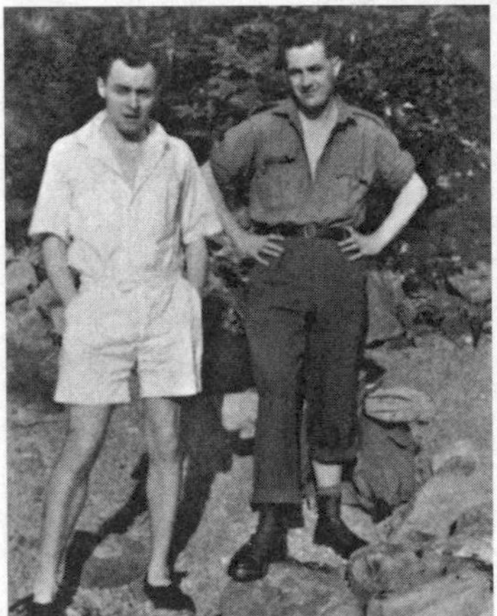

與大衛・雪瑞特，攝於格拉斯哥大學時期。

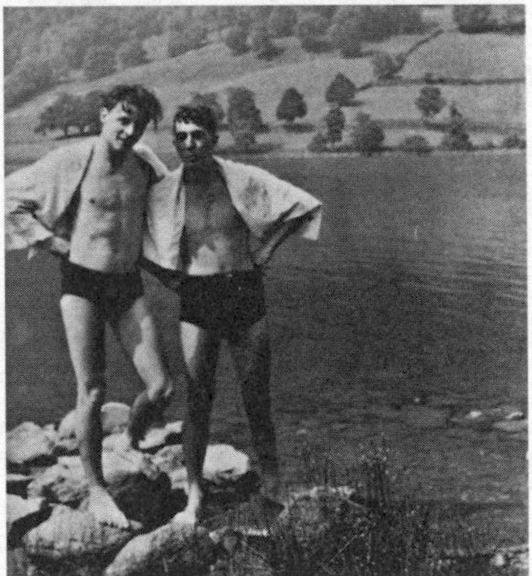

連恩與約翰・杜菲游泳，一九四八年。

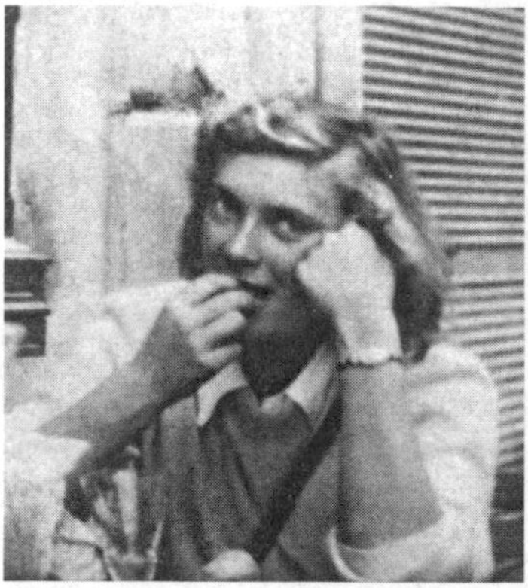

瑪賽勒・文森，連恩讀格拉斯哥大學時的女友，一九四八年九月。

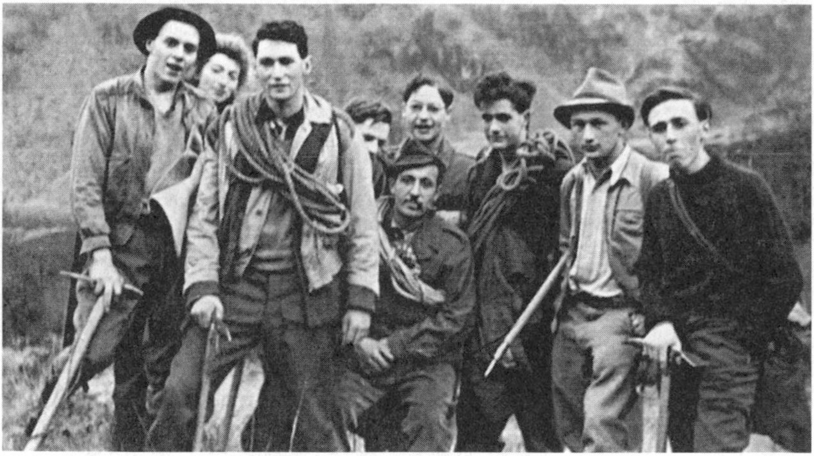

格拉斯哥登山社眾多戶外活動之一。連恩在最左方，他前面是諾曼・陶德，一九四九年。

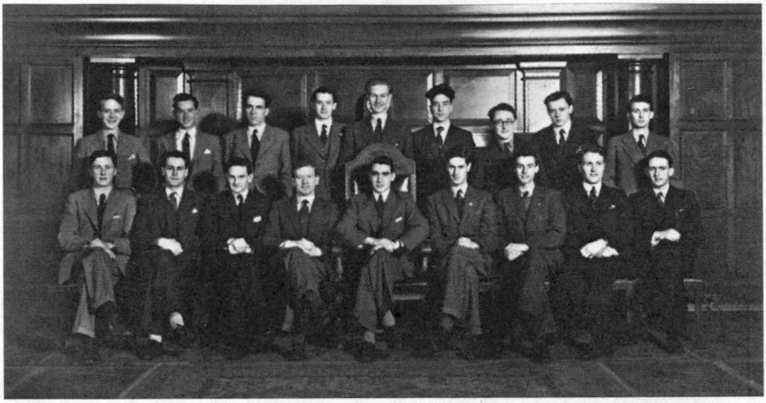

格拉斯哥大學醫學內外科社委員會，連恩是後排右邊數來第二位，一九四六年。

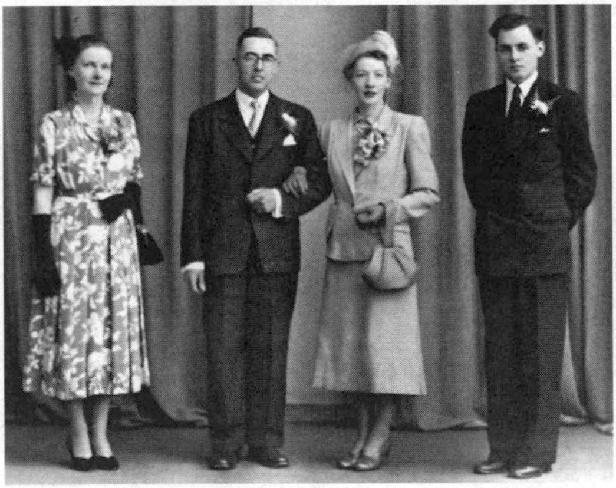

年輕的連恩擔任約翰・杜菲婚禮的伴郎，一九五五年。

右圖：連恩和他的第一個孩子，費歐娜，一九五三年。
最右圖：連恩和第一任妻子安妮帶費歐娜受洗，攝於格拉斯哥，一九五三年。

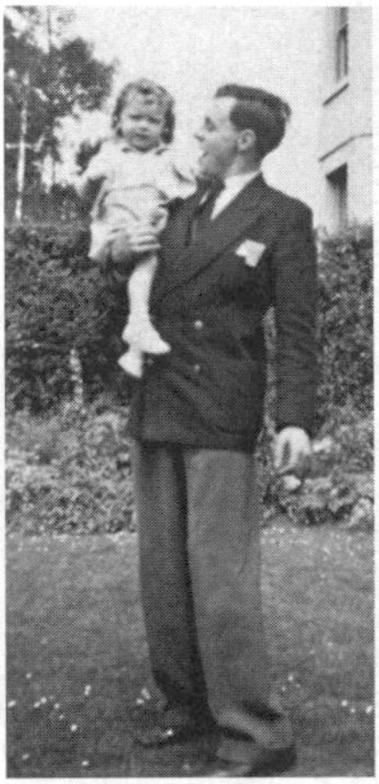

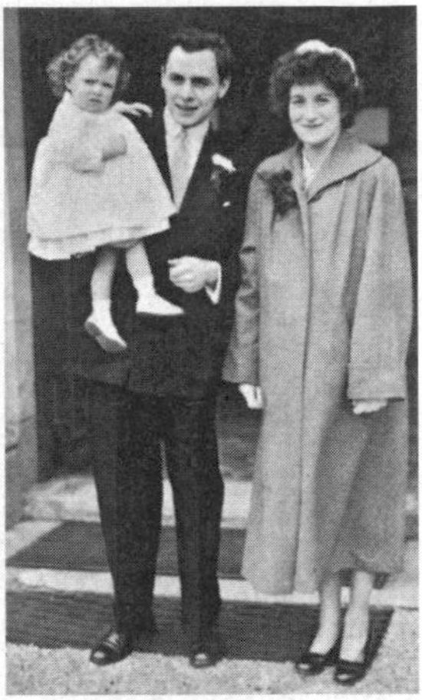

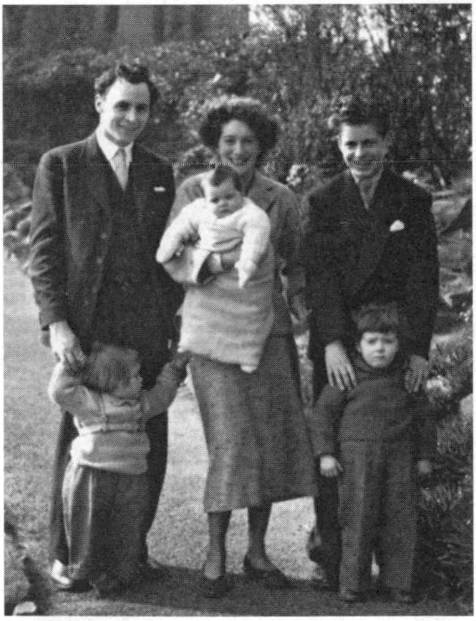

攝於格拉斯哥，與第一任妻子安妮和三個女兒蘇西、凱倫和費歐娜，右方的男孩身分仍未知，一九五六年初。

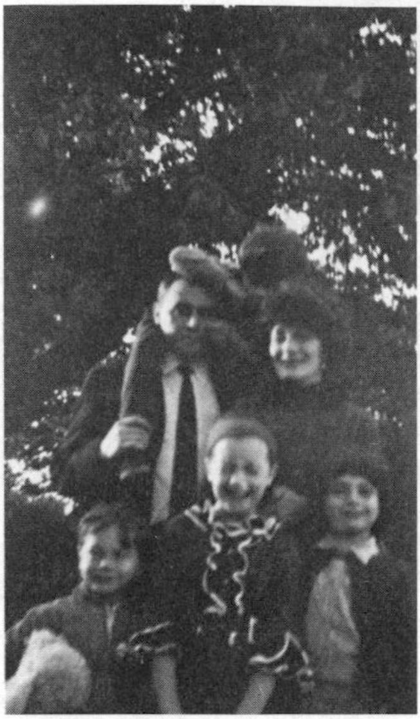

另一張攝於一九六四年的家庭照。由後方數來：保羅、連恩、安妮、安德烈、費歐娜和凱倫，由蘇西掌鏡。

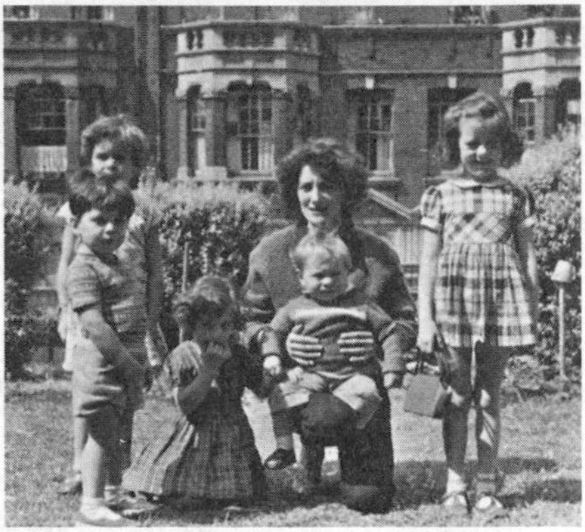

第一任家庭，一九五九年，由左至右：蘇西、保羅、凱倫、安妮、安德烈、費歐娜。

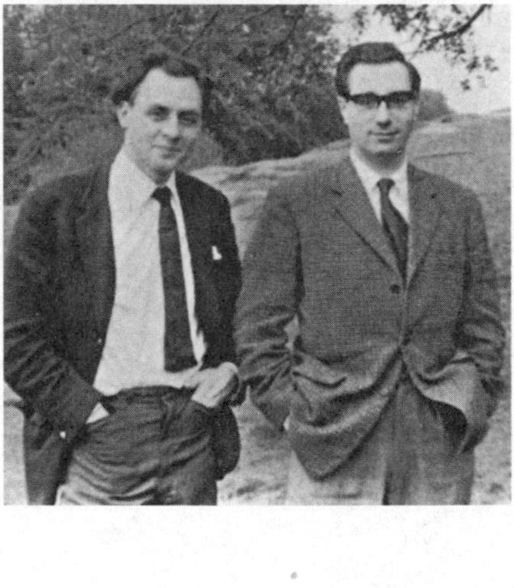

藍尼・大衛森和連恩，攝於漢普斯德荒原，一九六〇年。

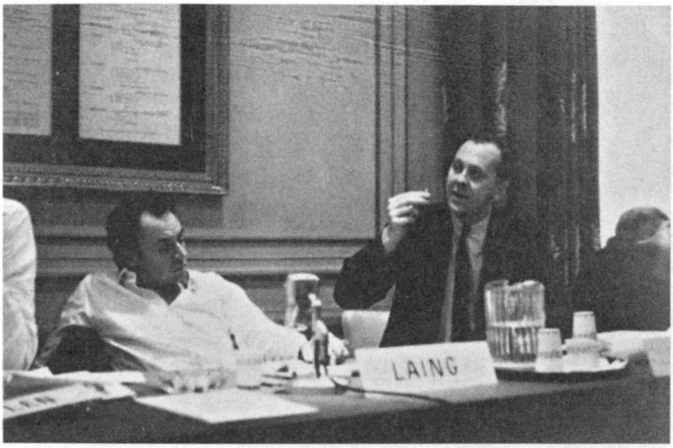

連恩和羅斯・史貝克參加一九六六年哈尼曼醫學院會議，討論「社會與精神病」。攝於費城貝勒福史特拉福飯店，一九六六年。

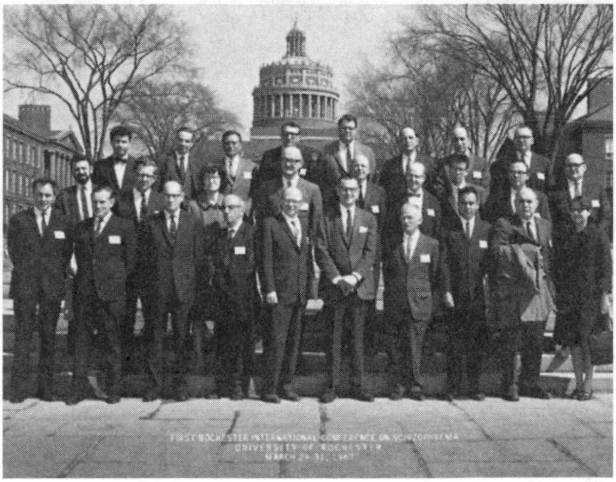

第一屆羅徹斯特國際大會，主題為「精神分裂症」，攝於羅徹斯特大學，一九六七年三月。連恩站在第一排最左邊。

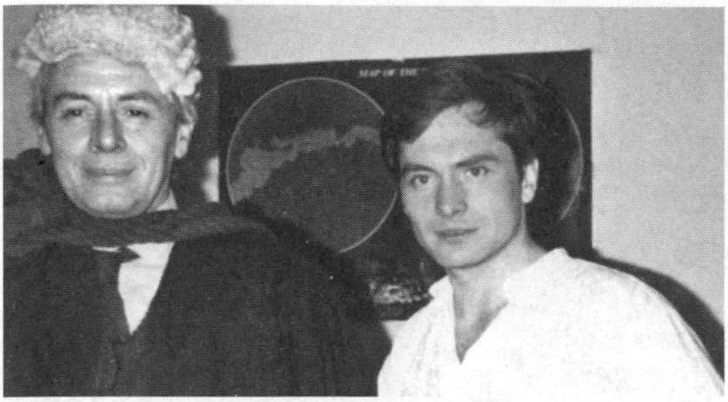

某個荒誕夜晚……連恩與本書作者，一九八三年。

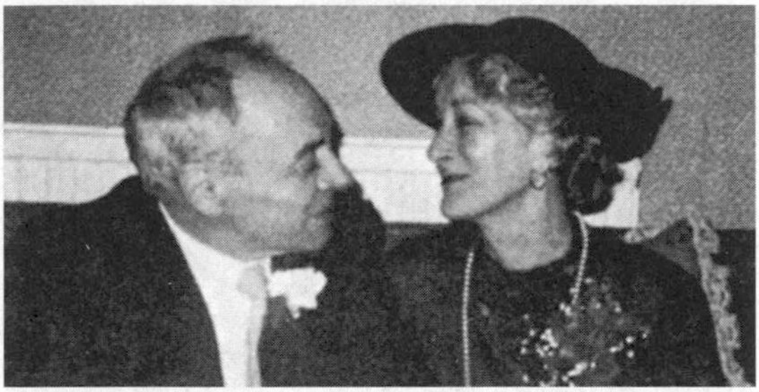

連恩與第一任妻子安妮，攝於作者婚禮開始前。（經帕美拉・佛斯布魯克同意翻拍）

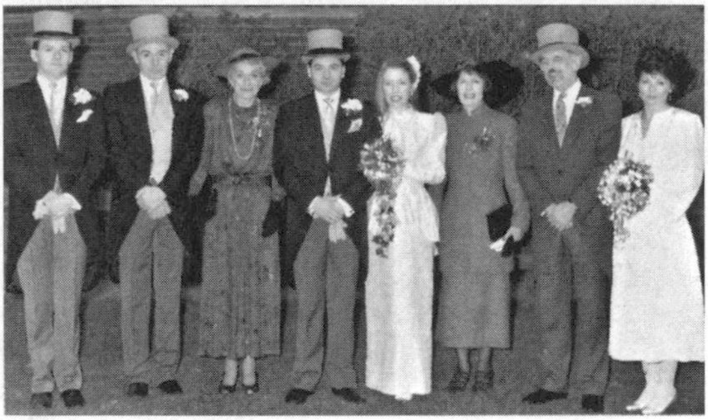

作者的婚禮，一九八八年十一月。由左至右：大哥保羅（伴郎)、連恩、母親安妮、作者、妻子戴博拉、丈母娘和丈人帕美拉和艾德華・佛斯布魯克、姊姊凱倫。

〔推薦序二〕

看哪，這個人！R. D. Laing！

——從「反精神醫學運動」談起……

二十世紀六十年代至七十年代間，**R. D. Laing** 這個名字和「anti-psychiatry（反精神醫學）」幾乎是連在一起爲世人所稱頌或痛罵，當然還有其他名稱，比如瘋癲的存在哲學意涵、分裂的自我、異化、家庭的權力關係……等等所造成的 **R. D. Laing** 與當代政治、社會、文化以及精神醫學界之間的風風雨雨、紛紛擾擾。就讓我們從「反精神醫學運動（anti-psychiatry movement）」開始談起吧！

兩大主流

現代精神醫學的發展從十九世紀末到二十世紀初開始有了兩大主流趨勢，一個是以克雷普林（Emil Kraepelin，一八五六—一九二六）爲主的描述性現象學精神病理學；另一個是以佛洛伊德（Sigmund Freud，一八五六—一九三九）爲主的精神分析動力式精神病理學。前者偏向以生物學理論模式解說精神疾病成因，但對象以重大精神病（major psychosis）爲主；後者偏向以精神分析理論模式解說精神疾病成因，但對象以神經症（psychoneurosis）爲主，當然這是一種比較簡化的說法。到了五十年代初期，開始有了抗精神病藥物（一九五二）的發展，加上之前發現碳酸鋰（一九四二）可治療躁鬱症、電痙攣（一九三九）可治療精神病以及之後發現三環抗鬱劑（一九五七）可治療憂鬱症等，乃造成精神醫學在發展上一個很大的轉折；在此期間，又有精神外科手術（甚至創建者葡萄牙藉神經科醫師Egas Moniz 得到一九四九年的諾貝爾醫學／生理學獎，後來證明這不是一件值得稱道的事）、強制住院、強制治療、緊身約束衣及精神醫學濫用（psychiatric abuse）等違反人權的種種弊端，導致生物學模式的精神醫學在維護人權的鬥爭中成爲衆矢之的；以科學或假科學之名行使的治療都如此，更何況被指爲不科學且不夠人性化的精神分析，療程又曠日廢時，當然也就更受抨擊。尤其在六十年代整個歐洲大陸知識界、文化界風起雲湧，一波一波的新思潮如雨後春筍般百花齊放、以及二戰後存在哲學思想的興起、人的自主意識受到深層的啓發，使得本來源自精神醫學內部兩種思想方法論的鬥爭，理應借助方法的革新、政策的改良或一場科學革命的發動，卻發展成對精神醫學本身全盤的否定及對治療本身合法性的質疑，遂形成了「反精神醫學運動」的濫觴。

反精神醫學

「反精神醫學（anti-psychiatry）」一詞最初出現在南非裔後來至英國執業的精神科醫師及精神分析師大衛・庫伯（David Cooper）於一九六七年所撰寫的論文中用來指稱對精神醫學的一種批判性思路。不久即被廣泛使用於英、美及歐洲各國在六十、七十年代甚至八十年代對精神醫學的批判。事實上，整部精神醫學史對精神醫學的批判從未間斷過，只不過就一場運動的內在規範及規模而言，從未有可以和六十年代的「反精神醫學運動」相互比擬。

這場運動大致上是由幾位富開創性思想家的思想火花所點燃的；包括法國哲學家傅柯（Michael Foucault，一九二六—一九八四）、英國精神科醫師及精神分析師 R. D. Laing（一九二八—一九八九）、美國精神科醫師湯瑪士・薩斯（Thomas Szasz，一九二〇—）、義大利神經精神科醫師 Franco Basaglia（一九二四—一九八〇）、以及加拿大社會學家 Erving Goffman（一九二二—一九八二）等。這群人在理念上雖然容或不同，其中有人根本不承認被標籤為反精神醫學家（如薩斯和 Laing），甚至自家人還攻擊自家陣營中的他人（如薩斯對 Laing）；但從後世的觀點來回顧，這項運動基本上採取兩大核心論點：（一）數以百計的當前精神疾病其定義或診斷準則既模糊不清又充滿武斷，導致有太多不同意見或詮釋的空間而難以符合最基本的科學精神。（二）當時所普遍施行的精神治療對病人而言終究是弊多於利。這中間 R. D. Laing 的主張是最震撼且深入人心的。

一九六二年，Laing 在一篇文章中指出傳統的臨床精神醫學是將精神病患從生活中孤立開來，視其為單個人、單個生物或簡單的機器；然而人不僅僅是生物系統而已，個體從一出生即處於與他人的關係之中，只有從存在—現象學的觀點出發，才能解釋眞正人的意義及人與人間的關聯。因此他認為精神醫學需要以新方法、新範式取而代之。然而傳統範式所代表的既有體制在受到挑戰時所表現出的強烈反抗，使他的文章、言論、思想受到更大的箝制乃至邊緣化，甚至整個被排除在精神醫學領域之外。

美國的薩斯也一樣，他在一九五七年所寫的〈精神疾病的迷思〉（The Myth of Mental Illness）一文，在三年中被六種期刊拒絕，其中包括《美國精神醫學期刊》（*American Journal of Psychiatry*），直到一九六〇年才得以刊出。在此期間，英國的左翼政治文化歷經重大轉變，Laing 有關沙特（Jean Paul Sartre，一九〇五—一九八〇）、家庭與精神分裂症的工作受到諸多關注，他的文章先後兩次刊登在《新左派評論》，他在該期刊中找到觀點的出路。新左派運動包括女權主義運動、綠黨運動、同志權利運動及民權運動，其思想在 Laing 的作品中獲得新的靈感和動力，同時也在一定程度上將 Laing 的思路導向精神醫學之外，促進了一種政治和文化視角的展開，而培育出一種反主流文化的氣息，這也正是 Laing 個人的群衆魅力之所在。在另一篇文章中，Laing 提出精神分裂症並不存在，這個標籤只是一個社會現實，非醫學疾病實體，它是一項政治事件，爲了維護社會秩序，把標籤強加在某個人身上。在一九六四年發表於《新社會》中的另一篇文章〈精神分裂症與家庭〉（Schizophrenia and The Family）後來成爲反文化運動的聖經。此外，傅柯的《瘋癲與文明》（*Madness and Civilization*）一書及前面所提薩斯的文章（後來成爲一部書），都成了反文化運動激進分子反對社會壓迫的有力武器。在這樣的背景脈絡下，有關精神醫學的批判必然會輕易超越精神醫學本業之外，而發展爲對精神醫學的全盤否定以及對種種社會壓迫的激烈抗爭。Laing 早期作品中的兩個關鍵主題是「異化」和「愛」，而這也成爲反文化運動的關鍵主題。在個人關係和自我發展、以及對科學和技術的批判等方面，Laing 的作品也與反文化思潮彼此呼應，這些都使得 Laing 最終成爲一位深具魅力的反文化英雄。

Laing 的魅力與影響力

反精神醫學運動並非質疑個別的治療和政策，也並非僅僅要求更人性化的精神醫學。他們質疑的是精神醫學本身的基礎、精神疾病的根本概念、以及瘋狂和精神健全（sanity）之間的區分。他們審視並批判精神醫學在社會中行使的社會控制手段，甚至提出精神分析和心理治療技術可能在實際上是更加微妙的控制機器，甚至對人類更加有害。這就是對精神醫學的全面否定，這種反抗來自高處，來自掌握話語權的受過充分醫學訓練的醫師，因而更加震撼，更具影響力。尤其透過 Laing 這樣深具群衆魅力的專家進入了媒體、藝術、政治、教育、文化和出版等領域，其影響所及勢如破竹。比如他的書《分裂的自我》（*The Divided Self*）成了校園裡的經典讀物以及《家庭的權力關係》（*The Politics of the Family*）所帶給家庭及社會的震撼。他關於精神分裂症的家庭成因的觀點，成了電視劇「In two minds」和電影中家庭生活的主題思想。這和美國在五十、六十年代西海岸興起的家庭系統理論及溝通理論正好相互呼應。不過，他的存在－現象學觀點又強調和精神病人要能同理共感、去經驗他們所經驗的世界，甚至透過吸食大麻及致幻劑（LSD）進入精神病人的主觀經驗世界；或者在心理治療過程中利用LSD促成病人良好的感受來改善他們的精神狀況，以別於抗精神病藥物的壓制或對抗作用。更令人震驚的是爲了和一位赤身裸體、不言不語的精神病患建立關係、進行晤談，他老兄也赤身裸體進入會談室，跟著病人亦步亦趨，終於和病人連上了線。這種種背離正統精神醫學的行徑，終究使得他與精神醫學漸行漸遠。

Laing 另一個最爲人稱道的作爲是，成立足供後世楷模的類似今日所稱的社區精神復健機構——金斯利會所（Kingsley Hall）及友愛兄弟協會（Philadelphia Association）。雖然其最初的理念已不再可行，但這樣大無畏的開創精神，不得不令人欽佩。

到底 R. D. Laing 眞正是怎樣的人呢？迄今爲止有關他的傳記恐不下十種，他是英雄，還是惡棍？是天才，還是酒鬼？他的頭銜包括：精神科醫師、精神分析師、存在哲學思想家、古典音樂演奏家、詩人、說書人、暢銷書作家、工作坊帶領者、瘋癲的代言人、禪修隱士、狂放不拘的左派異議人士、家庭的背叛者／或改革者？如果需要的話還可以加上更多。但是在本書的作者——他的兒子安德烈・連恩的眼裡，恐怕才是有最眞實的寫照和最貼身的描繪。看哪，這個人！R. D. Laing！

陳登義
台中仁愛之家附設靜和醫院院長

〔推薦序二〕

無法成爲聖人，於是奮力成爲治療者

誠如作者安德烈・連恩於初版自序所述，我在二〇〇五年夏天，首度有幸與他相遇。我們倆一起參加一場由精神醫學學會主辦的公開辯論會，地點在倫敦東南區的莫茲里醫院（Maudsley Hospital），辯論主題是「R. D. 連恩的遺毒，迫害病患與其家庭生活」，現場人潮踴躍，氣氛激昂。竟然會舉辦這樣的辯論會，實在令人吃驚，尤其是在主流精神醫學的大本營莫茲里醫院舉辦，意義更是非比尋常。雖然我和安德烈無疑想要居功，因爲這主題確實遭到強烈反對，但我們倆也必須承認，那也是由於心理衛生專業人士的態度軟化，以及 R. D. 連恩過世後十六年，仍受他啓發獲益的病患及他們的朋友持續支持所致。

然而，支持辯論陳述的人有猛烈炮火可以使用，他們尤其針對 R. D. 連恩一向被攻訐的問題猛攻，即連恩當初指責家庭是造成精神分裂症的推手，並且鼓勵世人拒絕當時醫學界對精神分裂症所提供的完整、適當治療。連恩許多怪異的論點極易遭人揶揄，他人生後期帶動的風潮和種種怪誕念頭，也遭稱不夠科學又彼此矛盾，保留一點的，至少也會指稱他的論點前後不一。不過整場辯論的形式和內容點出主流精神醫學人士對連恩也有強烈的矛盾心情，雖然在形式上，就如他兒子在傳記中點出的，這種矛盾情感相當細微，不易察覺，但當場的確能感受到一股相似的情緒，混合了憤怒、「寬恕和忘懷」的態度以及一份渴望，渴望從一個人複雜豐富的遺產中，保存及珍藏其中有價值之物。

其實，從 R. D. 連恩早期較爲保守的科學報告中，可以仔細比對出所謂精神醫學方法已有諸多改變。他的第一篇報告是一九五五年與卡麥隆（Cameron）和麥可基（McGhie）合著，於同年除夕刊登在知名醫學期刊《柳葉刀》（*The Lancet*）中，內容詳述他們的實驗性治療，對象是格拉斯哥皇家精神醫院（Glasgow Royal Mental Hospital）「後方病房」的病人。整個實驗只安排了盡心盡力的工作人員，以及大致上較自由的環境，鼓勵病患主動改善環境，而非被動、乖順地接受所有照料。報告的結論是，醫院病房的社會環境會對人造成影響，而這個環境是所有參與者、病患和工作人員的責任。病患和工作人員之間的界線應當消除，而且這是「雙方的工作」。人們其實可以從中察覺，R. D. 連恩已顯露出日後激進積極的前兆，但這篇早期報告最令人吃驚的是，在今日聽來，它是多麼合乎常規與常識。

他另一篇同樣保守的報告是在一九六五年，相隔十年後，由另一所醫學體制機關刊登——《英國醫學期刊》（*British Medical Journal*），R. D. 和伊斯特森（Esterson）及庫柏

（Cooper）三人皆爲該研究的主要作者。這份研究是對紳雷醫院（Shenley Hospital）的住院病患施予家庭導向的照料，將傳統療法和用藥降至最低；他們的報告指出，在對照研究中，實驗療法一年後重新入院人數，遠比傳統療法來得低，數據分別爲十九%與四十三%。這個實驗因未設控制／對照組，且接受治療的團體並非隨機選出，而未達臨床研究最高標準，但其執行過程嚴謹，仍具在《英國醫學期刊》發表的價值。

不過，最令我好奇的是，該研究採用的對照組是個英國醫學研究委員會（Medical Research Council）的研究，該研究由精神醫學研究學院主辦，研究者是約翰・文（John Wing），研究對象是大倫敦地區類似的精神病院患者。R. D. 連恩這篇研究登出後，引來讀者熱烈來信及廣大討論，另有來自精神醫學學會和莫茲里醫院吹毛求疵的方法論者，大挑研究毛病，並且試圖沖淡這些出盡鋒頭、創新的精神科醫師的研究成果，因爲這些人可是從徹底孤立的塔維斯托克診療中心跨足到主流精神醫學地盤。事後來看，英國醫學研究委員會的研究有多處觀點與連恩和他的研究團體相符，兩者同樣都著眼於家庭互動會如何影響精神分裂的預後狀況。這份研究讓家庭成員間「表達情緒」的概念獲得重視，在英國文化或許多其他文化當中，雖從未直接表明或確切宣示過，但家庭成員已被設定爲某位家庭成員陷入精神分裂的主要推手。

另一個奇妙的巧合是，文教授當年身爲英國醫學研究委員會在學會中的社會精神醫學小組的領導人，他在一九七八年發表一篇關於精神分裂的專文〈推敲瘋癲〉（Reasoning about Madness）中，引用卡繆《瘟疫》中的一段話，而連恩早在第一冊自傳結尾處引用過同一段話，他們倆都用此話描述自己是「無法成為聖人，於是奮力成為治療者」的醫師。

這個巧合引我稍稍陷入幻想，如果 R. D. 連恩沒有投入塔維斯托克診療中心和精神分析，他便會在莫茲里醫院繼續接受精神醫學薰陶。若是如此，這位悍將狂放的言行可會多加收斂？他可能會接受完整的研究方法、統計和研究計畫設計訓練，在接下來的數十年中，投入各種社會精神醫學研究，獲得各種極具價值與影響力的成果？還是，他很快就會發現，主流傳統的束縛和學科的要求限制重重？這個問題很難回答。連恩在一九八五年曾和伊林・麥克金利（Eileen McGinley）和我一起接受《貝斯藍與莫茲里公報》（*Bethlem and Maudsley Gazette*）訪問，他提到，就許多方面而言，他很後悔在他專業生涯中，過早投入以門診病患為主的精神分析，而未與他十分熟悉的精神病院或精神療養院繼續相守，雖說他對這種體制也有諸多批評。

我僅當面見過 R. D. 連恩兩次，那次訪談是其中一次。當時我們在他位於倫敦北區的家中受訪，訪談過程引人入勝且真情流露。他很快讓兩位因面對名人而緊張的精神科實習生放鬆，對他生活和工作上的各種問題侃侃而談。他談到大眾誤解他的作品，包括為他貼上反精神醫學的標籤，他其實堅決反對。他也提及生化治療必在精神醫學占有一席之地，應以柔性態度待之。當然，他也不忘展露他的機智和熱情，比方說，他嘲笑美國精神醫學會一九八〇年出版的第三版《精神疾病診斷與統計手冊》（DSM-Ⅲ—*The Diagnostic and Statistical Manual of Mental Disorder*）——此書堪稱精神科醫師的《聖經》，他拿起一本，唸出其中精神分裂症「談話內容貧乏」症狀的定義，書中逐字記錄當問及「人類爲何相信上帝？」時，精神分裂病患的回答會是：

> 這個嘛，首先，上帝是個人類，是世人的救贖。他會與我同行，和我說話，嗯，還有，了解我有自我，很多很多人，其實不了解他們的自我……

病患繼續說道：

> 我還清楚知道，並不是每個男人和女人，人生設定的目標都相同，有的人不同，於是各走不同的路，但都是耶穌基督希望他們走的路。而我，設定走的路是，嗯，能分辨對錯，並且做對的事。我無法做更多，也無法少於這些。

當他喉嚨發出帶格拉斯哥口音的感性聲音，他讓這段話幾乎無可挑剔，實際上，這位年輕病人勇於回答這個極深的謎，實在值得敬佩。的確，R. D. 也說過，若他能以這樣的態度面對所有事，他就會變得非常「優雅」。於是，我們看到他——像個拳擊手——起而行，大膽卯上主流精神醫學，盡他一己之力，發動了數次強力進攻。他能夠拆解當時施行的診斷程序，同樣地，他在《分裂的自我》中，也分解了克萊普林[1]在世紀初提出的程序。

我另一次與R. D. 連恩碰面時，是在一九八五年十二月在美國亞利桑那州鳳凰城的「心理治療之演變研討會」，我們在邊簽書邊喝咖啡和茶的過程中，簡短交談數次。我們開懷大笑，無法置信兩個格拉斯哥大學（Glasgow University）的男孩，居然在地球的另一端相遇，而且身旁盡是有名的作家、治療師、藝術家、新世紀嬉皮，當然，也免不了古怪的心理醫師。在連恩的某一場研討會中，他向當地社區心理衛生中心的一位病患問診，病患是名年輕女士，長期陷入精神分裂狀態，當時正逐漸恢復當中。問診過程平順穩定，不乏憐憫和同理之心，R. D. 連恩不僅迅速和女士搭起溝通的橋樑，甚至還能聊聊女士未來的目標。問診過後，緊接著是觀衆問答，一位在這區工作的年輕精神科醫師躊躇地表示，他很喜歡這次問診，認爲相當具啓發性，也完全合乎常理，可是這種問診方式是任何有經驗的醫師面對藥物能起作用的病患都做得來的，因爲這些病患早就因藥物願意順從，並能與人溝通。這小小的質疑遭R. D. 連恩嚴正斥責，他的大意是說，如果一個精神科醫生無法看出在問診中兩人之間發生什麼事，他就根本不適合待在這個領域。當場觀眾立刻分成兩派，分別支持連恩和那位倒楣的年輕醫師，互不相讓。在這兩個事件中，可以窺見這個人同時堪稱爲英雄和惡棍，安德烈・連恩在這本書中正優雅且動人地分析這種性格。

但這爲我們留下什麼？許多我這一輩和上一輩的精神科醫師屢屢推崇連恩的成就是他們選擇進入精神醫學的關鍵因素。R. D. 連恩能和所謂病情嚴重、極度不穩定的病患進一步溝通，消除人們對病患的既定觀感，至今這仍爲許多執業工作者帶來啓發。R. D. 連恩確實曾在「心理治療之演變」研討會中，用過「共同呼吸」這個隱喻，吸氣，是帶給我們所謂「啓發」的根基，但這也讓一群人私下聚在一起研擬計畫：也就是所謂的共謀者。因此我們相當容易把R. D. 連恩本人與啓發（inspiration）和密謀（conspiracy）聯想在一起。R. D. 連恩另一項留給後世的資產是精神醫學領域中稱爲「後精神醫學」的運動，這是一股後現代評估精神醫學起源的潮流。根據擁護者所言，該運動旨在重申精神醫學承繼哲學和藝術的傳統，而非純然的科學產物。至少，這並不是反精神醫學。

然而，我們確實活在一個神經科學突飛猛進的年代，此時爭論各種精神疾病，如精神

1　克萊普林（Emil Kraepelin），一八五六～一九二六年，德國精神醫學家，發展出現代精神疾病分類體系，有「精神醫學之父」的美稱。

分裂症，是否根植於遺傳上或神經上的因素，已經不具意義了——實證結果就擺在那兒，等著任何心胸開放的人去檢視。分子科技已經揭示，全球各地的大家族都擁有相似的基因，而聚焦於腦部細微構造的基礎神經醫學，或仰賴最新神經造影技術研究腦部功能的神經系統層次科學，都日漸獲得大眾矚目。然而造成精神分裂的病因仍難以捉摸、複雜不已，療法也尚待改善，但原有的療法也不斷繼續提升全球無數病患的生活品質，尤以抗精神藥物的效果最佳。身為一個有志改善精神醫學環境的醫師，在這樣的年代是非常振奮刺激的。精神醫學之所以獨特，往往是因為生理性的答案要能成立，還需社會環境及個人價值認可。今日，心理衛生專家仍能持激進觀點或挺身而出，但，作戰的目的是為了更好的治療，為了更多的研究資源，以及為了讓社會容許更多不同的聲音。今日的激進改革分子會宣揚我們需要更多嚴重精神病患者親友和照顧者的支持，不會斥責家人與照顧者，但也絕不會否認家庭問題確實存在；而在社區療養的領域裡，眾多療法之中，療養院也仍為選擇之一。要洗清患者社會污名的最佳之道，就是向大眾展示患者罹病的機制——精神分裂症並不是道德缺陷，唯有科學和客觀論點能戰勝偏見與迷信，此乃今日的革新創見。

我希望科學和客觀的態度能繼續為精神病患改善生活，但，絕不能捨棄人道和憐憫之心，這全是 R. D. 連恩留給我們的。

安東尼・大衛（Professor Anthony S. David）

二〇〇六年五月寫於倫敦

安東尼・大衛，一九八〇年自格拉斯哥大學畢業，完成神經學訓練後，又赴莫茲里醫院接受精神科訓練。他目前是該院的精神科顧問醫師以及精神醫學研究學院的教授，曾發表逾三百篇科學論文，編有數本書，包括一九九四年與J. Cutting合編的《精神分裂症的神經心理學》（*The Neuropsychology of Schizophrenia*），一九九八年與X. Amador合編的《洞見與精神病》（*Insight and Psychosis*）以及與M. Ron合編《腦與心智的疾病》（*Disorders of Brain and Mind*），另在二〇〇三年與T. Kircher合編《神經科學與精神醫學中的自我》（*The Self in Neuroscience and Psychiatry*）。

〔中文版序〕

爲大眾眼中的瘋癲發聲——

我的父親R. D. 連恩

我父親R. D. 連恩，在一場網球賽中心肌梗塞猝逝。當時，他正頂著地中海的炙熱陽光，和富有的鮑伯費爾斯頓醫師（Bob Firestone）揮拍對決。那天是一九八九年八月二十三日，費爾斯頓醫師的豪華遊艇停在法國南端的聖特羅佩港附近，我父親六十一歲，比賽正進行到第一盤，他以四比一領先。

父親死時，他的著作已在全球銷售數百萬本，其中尤以一九六〇年出版的《分裂的自我》和十年後的《心結》最暢銷。一九六七年的《經驗的運作與天堂之鳥》是他最富批判性、最具破壞力之作，此書影響了當時的憤青，他們從此不再信任、尊敬「權威」。據說，連尼克森總統都把這本書藏在枕頭下。

一九二七年十月七日R. D. 連恩出生，母親艾蜜莉亞和父親大衛當時住在阿德貝格街二十二號一樓，那是一間兩房的小公寓。該處位於格拉斯哥郊區的高文希爾，屬於高寶區，三〇年代時，高寶區曾是惡名昭彰的貧民區，而高文希爾曾被獲獎無數的蘇格蘭作家、製作人、演員麥克馬朗（Mike Maran）形容爲「高寶區的奢華地帶」。

二〇一一年十月七日是我父親八十四歲冥誕，當天我姊姊凱倫在阿德貝格街二十二號外舉行了一個揭牌儀式，在此設立一面紀念牌，並錄下整個過程，放上 YouTube 網站宣傳。格拉斯哥觀光巴士的景點，現在多了「R. D. 連恩紀念牌」一站，我每每憶及這份好意，心裡便倍感溫暖。

我很早就好奇父親爲何聲名大噪。爲了探究原因，我動手寫下《瘋狂與存在：反精神醫學的傳奇名醫 R. D. Laing》。就我所知，父親是位醫師、精神科醫師、精神分析師，同時也是位作家，但這些身分成就都無法滿足我的好奇。世上的醫師和精神科醫師多如牛毛，也從來不缺「作家」，我聽過「佛洛伊德式分析」或「榮格式分析」，但「連恩式分析」究竟所指爲何？

無庸置疑的是，六〇年代末、七〇初期，「R.D. 連恩」的名字幾乎是種標記，與「反精神醫學」、精神分裂症、疏離、絕望、「瘋癲的哲學」和「家庭的權力運作」等概念畫上等號。

一九七五年我進大學法律系，遇到許多同學、講師和教授都比我更熟悉父親的著作，著實令我困窘不堪。

於是，我在父親生前就立下志願，總有一天要寫本關於父親的書，並且藉由寫作過程，爲困擾我多年的疑惑，多少找出一些解答。

很明顯地，我父親相當出名，是炙手可熱的心理醫師。但我只知其然，卻不知所以然。我很早（約十一、二歲）就開始研究他的書，從《分裂的自我》開始著手。但光是第一章的標題「人類科學的存在現象學基礎」，就成功地阻止我停滯良久。我開始意識到，想要瞭解我父親的著作，就必須先深入瞭解他這個人，以及其他人對他的看法。

一九九四年我將父親的傳記完成，準備付梓送印，當時我想，任務已經告一段落了。我訪問許多父親的朋友、同業、同事、情人和敵手，幾乎馬不停蹄地四處奔走，並認眞拜讀他的著作。其間，我整理父親大量的遺物，將之捐給格拉斯哥大學收藏，作爲日後的研究與考証使用，這個過程亦令我獲益良多。

但近二十年來，我才慢慢接受一項事實，想要完全瞭解我父親是不可能的。我只是不斷地從一個階段進展到下一個階段，永遠不會有終點，因爲隨著歲月的腳步，我逐漸成長、成熟，觀點也隨之改變。

就許多層面來看，一直要到一九六〇年，父親在第一本精裝書《分裂的自我》署名「R. D. 連恩」後，這個名字才正式存在。在他童年時期，社區裡的人都叫他的小名「小隆納」，大些後，朋友們暱稱他「隆納」或「朗尼」。在專業領域中，自他從格拉斯哥大學畢業到五〇年代，他都是「連恩醫師」。

就連名字的發音，也隨著時間改變。我某回接受BBC電台訪問時，對方要我將他的名字唸成「R. D. 朗」，因爲他名字的眞正發音聽起來很像「R. D. 林」，聽衆難以聽出究竟是誰。我拒絕了，主持人於是答應在節目一開始做特別說明，解釋該次訪談的主題是「R. D. 連—恩」，也正是一般大衆熟知的「R. D. Laing」。

這點獨特之處，是瞭解我父親一生的關鍵。他從一個默默無名、輕聲細語、博學、雄心壯志的精神科醫師，蛻變成享譽全球的精神導師。在逐漸爲人所知的過程中，他的性格角色改變了，正如他的名字一般，到了六〇年代末之後，人們通常只稱他「RD」。

兒子爲父親作傳者實在爲數不多，最引人注目的特例是一九〇七年艾德蒙・高斯爵士出版的《父與子》。我到現在才明白爲何嘗試的人如此之少，因爲想要理性分析自己父親的一生，即便你能盡力放下所有好與壞的偏見，仍是項極具野心的任務。

更重要的是，我父母親在一九六五年離婚，那年我八歲，是家中的老么，此後我們家好一段時間都沒與父親連絡，我母親爲此極度傷心，在那之前，她和我父親總爲了大大小小的事爭吵不休。

我父親在他唯一的自傳作品《智慧、瘋癲與愚昧》（一九八五）中，形容母親是「我所遇過最不修飾情緒的人。」他的嘲諷也語帶些許敬佩之意，因我母親最愛形容他是「徹底的『零』，再開平方根」。

我一意識到自己一方面得對抗父母撕裂的關係，另一方面又分別愛著他倆，寫書的任務就變得複雜不堪。

一直要到青少年時期，我才知道那位「R. D. 連恩」就是我父親。一九七三年後，我們父子開始有密切的互動；一九七八年，我在倫敦準備最後階段的司法考試，當時就住在父親再婚的家裡。那段期間，我們遇上許多有趣的事；我通過考試、正式成為執業出庭律師後的數年間，我們依舊維持這種關係。我倆的談話變得頻繁且深入，他曾隨手為我列出一張讀書清單，我一直甚為珍惜，我將之收錄在本書第十八章。

隨著時間，我愈發清楚地感受到，許多人瞭解且珍視父親的人道關懷，他們將父親的記憶，鮮活地以各種形式保存下來。父親對人類現狀有一套特殊的哲學觀，精準犀利，且堪稱跨越時空。他提出的疑問不著重尋求答案，而是要發人深省。他的第二本書《自我與他人》開頭就引用《論語》：「誰能出不由戶，何莫由斯道也？」

多年來，我父親成了一種神性象徵。在他人生的後半段，違法脫軌的行為和性格上的缺陷，讓他飽受抨擊；但此刻看來，這在他短暫的人生中，正屬於最絢爛瑰麗的那一塊。

R. D. 連恩對世間的貢獻，也隨著歲月去蕪存菁。二〇一二年二月二十三日，我參加格拉斯哥電影節的首映會。才華洋溢、獲獎連連的紀錄片導演路克・法勒（Luke Fowler）拍了一部父親的紀錄片，名爲「所有分裂的自我」（All Divided Selves），影片內容扎實、層次豐富，敘述細膩且感人。

「所有分裂的自我」在格拉斯哥一票難求。觀衆來自不同年齡層與背景，整體而言以年輕族群居多。我和路克・法勒參與影片放映後的問答講座，觀衆們流露出對我父親深刻的景仰和誠摯之情，每每令我驚訝不已，尤其若對方熟知父親狂野不羈的事蹟，就更令我感到驚奇。

位於格拉斯哥的凱文葛羅夫藝術博物館（Kelvingrove Art Gallery and Museum）是一棟富麗堂皇的哥德式砂岩建築，幾乎可列入古老文明的奇景。館內收藏來自世界各地數世紀以來的偉大藝術品及複製品，包括達利的〈十字架上的聖約翰基督〉，或如幾乎全裸的蘇格蘭武士，雙手握劍揮舞等地中海早期作品。

博物館中設有獨立一區展示格拉斯哥「精神患者」的治療史，其中，有一大塊空間用於介紹 R. D. 連恩的生平及著作。

會場內，除了詳盡展示他的書作封面，如《分裂的自我》、《自我與他人》、《正常、瘋癲與家庭》和《心結》，還包括瑪麗・芭妮絲的手指畫原稿。一九六五至一九七〇年間，父親曾率領一項瘋狂、遠近馳名的治療實驗，稱作「金斯利會所」，瑪麗便是當中最著名的「房客」。

R. D. 連恩的展覽區中央，有一個小螢幕，不斷播放我和姊姊受訪談論父親的片段。每當我知悉人們依舊頌讚父親的生平及作品，今日仍不停討論他的論點，我的心頭就揚起一股暖流。父親已經過世二十年，人們對他的關注絲毫不減，反倒更甚。

二〇一一年，牛津出版社出了一本新書：《精神科醫師的青年生涯：R. D. 連恩的早期作品一九二七—一九六〇》（*Portrait of the Psychiatrist as Young Man: the early writings and work of R. D. laing 1927-1960*），作者是格拉斯哥的精神科顧問醫師艾倫•貝佛瑞（Dr. Allen Beveridge）。此書豐富深入、旁徵博引，讓大眾注意父親仍被稱作「朗尼」或「連恩醫師」的青年時期。R. D. 連恩相關的龐大資料庫，數年來仍持續拓展中，此書又再添上精采一筆。

我受愛丁堡大學之邀，上台介紹此書。至今我仍難忘聽眾的盛情，他們把我當作父親似地歡迎。雖然我的本職是律師，不是醫師亦非治療師，我也能清楚明白，R. D. 連恩在生命及作品中毫不間斷的專業熱忱，既堅定且愈發強烈。這股熱忱，貝佛瑞醫師在他的新書中曾精簡地提及：

> 這份熱忱，來自於對神經醫學的幻想破滅，以及無法對生化科技感到自在。連恩以存在的觀點對待病患，將之視為人，而非擁有新式外表的多功能的機械。

同樣是二〇一一年，更早的時候，我參加BBC「偉大思想家」節目錄影。節目中，將我父親的精神思想與佛洛伊德和榮格並列，彷彿電視製作人和作家們不斷尋求新的方式去估量我父親對後世的影響。

對於過往許多偉人來說，時間往往是最嚴苛的批評者，但在我父親身上，時間是他的好友與同盟。他的一生，隨著歲月不斷被放大檢視，得到的關注越來越多。彷彿 R. D. 連恩的生命就像菱鏡，有著無限且多元的面向，生命中與作品中的每一個片段與事件，都是獨特且重要的一面。唯有在少數人堅持他們自身的解讀之下，他的生命與作品才顯得有限。

網路上有許多關於 R. D. 連恩的網站、部落格和留言，我期待不久之後他的一生會被拍成電影，屆時會有一票新觀眾體悟到他恆久不衰的感染力。

若要從《瘋狂與存在：反精神醫學的傳奇名醫 R. D. Laing》中找出一段故事描繪這個人的本質，以及「存在性治療」如何實踐，有段短短不到三十分鐘的事件可以代表。那是大約四十年前，父親到美國芝加哥公開巡迴演出時發生的：

繼續前往聖地牙哥前，連恩受邀診視一位被診斷為精神分裂症的年輕女孩。這女孩全身一絲不掛，只是反覆前後搖晃身子，醫生們想知道連恩的看法。連恩未先知會大家就脫光衣服走進女孩的病房，在她身邊坐下，隨著她的節奏一起搖晃。約二十分鐘後，女孩對連恩說起話來——這是她入院數個月以來，從未出現的景況，所有醫生都看傻了。事後，連恩佯裝一臉無辜地問：「難道你們從沒想到嗎？」

或許這則軼事是絕佳範例，足以解釋爲何「連恩醫師」會從他本職的陰影中嶄露頭角，成爲衆所矚目的心靈導師。他經常強調「治療」這個字，只是在形容一個人對待另一個人的方式。這可不是在刻意諷刺。

R. D. 連恩在許多哲學大師如威廉・布雷克（Willam Blake）、沙特（Jean-Paul Sartre）、尼采（Friedrich Nietzsche）、杜思妥也夫斯基（Fyodor Dostoyevsky）、齊克果（Soren Kierkegaard）、胡塞爾（Edmund Husserl）、卡繆（Albert Camus），以及卡夫卡（Franz Kafka）的作品中，找到更多共鳴，遠勝於精神醫學的教科書。這些作品讓他得以用自己獨特的方式，去瞭解某些個體的內在經驗。這些個體的生活通常被囚困在精神折磨、承受苦痛的內在夢魘之中。

《分裂的自我》目前被選入企鵝出版社的經典系列，五十年來，此書一直不斷再刷。我相信隨著時間，不論是在檯面上或檯面下，他會有更多作品被世人視爲「經典」。

R. D. 連恩是哲學家、是詩人、是音樂家，是演說家、是酒鬼，也是位發言人，專門爲被社會視作瘋癲、與現實脫節的人發聲。同時，他也是位受苦的藝術家，深爲自己的作品所苦。許多批評聲浪指稱 R. D. 連恩本人就與社會脫節，但這些聲浪終將隨著時間被眾人遺忘，而 R. D. 連恩本身的話語與精神，終將永存。

安德烈・連恩
二〇一二年三月，於倫敦

〔第二版自序〕老爸，我們以你爲榮

一九八九年末，我父親死後不久，此書原訂的書名是「R. D. 連恩：人生起落——來自格拉斯哥的心靈大師」（R. D. Laing: The Rise and Fall of the Guru from Glasgow）。我必須承認，這個標題與實情不符，我對父親抱有許多負面觀感。然而，在漫長的研究與寫作過程中，緊接著又進入一段密集挖寶式的四處訪談後，起了些變化。我在將近二十年前研究調查並寫下「R. D.」一生的那段過程，坦白說，很老套地，已被洗滌昇華了。

我父母彼此經過多年身心衝突折磨後，終於在一九六六年永遠分開，我當時八歲，五個小孩中排行最小。除了叫囂對罵和肢體衝突外，我對他們倆的溝通毫無記憶。孩子中最大的費歐娜當時十三歲，和兩個妹妹蘇西及凱倫就讀知名的艾妲佛絲特戲劇學校，位於倫敦高德格林。哥哥保羅和我正在康利校舍念書，學校位於倫敦北芬奇利，是一所很類似小村莊的私立小學。

我們一離開倫敦北部的私立學校，到格拉斯哥重新生活後（十年前我父母、費歐娜、蘇西和凱倫住在這裡），很快就成了「被遺忘的一家子」。在激烈的分離之後（我父母一九六九年才正式離婚），我父親要律師支付我們「法定最低金額」，爾後數年，我們就獨自摸索生存之道，對我而言，我們就像活在冰天雪地的上帝遺棄之境，當地是由一群滿面傷疤、憎惡英格蘭的宗教族群所統治，他們說話就像剃刀一樣，尖銳又殘暴，就像那種剃著光頭、可以自由上街晃蕩的心理變態，褲後口袋中總是可怕地露出一截展開的剃刀。

要麻痺恐懼和憎惡，酒精是最佳之道——除非是出於醫療因素，否則戒酒被視作直接而挑釁的污辱。一如我父親最愛的說法：「最快逃離格拉斯哥的方法，就是來兩大杯威士忌。」若你要更細緻、更受人歡迎的說法，就會是：「你若不能改變現狀，就改變你的精神狀態。」

我在八歲到十一歲之間，在一所當地幫派分子滲透的公立小學——帕提克—多旺丘小學——就讀長達三年，與已快不敷記憶的康利校舍相比，兩者的文化衝擊眞有如雷亟。我無法像姊姊們那樣，她們顯然了解格拉斯哥的方言和文化，某種程度上能悠然自處，對我來說，蘇格蘭是完全陌生的國度。當地人不論男女，不知爲何看起來都很凶悍。最初，我們一家六口住在我媽一位舊識家中的空房，地點在辛德蘭德路通往拜爾斯路交接點附近，我們住了將近兩個月，直到將住在我父親位在羅斯金街（Ruskin Place）大學公寓的學生趕走爲止。感謝上蒼，該處位於較安靜的區域，鄰近希爾亥，是格拉斯哥大學主要校區的西端。

我們都到懷特因區一家名爲「蒸氣室」的洗衣店洗澡，該店自十九世紀經營至今——你若要奢侈一下，加一小塊香皂，就得付六便士。我們也到屬於第三世界的「帕迪斯市場」變賣我們身上六〇年代知名設計師設計的昂貴衣物，好換取一些維生基金。

直至今日，那些日子仍以黑白影像的形式留在我的記憶裡，就像「綠野仙蹤」開頭的場景，我很早就明確地計畫要逃到「彩虹那端某處」：第一步是進入人人稱羨的希爾亥高中，快速通過考試，把上大學當作通往自由國度的通行證。我研究大不列顛地圖，想要找出哪所學校離格拉斯哥最遠，接著在一九七五年，我當年十七歲，努力擠進艾克瑟特大學（位於格拉斯哥西南方大約七百零八公里處），色彩和溫度便重新回到我的生命，好似我終於從某個噩夢醒來。我二姊蘇西就沒我這麼幸運，她在隔年一九七六年死於血癌，年僅二十一。大姊費歐娜也是，在過完一九七七年之前，就進入嘉特納佛精神病院。

那些好意的知識分子總是刻意對我說：「噢，身爲R. D. 連恩的兒子肯定棒透了。」他們天眞地以爲，我們必因老爹身爲全球媒體寵兒而與有榮焉，或我們每天面對的都是這位出名、迷人和非凡的人物，又或者，我們必與這位極爲成功的作家和執業精神分析師過著同樣無後顧之憂、無拘無束的波希米亞式生活。若這當中有些許眞實，那麼世人會期待我要感激自己最初有這般的「人格養成」。但不是，一九六〇年代身爲R. D. 連恩的兒子一點也不「精采」或大受啓發，絕大多數時間，這個身分只是沒用的狗屎。

我的母親則必須在當地一家醫院「西區醫療室」上夜班，晚上總會出現因鬥毆而被砍傷或刺傷的年輕傷患，須由像我媽這種被嚇壞的護士縫合傷口。在我父母的戰爭中，沒有中立選項——不是站在我媽這邊，就是站在「他」那邊。R. D. 連恩在一九六〇年代正值全盛時期，但在我家，他可不受歡迎。

不過，隨著時間過去，我的情緒也沖淡了，最後，我變得夠堅強，能夠對他們「二選一」的荒謬規則置之不理，和他們兩人都發展關係。在我心裡，他們倆都有錯——我母親對情感的獨占欲太強，而我父親卻太過疏離。這就是人生。

本書初版發行後，許多書評皆特別從書中挑出這句：「連恩死後，我和他的關係大有改善。」十年前，此言不假，現在，這句話甚至更貼切了。我母親最近才過世——二〇〇五年四月，享年七十七歲，我無法想像我母親能讓我說出相同的話，因爲我們的關係始終都是眞實的、紮紮實實的，彼此關愛且親密。尤其，我們的關係並未破裂，和我父親截然不同。多年來，我心懷深切渴望，希望能狠狠地、過癮地賞他一拳。我們一家子因給他人錯誤印象而深感羞慚，因貧苦飽受屈辱，因恐懼胃部翻攪，我要爲此總結復仇。我曾一度就要達成這個目標，卻被我父親的友人阻擋，就差那麼一步。在我心裡，同時感覺到愛與恨一點也不衝突，莓果的味道也是這樣，既甜，又苦。

於是，我把我的困擾丟到一旁。這些深埋在我心中的悲苦情緒，早就隨著年齡和自己當上父親的經驗而蒸發，我的五個孩子已經幾乎都長大成人了。

但我也對那些洋洋得意、抱持虛假的存在主義又滿口心理學詞彙的傢伙感到厭倦不已，他們總對我訴說老爸的事蹟，但他們絕大多數都未曾與他謀面，或根本不了解他，也完全不知他的第一任家庭經歷過什麼生活。他們也都不想聽連恩母親的事，也就是我奶奶——艾蜜莉亞（Amelia）——除非她被描述成典型會造就精神分裂病患的母親，總是忙著在象徵她寶貝獨子的巫毒娃娃上插針——對於這個故事，我從未像我父親那麼當眞，不過，我相信他在描述我們第一任家庭的故事時，我們向他「報復」的程度絕對有過之而無不及，他肯定也成了受害者。

我下定決心為我父親作傳，如此一來，就算我無法成為最了解他的人，我對他的認識也不亞於任何人。他為何如此出名？我特別積極想找出原因，多年來，我一直認為他的盛名是個費解又引人入勝的現象。我也深懷一股渴望，想知道他缺席的那些日子，究竟都在做些什麼？此外，我右膝上有一大塊胎記，幾乎和我父親及祖父一模一樣，這胎記不斷提醒著我，別忘了自己與父親有個特殊連結。我們早年破裂的關係已隨著時間和更深的了解而癒合，人往往在自己當上父母後，才開始了解自己的父母。

R. D. 連恩這個名字幾乎在所有字典出現，也能找到「連恩派」這個詞，既是形容詞，也當名詞使用。我父親會喜歡「連恩派」這個詞能玩的文字遊戲，而且絕對會遊說建立一個「R.D.」動詞。但是毫無疑問地，多年來他的作為飽受質疑挑戰，甚至有些人會認為他的觀點已經徹底被掩蓋、遺忘，「連恩派」這個詞真要消失了嗎？

自R.D.連恩一九八九年過世後，至少有十一本關於他的非小說書籍：約翰・克雷（John Clay）著的《R.D.連恩：一個分裂的自我》（*R. D. Laing: A Divided Self*）、丹尼爾・波斯頓（Daniel Burston）的兩本著作《瘋癲之翼：R.D.連恩的一生與作品》（*The Wing of Madness: Life and Work of R. D. Laing*）和《經驗的嚴峻考驗：R. D. 連恩與心理治療的危機》（*The Crucible of Experience: R. D. Laing and the Crisis of Psychotherapy*），鮑伯・穆蘭（Bob Mullan）共著有三書：《R. D. 連恩：我的私人觀點》（*R. D. Laing: the Personal View*）、《R. D. 連恩：創意十足的破壞者》（*R. D Laing Creative Destroyer*）和《瘋了似地正常》（*Mad to be Normal*）；奇比紐・科托維茲（Zbigniew Kotowicz）的《R. D. 連恩與反精神醫學之路》（*R. D. Laing and the Path of Anti-Psychiatry*），沙爾門・羅斯奇（Salman Raschid）的《R. D. 連恩：當代觀點》（*R. D. Laing: Contemporary Perspective*）。而安東尼・朗特的《阿波羅與迴音製造者：連恩派處理心理治療、夢境與薩滿教》（*Apollo Versus the Echomaker: Laingian Approach to Psychotherapy, Dreams and Shamanism*），與蓋文・米勒（Gavin Miller）最新的著作《R. D. 連恩》（*R. D. Laing*），都加入新奇的「蘇格蘭觀點」，探討我父親在知識面的影響。在他生前和死後認真探討R. D. 連恩的書遠比他本身的著作還多。

美國知名的精神科醫師評論家湯瑪士・薩斯（Thomas Szasz）多年來不斷執迷地發表大量文章嘲弄昔日對手，彷彿要讓這場爭戰持續下去的唯一方法，就是靠他自己一人延續這場「大辯論」，獨自對抗早已過世的敵手，他無法忍受敵手已停止交戰。（我在一個研討會上遇見湯瑪士・薩斯，我問他爲何如此熱衷與我父親劃清界線，其實他們倆有諸多相似之處。我得到的回答是：「你父親是大衛・庫柏的親密同黨，大衛・庫柏是堅定的共產黨，我還能怎麼做？」）

在小說方面，克藍西・席格（Clancy Sigal）那本狂放、煽動的小說《內在場域》（*The Zone of Interior*），二〇〇五年由波莫納出版社（Pomona）首度在英國發行。小說內容是根據克藍西本身受制於「弟兄」，最後「逃離」金斯利會所（Kingsley Hall）的故事，當年我父親極力阻撓此書出版，給了大眾拜讀這本小說的絕佳理由。

在所有與 R. D. 有關的小說作品中，我最喜歡的應是安妮・麥克曼娜絲（Anne McManus）所著的《我曾是連恩・連恩的好友》（*I was a Mate of Ronnie Laing*），該書一九九八年由 Canongate 出版社發行，內容講述一個酒醉潦倒的女人，深深爲 R. D. 連恩著迷，引發出種種性幻想。是的，我讀這本書時，看到描述我老爸的部分不禁大笑。

R. D. 連恩的一生今日仍在文化中引起迴響，絲毫沒有減輕的跡象：一九九五年播出的 BBC 紀錄片「只是另一個罪人」（Just Another Sinner）正是以我這本書爲本，廣受觀眾歡迎；二〇〇一年安東尼・克萊爾（Anthony Clare）教授在BBC第四電台「坐上精神科醫師的椅子」（In the Psychiatrist's Chair）節目中，再度讚揚R. D. 連恩極爲原創的貢獻；而由知名表演者麥克・馬藍（Mike Maran）擔綱，獲獎肯定的獨角傳記舞台劇「你曾是R.D.連恩嗎？」演遍英國各島，二〇〇六年在愛丁堡藝術節中仍是強檔表演；我參與了其中兩場，一場在格拉斯哥，另一場在利物浦，觀衆從頭到尾都反應熱烈。

極受敬重的安東尼・史塔德藍（Anthony Stadlen）在倫敦執業存在—現象心理治療逾三十年，直至今日，他仍不斷定期在倫敦舉辦各種與存在主義相關議題的研討會，出席狀況一向踴躍。他曾安排全天的課程，針對R. D. 連恩《正常、瘋癲與家庭》書中研究的家庭個別討論，此書是四十年前的作品。

設於莫茲里醫院的精神醫學研究學院，在二〇〇五年夏季舉行一場辯論會（我有參加），討論R. D. 連恩留下的影響；BBC第四電台除了在長期播出的心理衛生節目「全在心裡」中，經常讚揚R. D. 連恩的人生與作品，並將R.D. 連恩選入最近的「偉大人生」系列（我有貢獻一己之力），而R. D. 連恩的非官方網站吸引了一群群健康的「路人」，極有興趣了解R. D. 連恩的最新「近況」。

格拉斯哥大學從R. D. 連恩的資產保管處獲得大批R. D. 連恩的物品，學校持續將他的文章、書籍、日記、手稿和私人物品分類，預計在十年後整理完成。

是的，R.D.連恩仍活得好好地，他在一九八九年八月二十三日辭世，也是他在事業上一項成功之舉。（碰巧與一三〇五年過世的蘇格蘭自由鬥士威廉‧瓦勒斯「死日」同一天。）

外頭有爲數可觀的「新連恩派」，各種年齡層都有。他的許多作品在全球各地的心理學課程中，仍被指定爲必讀書籍，這從他的許多書仍持續銷售中就可獲得證明，尤其是《分裂的自我》，該書近五十年來不斷再刷，在一九六〇年代影響了一整個世代的未來精神科醫師和心理治療師，這一點也不誇張。

二〇〇六年，英國國家健康保險仍時常登上英國新聞頭條，尤其在論及老年照料以及精神「疾病」議題時更是如此。大衆最關切的是精神分裂症肆虐，對其本質、原因和治療方式爭論不休，但仍無解決之道。先前科學的種種承諾和預測認爲科學模式會將眼前的問題一網打盡，並對「精神疾病」的「原因」提出一種全面性的基因理論——包括相關的「科學」醫療，但就我所知，完全沒能實現。

有如曇花一現的「社區照料」思想體系，也未對這個長久以來的問題提供長期解決之道：你能拿這些人怎麼辦？他們身體一切完好，卻被某些看不見或尚未能辨識的精神「問題」擊倒。眞實的情況是，數量上較稀少卻引人注目的「暴力精神分裂者」案例一直存在，更讓大衆深信過時的看法，認爲他們是可怕的瘋子。就在同時，人們因每日的壓力和緊繃情緒而崩潰，心情低落難安，極力隱藏自己的恐懼症或強迫症，用某些方式保住他們危險的工作和人際關係。我們一心一意想變得快樂又富有，卻接著在這過程中積極地害死自己。

R. D. 連恩的作品不會消失，因爲他在上個世代提出的問題和議題仍無解答。沒錯，當前認爲症狀的起因較偏向「生化」解釋，而非「環境影響」，因爲目前全球的政治與商業的興趣焦點都在研究、製造和提供生化藥物上。「精神疾病」不只是隱喻——這是全球數億商機的知識基礎。

此刻我提筆（二〇〇六年）時，法國、英國和美國許多不滿又孤獨的年輕族群發動廣大示威，針對種種不得民心的政府法規進行抗議；某項充滿爭議的戰爭在遙遠的國度擴大蔓延，毫未減緩，造成年輕士兵們質疑自己行動的道德性和合法性；任居要職的中年教授們嘲笑年輕人吸了太多大麻；滾石合唱團正在進行世界巡迴。許多事都變了。迷途、困惑和恐懼之人的聲音在主流社會裡永遠是弱勢。R. D. 連恩身爲合格的醫師、精神科醫師和精神分析師，他選擇少有人走的路以維護自己的獨立性和個人人品，好爲他認爲毫無權力的族群發聲。他特別重視經驗。他不是永遠都對的，論點也絕非始終前後一致，但不論他的觀點如何受爭議，他總是不計後果，從不畏於表達自己的觀點。

我曾多次針對我父親的一生和作品進行演講，若我提及他曾和病人進行一對一、爲時六小時的 LSD 療程，觀衆（若是專業人士）所訝異的並非使用 LSD，而是「六小時」這個字眼。在歷史濃厚的謎霧中，很容易忘卻 R. D. 連恩是如何慷慨地在他人身上投注時間和精力，時常必須付出可觀的代價。

R. D. 連恩和其他人一九六五年創辦的慈善機構「友愛兄弟協會」（Philadelphia Association），總部仍舊設在漢普斯德的中心地區；由喬・柏克和其他人創立的「阿爾伯斯」（Arbous Association）慈善重症中心，組織日漸龐大，最近慶祝成立三十週年。早期創辦慈善機構或公立組織單位的先驅者，其核心宗旨在全球引起迴響。

英國的精神衛生聯盟是極具影響力的聯合機構，旗下包括各種精神衛生單位，此時已有八十個分會，也大受一九六〇年代的先驅們啓發。

世界衛生組織在二〇〇一年發表一則完整的長篇研究〈精神分裂症：年輕人最嚴重的障礙〉，這並非官方贊助的研究，不須避免與R. D. 連恩扯上關連，維傑・辰卓醫師（Vijay Chandra）的序言起頭是：「英國精神科醫師 R. D. 連恩曾寫道：『不了解絕望，就無法了解精神分裂症。』」他在文中繼續提到：「即便在今日，連恩醫師當年的論點仍然正確，我們此時對精神分裂症與其他精神失調仍欠缺了解，賦之污名，斥資花費，尚未尋得有效藥物。於是，是時候了，我們該緊急做出修正。」

若 R. D. 連恩傳承下來的一切，就是爲了幫助達成這個目標，那我便有資格說，不論我們經歷了什麼，「老爸，我們以你爲榮。」

〔初版自序〕

尋覓昔日王者

撰寫本書的過程中，我時常遇上一些精神分析師或精神科醫師，他們總忍不住問我：「寫這本書，會讓你覺得更貼近你父親嗎？」我只能回答：「連恩死後，我和他的關係大有改善。」

將近四年來，我訪談超過兩百位受訪者，我爲了R. D. 連恩和無數的人通信或當面對談。我曾造訪愛歐納島和喜樂山（Joy Mount），只爲尋覓這位昔日王者，我須經常提醒自己，我尋覓的「主角」既是R. D. 連恩，也是我父親。我對人們口中的「連恩」從未覺得親近，也未如此稱呼過他，他就是「爹」或「老頭」。我很少以子女的身分談到「我父親」，寫這本書時，我不斷與自己的偏見交戰，支持或反對的立場兼有，最終，我採取的根本態度是，相信我父親有一半的時間是對的。只不過，是哪一半？

舉例來說，我到美國時，我發現自己以往認爲連恩在家庭和瘋癲上的原創觀點，其實深植於美國東西兩岸的理論和臨床實務之中，可追溯至一九三〇年代紐約的納森・阿克曼（Nathan Ackerman）、帕羅奧多的貴格瑞・貝特森團體（The Gregory Bateson group in Palo Alto）、費城的羅斯・史貝克（Ross Speck）、莫瑞・鮑溫（Murray Bowen）、萊曼・韋恩（Lyman Wynne）、傑・海利（Jay Haley）、亞伯特・史基夫藍（Albert Scheflen），和馬里蘭州貝瑟斯達的雷蒙・博威斯特爾（Raymond Birdwhistell），以及其他許多人。我也發現這些人物不只是學院派思潮的代表，同時更是投入的臨床專業工作者，連恩是在一九六二至一九六七年間與他們結識。不論我對連恩的幻想是如何破滅，我仍逐漸感受到連恩確實如衆所皆知般地活力旺盛、領導能力超群、智力出衆，幾乎接近自虐地投入工作。此外，他擁有極爲罕見的溝通能力，尤其能與行爲在臨床被診斷爲精神分裂症的人溝通。

未來，專業精神醫學、精神分析以及一般大衆心理治療領域，仍會有人撰寫關於R. D. 連恩的書籍。於是，我決定捨棄分析 R. D. 連恩的專業貢獻，尤其，我的身分是個律師，不是治療師。**R. D.** 連恩留下的實質遺產，就是他的十五本著作（尤其是《分裂的自我》），以及他出版或未出版的作品，還有他九個在世的孩子。

但更重要的是，**R. D.** 連恩在他人身上留下的影響，精華都濃縮於幾個仍持續運作的療養處當中：倫敦的友愛兄弟協會和阿爾伯斯協會，以及美國的伯洛區屋舍（Bruch House）和渡口（Crossing Place）。這四個志願公益機構的領導者分別爲海雅・歐克雷（Haya

Oakley）、喬・柏克醫師（Dr. Joe Berke）、大衛・古巴拉特（David Goldblatt）、羅倫・莫雪醫師（Dr. Loren Mosher），四人皆在一九六〇年代於金斯利會所受訓，並於一九七〇、一九八〇年代經營友愛兄弟協會主辦的幾處收留所。根據他們所述，他們從所謂金斯利會所實驗中獲益良多，雖然此刻他們各有自己的一套做法，但他們懷抱相同的精神，他們在一九六〇年代追隨R. D. 連恩領導，那段激烈、勇氣非凡的時光就此深植他們心中。這幾個療養處都有相同目標：在固有的精神衛生機構之外，提供人們另一種人道關懷與照顧的選擇。

最後，我在書中雖未詳盡列出所有關於R. D. 連恩著作的書籍、章節與文章，但也廣泛提及這些作品。若要分析R. D. 連恩的作品，且一併分析先前所有關於他的資料，不僅偏離了我原先設定的目標，至少額外另需兩倍篇幅方能完成。若說R. D. 連恩有一樣持續留給這世界的資產，那就是他從自身生命中灌注無可計量的人道思想到他的專業領域之中。

一九八九年八月二十三日下午，連恩一過世，我就立刻感受到全世界有多少人受他作品影響。當天結束後，我和其他核心家族成員一道，收到幾乎來自歐洲各地的慰問，全美各地的友人也紛紛致電弔慰，我甚至接到一通來自南美洲的電話，對方是透過中國上方的衛星傳播得知連恩的死訊。全球各大報都刊登消息，從紐約至洛杉磯、倫敦至澳洲，都舉辦連恩的紀念會。我在研究連恩一生的過程中，許多人是以非常私人且親密的立場給予讚賞，像是知名美國存在主義分析家羅洛・梅（Rollo May）與我通信時，他形容連恩是「某種在世間無拘無束的天使，他永遠望塵莫及。」或者，當我收到位於斯里蘭卡肯迪市佛教出版學會的回應時，感到異常振奮，他們告訴我，R. D. 連恩是個「非常虔誠的佛教徒，他讀完我們所有關於上座部佛教的書籍。他在本世輪迴中，必定累積許多功德，並感到喜樂。」但連恩的精神分析師查爾斯・萊克勞福（Charles Rycroft）卻形容他是個「特殊案例」，因此我也絕對相信，R. D. 連恩這個名字不只引發歡樂與愛，也含有深刻的憤怒、怨恨和悲痛。

必會有人認爲此書愧對我父親，但我不同意，R. D. 連恩這號人物，沒人能夠忽視他人生中「失敗」的那一面。他對經驗、現象、存在主義和人生本身深深著迷，他私下的種種經歷——兩次離婚、女兒蘇西過世、女兒費歐娜精神崩潰、經濟壓力，以及嚴重酗酒和用藥問題——可不能隨便用句諺語就一筆勾銷。他的人生有起有落，我試著在書中平衡兩者，並盡量恰如其分地突顯他生命中的特定事件——盡量不多也不少。我究竟表現如何，就留待各位判斷了。

致謝

許多人連續接受我數小時（有時甚至好幾天）的訪談，也有人不惜耗費寶貴時間，處理我不請自來的信件，在此，我致上最誠摯的感謝。

我也須感謝各機關單位提供我研究素材、圖書館資料及溫暖善意。其中，我特別希望向下列人士表達我的感激：伊瑟爾・連恩、席德・布瑞斯金、喬・柏克醫師、查爾斯・萊克勞福醫師、裘克・蘇什蘭醫師、潘瑞・瓊斯（Penry Jones）、友愛兄弟協會、阿爾伯斯協會、存在分析學會、塔維斯托克中心、湯瑪士・薩斯醫師、安東尼・克萊爾教授、里昂・瑞德勒醫師、克里斯・歐克雷、海雅・歐克雷、莫堤・夏茲曼醫師、詹姆士・格林恩、約翰・希頓醫師、羅倫・摩什醫師、法蘭西斯・赫胥黎、卡文・荷恩頓、貝瑟斯達美國國家精神衛生研究學會的布萊恩・荷根上尉、羅斯・史貝克醫師、瓊安・史貝克、賀伯・菲力普森醫師、羅洛・梅、亞瑟・羅森索、安妮・連恩、費歐娜・連恩、凱倫・連恩、保羅・連恩、茱妲・連恩、瑪賽勒・文森、莎莉・文森、巴爾德牧師、詹姆士・譚普列頓醫師、凱・卡爾麥可、約翰・杜菲、藍尼・大衛森醫師、詹姆士・胡德醫師、麥可・史考特醫師、諾曼・陶德醫師、華特・費夫、裘克・威爾森醫師、瑪莉安・彌爾納醫師、丹尼・哈爾沛林（Denny Halperin）、彼得・莫瑞許、賽門・斯穆爾亥德和波頓的伯尼賽蒙斯、大衛・古巴拉特、席歐・伊坦、伯納・史派爾丁、勞勃・丹杜、史提夫・提克丁醫師、艾倫・伊斯特森醫師、瑪莉・賈薇、珍寧斯教授、瑪麗・芭妮絲、伊安・史保林和傑夫・納特爾。

我也要感謝我的初稿編輯吉兒・法歐斯頓（Jill Foulston），她為這份文稿做了無數修正。

我要特別感謝長期忍耐我的妻子黛博拉・佛斯布魯克，她不僅在 R. D. 連恩在世時對他諸多忍讓，也寬大忍受她的丈夫在「連恩」死後四年都仍對連恩執迷不已。黛博拉，我永遠深深感激她。

〔第一章〕背景之聲

「選擇剖腹，讓妳私密通道永保鮮潤彈性。」這是剖腹生產的廣告詞，鮮艷醒目地打在巨型看板上。許多一九七二年到洛杉磯的人對此不會多想，他們甚至沒察覺到這幅廣告。但隆納・大衛・連恩（Ronald David Laing）在疲累的巡迴講座途中會注意到它，認爲這則廣告正是絕佳範例，證明我們活在瘋狂世界裡。這個瘋狂世界比鋪塑膠草皮的五星級飯店還糟，但沒糟到把塑膠佛像改成燈罩那種程度，這世界也比濃度不勻的牛奶更可怕，比武裝警察還要嚇人。

連恩打從心底深受這類事物影響，更微不足道的事情也能讓他落淚。他極其敏感，能體會人迷失方向和飽受壓迫的感受，同時，他因思路敏銳而顯得與衆不同。不過，眞正令連恩獨樹一格的是他內心那股欲望，他想爲世上不公義之事盡點力。儘管他犯過不少錯，但直至生命最後一刻，他都保持一貫的反叛性格。究竟，是什麼讓他變得如此？

連恩的家族背景

連恩的歷代祖先都是純正的蘇格蘭人，屬中下階層蘇格蘭低地長老教派，整個家族安分守己，從事紡織工、教師、機械工、建築師、工藝匠等類似行業。若回溯家族歷史至十八世紀早期，除了「偉大的湯姆叔叔」在一九二〇年代時，以七十三歲高齡獲得蘇格蘭亞伯丁大學文學碩士學位，此外並無跡象顯示家族中有過其他重大事蹟或成就。

連恩父親的家族長久以來定居在蘇格蘭東北一個寧靜的小社區，十九世紀中期，原籍波格班（Bogbain）的約翰成家後，搬往費瑟堡（Fraserburgh）東南幾公里處的小蘇爾蘭村莊「史翠鎮」（Strichen），那是摩瑞灣（Moray Firth）的一處漁港。約翰的長子娶了個當地女孩，名叫伊莎貝拉・巴克萊（Isabella Barclay），這對年輕夫婦爲了生計，南遷至亞伯丁較大的城鎮，在那裡生下六個孩子，老大也取名約翰。一八六七年小約翰將安・麥克奈爾（Ann McNair）娶進家門，並爲連恩家族添了四名成員：大衛・派克・麥克奈爾（連恩的父親）、伊莎貝拉・巴克萊、約翰和伊瑟爾。後來，小約翰一家遷往格拉斯哥南端，住在威斯特莫蘭街二十一號。

格拉斯哥是沿蘇格蘭西岸克萊德河灣（River Clyde）發展的城市，擁有豐富歷史，羅馬時期爲抵禦凶悍的匹克特部落，在格拉斯哥北端建立一座安東尼城牆（Antonine Wall），今日連恩就在這道城牆的遺跡旁永遠長眠。一一三六年，格拉斯哥大教堂在大衛國王一世的見證下升格爲聖地，十五世紀中期，格拉斯哥大學正式成立。根據艾德溫・查德威克（Edwin Chadwick）於一八四二年公開的全國性調查《大不列顚帝國勞動人口公共衛生狀況報告書》，當中指出工業革命讓格拉斯哥成爲「可能是這段時期中，全英最骯髒、最不健康的城鎭。」到了一八九一年，所謂「髒亂與犯罪頻仍」期間，格拉斯哥市因都會快速發展而面臨人口過剩問題，爲了紓解這個困境，城市範圍擴張至高文希爾（Govanhill）地區，連恩生命最初的二十二年就住在高文希爾。格拉斯哥因高度仰賴製船業與機械工程，在一九三〇年代初經濟大蕭條時期時，生活條件格外艱苦，當時連恩正値童年期。

連恩的外祖父母

連恩的母親艾蜜莉亞・葛藍・柯克伍德（Amelia Glen Kirwood）在六個兄弟姊妹當中排行第五，上有兩個哥哥（威廉和阿奇）、兩個姊姊（奈蒂和莎拉），還有一個妹妹梅西。艾蜜莉亞的母親伊莉莎白・葛藍在澳洲出生，雙親經營一座綿羊牧場，艾蜜莉亞的父親約翰來自蘇格蘭，在澳洲認識了伊莉莎白，想要回家鄉那個「古老國度」看看，於是在一八八〇年代早期帶著伊莉莎白返鄉，但他從此沒再帶伊莉莎白回到澳洲，這顯然傷透了伊莉莎白的心。他們倆在亞爾郡倫金斯頓（Rankingston in Ayrshire）成家定居，約翰在當地的採礦公司擔任出納員，後來他們舉家北遷至格拉斯哥郊區的阿丁斯頓（Uddingston），之後又搬進葛特克街（Garturk Street），與連恩一家住的威斯特莫蘭街（Westmoreland Street）相隔不遠。

威斯特莫蘭街和葛特克街同樣位於高文希爾區，不論在當時或今日，都和三〇年代大幅縮小的高伯區（Gorbals）大相逕庭。多年來，三〇年代高伯區在人們心中的形象，就像麥克阿瑟和隆恩（Alexander McArthuer and H. Kingsley Long）在小說《不凡之城》（*No Mean City*，格拉斯哥貧民區最暢銷的小說）中所描繪的，是個極度貧窮、暴行充斥之地，和世上所有困頓潦倒的城市一樣[2]。高文希爾屬中下階層地區，但「聲譽不錯」，離高伯區約三公里遠，兩地雖近，生活環境卻有天壤之別。

連恩的父母——大衛和艾蜜莉亞

沒人清楚大衛和艾蜜莉亞是怎麼認識的，若連恩真的知道，他絕不會保留。既然兩家住得這麼近，近水樓臺極可能是兩人初識之因。可以確定的是，一九一七年，二十四歲的大衛・派克・麥克奈爾是個英俊的皇家空軍少尉，與當時二十六歲、相貌同等出眾的艾蜜莉亞・葛藍・柯克伍德在格拉斯哥的伯靈頓議院（Burlington House）舉行婚禮。婚後，大衛和艾蜜莉亞搬進阿德貝格街（Ardbeg Street）二十一號，此處幾乎位於娘家和婆家兩處正中間，他們後來幾乎長居於此，十年後，生了唯一的兒子隆納・大衛・連恩。

大衛身爲四個兄弟姊妹的長兄，再加上父親不太負責任，因此成爲大家眼中「腳踏實地、值得尊敬的傢伙」，是社區內負責可靠的居民。他成年後是個高大英俊的男士，從他堂堂正正的舉止和濃厚的蘇格蘭口音中，立刻就可看出他既守規矩且工作勤奮，擁有典型中下階級的敦厚性格。當年在格拉斯哥，像他這樣未必勤上教堂卻敬畏上帝的人，身上必備一套乾淨的西裝、熨平的襯衫、整齊的領帶、光亮的皮鞋、帽子、大衣、圍巾和手套，整齊乾淨就是對主誠敬，不修邊幅是信仰軟弱的明證。大衛終其一生蓄著短髮，鬍子刮得乾乾淨淨，做什麼都謹守本分。一九〇七年他十四歲，離開巴特菲爾德學校（Bottlefield School）後，在克萊德河的馬佛和考斯頓造船廠當學徒。一九一〇年他加入皇家坦克部隊，在第一次世界大戰時進入皇家空軍部隊。大衛雖然從未眞正上過戰場，但他告訴十幾歲的兒子，大戰期間，他在一架飛機上，飛機在死海上方熄火——那是他一生中最害怕的時刻；另外唯一一則向兒子提起的戰爭故事是，他曾親眼看見飛機螺旋槳割下一位士兵的頭。很可能大衛以少尉身分在一次大戰駐守在埃及期間目睹過更多戰事，但是僅告訴兒子兩則象

2　羅夫・葛萊瑟（Ralph Glasser）著的《在高伯區成長》（*Growing up in Gorbals*），針對高伯區在兩次大戰期間的生活，以及格拉斯哥面對猶太民族時產生的棘手問題，從歷史意義上給予深入見解。近期些的作品有傑夫・托靈頓（Jeff Torrington）極受好評的得獎之作《揮動吧，鐵鎚》（*Swing Hammer Swing!*），描述高伯區一九六〇年代的樣貌。

徵性的故事而已。

一九二七年，阿德貝格街那整排沙岩建的廉價公寓，看起來就像裡面的住戶一樣乾淨、整潔。整棟阿德貝格街二十一號的入口通稱爲「終點」，從那裡走出去左轉就是考德街（Calder Street），穿過考德街後朝右方走過兩條街，左手邊就是威斯特莫蘭街，大衛的父母約翰和安、當年三十歲的弟弟傑克、十五歲的妹妹伊瑟爾就住在街上的二十一號，他還有一個三十二歲的妹妹伊莎貝拉，到倫敦當歌手去了。

兩家三代的關係

兩家三代住得這麼近，一般人可能會臆測家族間的互動相當密切。但情況並非如此，連恩家和柯克伍德家不甚融洽，兩家雖沒有什麼深仇大恨，但是也嗅不出彼此間有一丁點熱絡氣氛。大衛的父母認爲他娶得不夠好，艾蜜莉亞配不上他，柯克伍德家也同樣覺得大衛配不上自家女兒。連恩除了父母之外，最親的家人是小姑姑伊瑟爾，他和伊瑟爾相差十五歲，伊瑟爾和她最小的哥哥傑克也同樣相差十五歲（傑克這名字常與艾蜜莉亞父親的名字約翰搞混，這讓艾蜜莉亞不太高興），即便連恩自己沒有兄弟姊妹，但小姑姑就像姊姊一樣親。

連恩出生時，艾蜜莉亞的哥哥威廉和阿奇早已分別在美國和澳洲發展事業，大姊莎拉則嫁到曼徹斯特定居，三十歲的妹妹梅西雖還住在葛特克街，卻嚷著要搬回家族故鄉，澳洲。而另一個姊姊奈蒂早在一九〇一年過世了（可能是因爲猩紅熱），那年奈蒂十七歲，艾蜜莉亞才九歲。奈蒂從未成爲大家的話題，不論在任何場合中，她就是不曾被提及，因此連恩終其一生都不知道有這位阿姨。

連恩出生

一九二七年，大衛爲格拉斯哥市政府工作，在蘇格蘭西區電力委員會（The West of Scotland Electricity Board）擔任電力工程師，他的薪水繳完每週五先令的房租後，仍夠讓他和艾蜜莉亞衣食無虞。那時他們稱爲家的地方，是位於二樓的三房公寓，屋主是大衛的雇主——格拉斯哥市政府。該年十月，艾蜜莉亞已懷胎九個月，當時，她父親生命垂危，整個娘家的氣氛非常沮喪憂心，大姊莎拉也懷有七個月身孕。莎拉雖住在曼徹斯特，但急切希望孩子能在蘇格蘭出生。當時兩家人都完全沒注意到艾蜜莉亞懷孕了，這事至今仍令人難以置信，若寶寶未能順利出生，除了大衛和艾蜜莉亞，就無人知道這孩子的存在，此事就像一件精心設計的社會詐欺案般，其實不容小覷。艾蜜莉亞並不胖，而且住在一個典型的社區中，任何孕事和新生寶寶一直是街坊鄰居八卦的焦點。但她僅靠一件自己最愛的舊大衣遮掩，沒人察覺這樁可怕的事實——有男人進入了她的身體。

一九二七年十月七日星期五，下午五點十五分，阿德貝格街二十一號，一個體型很小的男嬰誕生了。艾蜜莉亞決定依當紅的瀟灑男星隆納・寇曼（Ronald Colman）將孩子取名隆納，中間名就依照父親的名字取作大衛。幾天後，艾蜜莉亞意識到自己必須公開此事，要她隱瞞懷孕不成問題，但現在絕不可能繼續佯裝下去。家人初聞這個消息時，先以震驚和沉默回應，之後，所有人都不追究先前的謊言和欺騙，默默地接受他們的新身分，現在，他們成了祖父、祖母、叔舅姨姑。畢竟那時候連恩是家族裡唯一的小孩，不論如何，他都會集所有的寵愛於一身。

連恩與母親的關係

相較於其他人家的狀況而言，連恩成長中的生活相當優渥。阿德貝格街的公寓雖然簡樸，但屋內總是溫暖的，房裡有架鋼琴，衣食無缺，這讓連恩一家三口認爲自己跳脫了勞工階級，脫離家族在礦坑區或造船廠的苦力生活。

連恩很早便執迷用理性解釋外界事物，不論他在物質生活上有多豐足，他的情感世界卻複雜又困惑，終其一生，他常常不時直接透露，認爲自己的情感貧乏。毫無疑義地，艾蜜莉亞很愛兒子，但她不太對他表露情感，甚至總是正經八百叫他「隆納」。連恩成年後，就把艾蜜莉亞形容得像典型的精障母親。令人難過的是，他們倆其實從來不親，連恩進入青春期時，艾蜜莉亞覺得他「學壞」了。對連恩來說，即便到了五十歲，探望母親還是像酷刑般痛苦，他仍會把艾蜜莉亞給的食物用手帕偷偷包起來、藏進口袋，若是飲料（通常是加了太多牛奶又甜死人的茶），他會找個適當時間倒進盆栽或什麼容器裡。這對母子顯然有溝通上的問題，但這不是因爲他們之間缺乏愛，而是少了眞誠的友誼。

連恩出生兩個月後，艾蜜莉亞的父親過世，一九二七年的聖誕節原本應該要慶祝莎拉的兒子誕生（威廉•巴爾德，後來成爲牧師，一直住在愛丁堡北邊的佛斯港灣），但全家卻深陷哀悼氣氛中。關於艾蜜莉亞的父親，就只知他在亞爾郡倫金斯頓的採礦公司擔任出納員，其餘一概不知；而艾蜜莉亞與父親的關係，甚至是她與其他家人的關係，都是不受歡迎的話題，艾蜜莉亞對此一個字也不願透露，很明顯地，艾蜜莉亞的父親一過世，他過往的故事也就跟著消逝。緊接著在一九二八年，大衛的母親安•麥克奈爾也過世了，根據當時的習俗，不滿一歲的連恩也要參加喪禮。因此在連恩眼裡，「祖父」永遠指的是父親的父親，「祖母」則意指母親的母親，也就是外婆。

連恩的祖父與外婆

連恩的祖父很有個性，連恩私下會沒禮貌地喊他「老爹」，他是個約聘造船工人，喜好杯中物卻不熱衷工作。他酒醉後爆發的情緒一直讓全家人感到羞恥又害怕，尤其是艾蜜莉亞。連恩的父親和祖父之間雖少有肢體衝突，但僅有的那幾次也都令人印象深刻。

大衛一直覺得，幾年下來父親一步步地毀了他母親，這對父子因此爆發了一場相當典型、無法平息的家庭衝突。事後，兩人對事發當時的眞相各持說法，彼此爭論不休，這非常符合一九三〇年代格拉斯哥人的作風。「老爹」滿心期望可以四十歲退休享福，但他給人的印象卻是星期天老是醉醺醺。伊瑟爾‧連恩（連恩的姑姑）形容她父親是個「很有魅力的人——相貌堂堂、說起話來聲音悅耳，淸醒時非常迷人。」人們日後也是這麼形容連恩。不過，天不從人願，由於經濟和家庭因素，老爹年逾六十還在當低階的記帳員。相反地，連恩的外婆在所有人眼裡是最慈祥的女士，社區裡的大小事都會聽她意見——她是非常典型的婆婆媽媽，沒人對她有任何怨言。

大衛和艾蜜莉亞的關係

就一個母親而言，艾蜜莉亞其實太保護孩子，她對「小小隆納」的所有事都能大驚小怪，總是要確定他沒被街上那些「賤民」給「污染」了。她年輕時很漂亮，有婚前的照片爲證，即便如此，連恩後來認爲他的父母之間恐怕只做過一次愛，就是懷上他的那次，這很可能是眞的。大衛和艾蜜莉亞的夫妻關係完全看不出情感跡象，甚至連大衛的家人也認爲這樁婚姻是天大的錯誤，他和妻子根本個性完全不合。艾蜜莉亞最大的問題是，她無法對任何人表露情感，即使對她唯一的兒子也不例外。這可能是因爲她父親只疼兩位姊姊，她的個性因此變得冷漠，同時也變成她性格上最明顯的特徵；她總是很快就對人感到厭煩而迅速打發掉，一生沒交過幾個朋友。

連恩的爸爸大衛倒是個可愛且受歡迎的傢伙，他有副好歌喉，這彌補了他害羞的天性，大體說來，沒有人嚴詞批評他。他算是個嚴格但公平的父親，在連恩成長過程中，他也一直是慷慨又溫暖的朋友。但父母兩人當中，艾蜜莉亞肯定是強勢的那方，在旁人眼裡，正是兩人衝突的關係讓連恩此生一直都有情感上的問題。

大衛對音樂相當投入：他是個傑出的男中音，曾和當時極富名望的音樂老師費德列克·里蒙（Frederick Lemont）學習。大衛在社會上的主要身分是格拉斯哥大學教堂合唱團的首席男中音，其次才是蘇格蘭西區電力委員會的次長。據說艾蜜莉亞對音樂絲毫不感興趣，也明顯憎惡大衛的音樂天賦，大衛則常以音樂回應她公然的冷嘲熱諷。

衆所皆知，大衛和艾蜜莉亞的關係從不融洽，他們同住一間房、吃同樣的食物、生育同一個孩子，偶爾會睡在同一張床上，除此之外，他們也共享同一分空洞情感。性，即使是爲了履行夫妻義務，艾蜜莉亞也表現得極度反感、總是奮力抗拒，甚至在連恩出生後，她仍否認曾經和大衛發生過性關係。只是連恩右膝上有個和大衛一模一樣的胎記，這教人太難相信艾蜜莉亞是處女懷胎了。因此她雖一直否認和大衛有夫妻之實，所有人也只是一笑置之。

大衛和艾蜜莉亞的關係之所以如此緊綳，部分原因與兩邊家庭一向不合有關。比方說，伊瑟爾出門買東西時，路上遇到艾蜜莉亞的姊妹，可以連聲招呼都不打。生長在這種情感貧乏的環境裡，連恩父親對音樂的熱愛便是難得的珍寶。每當姑姑伊莎貝拉來到格拉斯哥，阿德貝格街的小公寓裡常會有個音樂之夜，大衛會唱歌、伊莎貝拉彈琴。如果艾蜜莉亞感到特別不耐，她就會轉身離開。

連恩與父母的關係

實在很難斷言這些音樂之夜對一個餵得飽飽、洗得乾乾淨淨、包得紮紮實實的小嬰兒能產生什麼影響。但所有認識連恩、聽過他唱「皮卡地玫瑰」（Roses of Picardy，這是連恩家族最喜歡的老歌）的人都看得出來，連恩不僅遺傳到父親的音樂天賦，他們倆在性格上也多有相似之處。他們父子倆還留下一份一九四二年左右的錄音，任何人聽見錄音中大衛唱著幾首他最愛的歌（包括「皮卡地玫瑰」、「我不怪你」〔I Will Not Chide〕），十幾歲的兒子用鋼琴爲他伴奏，一定會想像兩人之間的關係極度親密。倒是連恩和自己的孩子之間，就從未在音樂上發展出這種緊密關係。

在早年的照片中，連恩看起來是個聰明、嬌小削瘦的男孩：他一副機警、積極、鬼靈精怪、學習力強的樣子。和附近的孩子相比，他被照顧得很好，而且絕對被寵壞了。他很少有什麼玩具：他有過一匹木馬，但艾蜜莉亞覺得他「太依賴」這個玩具時，就把它拿走並弄壞。此後連恩顯得對這件事非常傷心，對他而言，母親當時是非常殘忍、毫不留情地弄壞他心愛的木馬。他最愛的玩具還包括一輛豪華玩具車，當它壞掉時，艾蜜莉亞就決定將這個壞掉的玩具送給街尾某位「較窮的太太」，讓她的兒子玩。那孩子長大後斬釘截鐵地表示，那時艾蜜莉亞擺出一副冷漠、高傲的姿態施捨玩具，此舉簡直藐視和侮辱了整條街的居民，完全不可饒恕。而在艾蜜莉亞眼裡，自是認為這群人是不知感恩的懶鬼罷了。

不論在過往或是今日，每個孩子都最期待每年的兩大盛事：生日和聖誕節。一九三二年聖誕節時，連恩剛過五歲生日不久，就碰上他生命中的第一個生命危機。那時父母告訴他，聖誕老人其實就是他們倆，連恩覺得整個世界都崩裂了。他還能相信父母嗎？連恩寫下這起聖誕老人事件的手稿中，就有多達十二種不同版本，故事都差不多，也一直保持非常直率、熱情洋溢的筆觸。連恩認爲父母讓他夢想幻滅，這個陰謀不可原諒。父母究竟還騙了他什麼？

大衛對連恩的要求很高，當大衛偶有演出時，連恩都必須盛裝打扮，衣領要漿燙過，穿上最好的領帶、晚宴西裝、背心、帶鏈的袖釦、擦得晶亮的皮鞋。大衛音樂生涯的巔峰應是在連恩四歲的時候。一九三二年二月二十一日，定期在聖安德魯大廳（St Andrew

Hall）舉行的「愉悅週日夜」，當天參與的人潮踴躍，活動中有幾場正式演講，由羅莎琳．米契爾（Rosslyn Mitchell，格拉斯哥的著名律師）和何尼曼博士（Dr T.J. Honeyman，凱文葛洛夫美術館館長，負責買回達利畫作「十字架上的聖約翰基督」）主講，其間穿插幾個音樂表演。當晚最重要的演出者是國際知名的女高音瑪麗亞．瑪洛瓦（Maria Marova），其次是表演鋼琴獨奏的鋼琴家裘安．辛格列頓（Joan Singleton）和小提琴家大衛．麥克考倫（David McCallum，他和知名演員的父親同名），再來才是男中音大衛．連恩。雖排名第三，但當晚的聲樂節目是由大衛演唱「不倒勇士」（Invictus）開場，之後又接著唱「舊蘇格蘭披巾」（The Auld Plaid Shawl），對小連恩來說，他的父親一定是非常重要的人物。

家裡很少針對連恩爆發的衝突，因此，若干年後他在自傳《智慧、瘋癲和愚昧》（*Wisdom, Madness and Folly*）中要描述這些衝突時，卻連短短幾行都難以動筆，實在教人難以相信。最有可能的情況是，連恩在整個童年裡只被打過一或兩次，可以確定的是，都是因爲連恩一犯再犯，逼得大衛非得象徵性地懲罰不可（和自己的父親相較之下，大衛一定覺得自己相當開明。）連恩小時候最常犯的錯是不聽媽媽的話偷吃糖。他無從隱瞞罪證，因爲他一吃糖馬上會冒嚴重濕疹，需要用到藥膏和繃帶。

連恩四歲上小學

連恩四歲開始上學，他的教育問題讓大衛和艾蜜莉亞變得親近，不論這個小男孩願不願意，他都要接受父母從未有過的教育。雖然當地小學似乎不太適合，但從阿德貝格街走到約翰・尼爾森・卡斯伯森爵士公立小學（Sir John Neilson Cuthbertson Public School）只需幾分鐘，路途安全，而且學校的聲譽良好。大衛和艾蜜莉亞非常急切地想讓連恩入學，根據紀錄記載，第一次申請入學被拒絕了，原因是當時連恩年紀太小；到了一九三二年五月二日，隆納・大衛・連恩這個名字成功註冊了，那時連恩仍是四歲。八月中學校開學，上課三週後，課堂裡教的是華特・史考特爵士的作品[3]。

選卡斯伯森爵士公立小學是對的。學校規模雖然不小（超過八百名學生），但是據載，校長詹姆士・瑞德（James Reid）認得每一位學生。學校老師私底下不是什麼專橫的虐待狂，而是一群正直的好人，他們懂得運用教學技巧，教孩子們認字、寫作、算數、唸禱文、運動，還有應對和遵守規定——換句話說，這是非常紮實的長老教派教育，特別重視歌唱、應對、吟詩和修煉。學校也對自己的設備相當自豪，有留聲機、無線電、電影劇院、幻燈片投影機。一九三四至三五年的教育督察報告中公布，卡斯伯森公立小學「學童在基本科

3　譯註：華特・史考特爵士（Sir Walter Scott），十八世紀末至十九世紀初的蘇格蘭歷史小說家與詩人。

目和啓發性學科上表現優異，證明其教學認眞、有效。」當時連恩七歲，入學第三年。同一時期，連恩另一個重點課程——鋼琴——也開始了。大衛知道一所「歐瑪姊妹音樂學校」（Misses Ommer School of Music），校長茱莉亞・歐瑪（Julia Ommer）是個出色的兒童音樂老師，連恩日後幾年與她的關係非常親密。

大衛和艾蜜莉亞之所以讓連恩接受音樂教育，無疑就是希望確定在自己能力範圍內一切都給連恩最好的。次要的原因是，如此一來，數年後大衛身邊就會有個訓練有素的伴奏，大衛甚至還因緊盯連恩的進度，擅自修改老師教的技巧，而逼得茱莉亞・歐瑪爲此斥責大衛。但這爭端並未持續太久，因爲連恩很快地以媲美準職業演奏家的態度，自發自律地密集練琴。

一九三〇年代中期，阿德貝格街號稱該街有三位樂壇明日之星：連恩彈琴、一位女孩練唱音階、另一位男孩拉小提琴。他們頻繁的個別練習在坊間相當出名，連恩學校的好友回憶那段時光，一群皇冠街礦場的工人下班返家途中，常在考德街和阿德貝格街口駐足聆聽，三人的練習形成一種不可思議的組合，就像三個職業音樂家正在爲演奏會熱身。連恩日後成爲一位認眞投入的音樂學者，他在早年一直極具天賦，被視爲有潛力發展演奏事業。

連恩在一九三六年六月二十六日畢業，年僅八歲，無疑地，他和那個時代同樣年紀的小孩一樣興奮。他知道自己接下來不會進皇后公園中學（Queen's Park）就讀，那所學校還可以，但完全稱不上傑出；也絕不可能去史翠斯蒙哥中學（Strathmungo），那是專門教男孩木工、女孩學書記技巧的學校。他要去大家通常稱作「哈奇」的哈奇森男子中學（Hutcheson's Boys' Grammar School），能進入哈奇森中學，是連恩向上爬的第一步，大衛和艾蜜莉亞流露出所有父母都會有的反應，既開心又驕傲。小連恩甚至博得主日學校最優秀小男孩的名號，這個嬌小男孩守時、舉止得宜又非常用功。

隆納・大衛・連恩正一步步走上父母一直期望的路——成爲音樂家、學者，最重要的是，變成一位「無懈可擊的紳士」。

〔第二章〕哈奇森男子中學

連恩的中學時光（一九三六——四五）恰巧碰上二次世界大戰，格拉斯哥雖在地理上距戰事前線甚遠，但學生們還是不時要攜帶防毒面具，演練德軍空襲時的緊急狀況。一九四一年初，戰事雖仍算遙遠，但對在意生命安危的人來說，死亡威脅卻極度真實。曾有一度德軍目標轟炸格拉斯哥造船廠，誤炸了皇后公園附近的希臘教堂，就離阿德貝格街不遠。對連恩來說，這唯一一次的恐懼經驗在十二至十七歲間一直盤踞心中——他將此事寫在學校的作業中，有好幾份還保存至今。這個陰霾嚴重影響了成長中的孩子。或許是這個原因，生命顯得異常珍貴，當時死亡不斷在眼前眞實上演。

連恩的日常生活

二次大戰前，格拉斯哥有五所公認較好的學校：格拉斯哥學院（Glasgow Academy）、希爾亥高中（Hillhead High）、考文賽學院（Kelvinside Academy）、艾倫葛蘭斯（Allen Glens）和哈奇森男子中學。哈奇森和這些學校一樣，入學必須經過競爭激烈的考試或付高額費用。連恩接受考試，無疑地，大衛和艾蜜莉亞認爲連恩可以考上，他也眞的辦到了。但諷刺的是，哈奇森中學位於皇冠街（Crown Street），那是高伯區最中心且最熱鬧的地方，連恩每天和一個叫華特・費夫（Walter Fife）的朋友一起走到學校，華特住在阿德貝格街十七號，兩家僅隔兩戶。下課回家後，他們會站在連恩公寓門邊聊天，聊到艾蜜莉亞戴著手套拉開窗簾，用手敲敲玻璃，意思是「閒扯淡」該結束了——立刻結束——連恩得回家做作業和上鋼琴課。連恩大部分在家的時候都很安靜，他在《智慧、瘋癲和愚昧》中描述他的學生生活，通常一天是這麼過的：

> 我通常四點半到家，要是那天下午在操場就會晚些回家。平常到家後我會去上鋼琴課或是出去玩，六點鐘回家喝茶，那時爸爸應該已經到家。我會在不打擾到鄰居時練點琴，或者聽收音機，聽「智囊團」（The Brains Trust）（由裘德〔C.E.M. Joad〕）、朱利安・赫胥黎〔Julian Huxley〕和一位匿名的蘇格蘭醫師主持，我後來發現他是精神分析師艾德蒙・葛洛佛〔Edmund Glover〕）、「亨利・希爾斯的來賓之夜」（Henry Hall's Guest Night），或聽查理・克朗茲（Charlie Krunz，按原始資料來源標示）和蕭邦，之後就寫作業、洗澡、上床、禱告和睡覺，這期間會脫衣、洗澡、小便、上大號、洗手，然後上床、

關燈，把早上做過的事反過來再做一次，完全不閱讀、不談話。

絕大多數的時候……我可以看起來、聞起來、聽起來都還不錯，只要我仍有正面的想法、我的心還夠單純，我就像鳥兒一樣自由。

連恩就讀哈奇森中學

哈奇森中學奠定連恩教育的基礎，他在那裡學了希臘文、拉丁文，並在這段期間用原文讀完西方思潮經典。學校課程包括蘇格拉底前的哲學家，如荷馬、索福克斯（Sophocles）、尤里皮底斯（Euripides）、埃斯科羅斯（Aeschylus）、奧維德（Ovid）、聖奧古斯丁（St Augustine）、聖方濟（St Francis of Assisi）、柏拉圖、亞里斯多德，還包括羅馬君王的生平，犬儒學派及懷疑學派、普洛汀納斯（Plotinus），也要認識天主教及新教的思想之父。連恩中學時就用希臘文讀完《伊底帕斯王》，多年以後才以德文或英文讀佛洛伊德。這些知識爲連恩的辯論生涯打下基礎，當時學校鼓勵三年級學生加入辯論社，就連恩各方面表現來說，他是社團相當重視的社員。哈奇森中學辯論社的水準超乎一般標準，社內鼓勵大家隨時公開發聲質疑，連恩在此如魚得水。

哈奇森中學學生知識、文化上的水準，和當時學校外的世界有天壤之別。高伯區有兩大「陣營」——格拉斯哥的街頭幫派——康比幫（Cumbie）和克洛斯比幫（Crosbies）。

校內某些學生認爲，這些幫派僅是小小的隱憂，構不成威脅，戰事更讓他們無心掛慮這些；但對其他學生來說，這些幫派是日復一日的夢魘，尤其在放學途中最可能遇上他們。這些幫派惡名昭彰，最愛用的「工具」（武器）是單車鏈和刀，必須有不得了的勇氣，才會願意徒手與這些武器對抗，連恩一直努力迴避這些。

連恩在校不算很活躍的運動員，他的體育不好也不壞。然而，他對天賦不足的事會勤奮投入補償，像他這樣缺乏運動細胞卻能選入 XV 英式橄欖球隊的二軍，實在了不起。甚至曾有一段時間父親堅持要他上拳擊課，但這種身體碰撞運動終究會威脅到他的音樂生涯，自不可能長久。

連恩投入英式橄欖球的期間，曾左腕骨折，還有一次撞斷鎖骨。這些意外簡直會徹底毀掉他的一身琴藝，所幸這些事故並未嚴重到妨礙他通過一九四四年三月三十日的英國皇家音樂藝術學院教師資格檢定（Licentiate of the Royal Academy of Music），他當時才十六歲，校長在朝會中向全校宣這份榮譽。

連恩只能勉強算個格拉斯哥人，不論在當時或今日，絕大部分格拉斯哥青少年的生活中除了家庭以外，最重要的就是足球——這份狂熱簡直讓他們背離宗教。高文希爾區附近最重要的球隊是皇后公園隊，來自漢普敦（Hampden），還有另一支叫第三連納克（Third Lanark）的當地球隊。大部分住在高文希爾區的格拉斯哥人每到球季的星期六下午，就意味著至少要親自下場踢一場足球。連恩總是沒時間踢球，不過究竟是他忙於其他興趣？還是艾蜜莉亞根本不准他參加這種「無聊的消遣」？實在很難說。總之，學期間他每天放學到六點喝茶之間，只有一小時可以自由地玩，這個時間幾乎所有小孩都在外面玩，但父母要他練琴或做功課，就是不准去「踢罐子」。只要有大衛和艾蜜莉亞在，連恩就是得做更有意義的事。

教會生活

當年學校和教會是影響年輕男孩子的兩大勢力，當兩者站在同一陣線時，影響自又更鉅。男孩青春期那纖細純潔的年輕心靈，是最容易被邪惡思想征服的階段，當時的讀經會（the Scripture Union）或「誓約派」（the Covenanters）極力拯救執迷不悟的靈魂。哈奇森中學裡最重要的基督教人物是個名叫麥可・約翰（Michael John）的男人——或稱「老大」——他經營一間青少年中心，是一座位於格拉斯哥最西邊的拜耳路（Byres Road）上的大房子。男孩子去那裡可以打打桌球，也可以規畫一下去珀斯郡（Perthshire）或泰湖（Loch Tay）堤岸的露營活動。一九三九年某個夏季週末，誓約派就辦了場露營，這讓連恩首度有機會在假日離家。連恩和同校的詹姆士・譚普列頓（James Templeton，格拉斯哥少數執業精神分析師之一）都在十或十一歲讀中學時加入誓約派，他們在學校都在「A」組上希臘文和拉丁文課，湯姆·伯奈特（Tom Burnett，「老大」的得力助手）也在同一班。連恩沒待在誓約派太久，他十四歲就決定脫離「老大」和「那堆狗屁」，像是上帝的話、耶穌死在十字架上、耶穌復活、人皆有罪、看電影是邪惡的，以及罪大惡極的——和女孩子肢體接觸，那時就連在舞池跳舞都被當作惡魔的傑作，因爲男女私處可能有機會彼此碰觸（儘管表層有衣物保護）。教會總是在招募年紀正值易受影響階段的男孩，他們常到了十四歲左右，就因要在誓約派和女孩子間做抉擇而大批離開。連恩離開對教會是個損失，因爲他彈的管風琴讓教友懷念不已。

連恩在哈奇森中學的學習

大致上連恩在「A」班的成績都在前四名，但從未拿過第一。同年級的第一名是高登·史麥利（Gordon Smiley），他和湯姆·貝格（Tom Begg）還有詹姆士·譚普列頓輪流排在最前面，連恩從未嘗過勝利者的滋味。詹姆士·譚普列頓在五年級時離開哈奇森，直接從軍去了，連恩則繼續留下念六年級，至今詹姆士仍淸楚記得，連恩在中學時，音樂和閱讀是他最大的興趣。

連恩在哈奇森的生活主要是由學校課業、課外讀物和鋼琴課構成，這讓連恩鮮少放心思在其他事物上，這段期間也未有證據顯示連恩曾交過女友（不論是「正牌女友」或玩玩的都無）。相較於其他同齡男孩，連恩的感情生活幾乎全被母親主宰，他在《智慧、瘋癲和愚昧》中坦承，十五歲前他從未獨自洗澡，一向都由艾蜜莉亞幫他刷背。約略同一時期，他和父親爲了神學問題爭論成了家常便飯，而當時兩人在音樂上的關係，不論以什麼標準來看，都是極爲深厚的。的確，伊瑟爾姑姑也清楚記得，家裡確實經常討論宗教問題。

從連恩房間的窗口望出去，可以見到阿德貝格街上的當地圖書館，圖書館的建築上方坐著一尊天使石雕，樣子類似倫敦皮卡迪利圓環的愛神雕像。這尊天使在連恩整個早年時期，對他產生一種近乎催眠般的魔力，它向他展露出神奇、智慧、眞理、純潔之態，最重要的是，還散發一股能藉學習達至自由的希望。漫長的學校假期中，連恩最常泡在高文希爾圖書館裡。他很早就明白，若要脫離他當前的生活環境，就要好好栽培他的腦袋。其他孩子則把假期花在足球、拳擊、唱歌、跳舞、戲劇或性愛上——只要能出門和脫離原本的生活都好。

在校期間，約十二至十三歲時，連恩正值叛逆期，他在《智慧、瘋癲和愚昧》中提到，當時他是最常被校長鞭打處罰的學生，不過，詹姆士・譚普列頓卻壓根兒不記得有這回事。直到數年前歐洲人權法院（European Court of Human Right）介入之前，學校體罰（在其他學生面前以皮條或「蘇格蘭皮鞭」打臀部或手心）都還是稀鬆平常的事，但根據各種說法，連恩算是相當幸運，還能在《智慧、瘋癲和愚昧》中寫下：「老師當中沒有殘暴的虐待狂。」

連恩在學校上七個科目：數學、希臘文、拉丁文、地理、歷史、英文和藝術。蘇格蘭檔案局（Scottish Records Office）的紀錄資料中，從連恩的畢業考成績就可清楚看出希臘文、拉丁文、英文和歷史是他拿手的科目，至於地理和數學，則因爲他不喜歡老師，成績明顯落後——很可能老師和他是互看不順眼。不過，他是眞的拿數學沒輒，他日後對數學的態度也明顯一致，他有個數學家兼作家的好友大衛・喬治・史班瑟－布朗（David George Spencer-Brown），連恩喜歡與他做些哲學式的腦力激盪，像「單一數字代表什麼意思？」、「零到一之間，和一到二之間的差距是一樣的嗎？」或「負數能開平方根嗎？」，但一遇上微積分，連恩就會舉手投降。

連恩中學畢業後的決定

一九四五年，連恩十七歲，自哈奇森男子中學畢業，不久後二次世界大戰就宣布停戰。有位老師告訴連恩，他的古典知識水準已有研究生程度。他膽大無懼，是個天生的辯論好手，此外，當時也或許正值他音樂上最巔峰的時期。一九四四年他通過英國皇家音樂藝術學院教師檢定資格，接著在一九四五年四月又取得英國倫敦皇家音樂學院演奏文憑（Associate of the Royal College of Music），家裡甚至激烈討論連恩是否該走上音樂之路。不過最後大衛和艾蜜莉亞認爲，連恩雖具備才能，也受過古典音樂訓練，但還是沒有優秀到可以賭上一切走這條危險的路。他們從大衛的妹妹伊莎貝拉身上得到深刻教訓，她跑到倫敦當歌手，但未能成功。單就學業成就方面，連恩是帶著兩項獎品離開哈奇森——《葛雷氏解剖學》（*Gray's Anatomy*）和兩冊《簡明牛津英文字典》（*Shorter Oxford English Dictionary*）。無庸置疑，連恩是前途無可限量的明星學生。

連恩一畢業就立刻決定想當醫生，原因是：

這是我父母認可的選擇之一，對我來說，這會帶我接近生死之謎，並給我機會接觸性知識。何況，像哲學、心理學這種真正重要的事，實在沒必要跟著大學的課表來學，學這些需要親身追隨一位導師，但我沒聽過有什麼哲學或心理學大師在任何一所英國大學授課，再加上我個人的眼界也還停留在英國本島……我甚至對格拉斯哥都認識甚淺。我無法想像杜思妥也夫斯基或任何偉大的作家是在大學裡學文學，但我可以想像他們讀醫學院。[4]

4　此段選自未出版作品《自傳的組成元素》（*Elements for an Autobiography*），是一九六八年七月於希臘帕特摩斯島（Patmos）度假時寫下的。

連恩剛畢業時，還未打算要讀精神醫學，他是用一雙熱切且困惑的哲學家之眼，觀看眞實世界。他認爲哲學和醫學是對立的。不過，此時他得先埋頭苦讀，專心通過考試；格拉斯哥大學正在呼喚他。

〔第三章〕

格拉斯哥大學

連恩的大學好友

一九四五年十月，連恩在十八歲生日前幾天進入格拉斯哥大學，在那裡度過將近六年時光，一九五一年二月畢業時他年僅二十三歲。大學時期和連恩同期的有醫學院學生道格拉斯・哈欽森（Douglas Hutchinson）、麥可・史考特（Mike Scott）、詹姆士・胡德（James Hood）、諾曼・陶德（Norman Todd）、藍尼・大衛森（Lenny Davidson），此外，連恩在哈奇森中學的同班同學華特・費夫就讀哲學系，而攻讀古典文學的喬治・保羅（George Paul）和另一位約翰・杜菲（John Duffy）兩人先前都是商船隊隊員，他們都是連恩在大學期間廣泛交遊結識的好友。除此之外，當時重振「愛俄拿共同會」（Iona Community）聲望的格拉斯哥名人喬治・麥克雷歐德（George McLeod），和基倫（Killearn）附近的蘇格蘭西區神經外科單位（the West of Scotland Neurosurgical Unit）的外科醫師喬・史蕭斯坦（Joe Schorstein）是前輩之中特別照顧年輕醫生的。最後也最重要的是喬治・保羅介紹給連恩的初戀情人——瑪賽勒・文森（Marcelle Vincent），她是個美麗的法國學生，連恩會跟她聊卡繆、沙特和馬克思。

大學時期連恩爲了娛樂或賺取獎金，琴還彈得很勤，他也喜歡閱讀、辯論、槌球、網球、登山、露營、游泳、健行、散步和全國性的跑步競賽，不過，他的跑步生涯在大一與都柏林大學的一場比賽中，因氣喘發作意外落幕。在格拉斯哥大學裡，他是風雲人物，還因爲締造一些超人紀錄益發聲名大噪。比如說，麥可・史考特記得有一場歷時超久的網球賽，當時連恩和同校朋友從早打到晚，兩人個性同樣固執，打到累得無法算分，只是爲了看誰能打得比較久。

大學歲月對連恩的影響

大學歲月對連恩一生影響最大。他就和其他學生一樣，在這個階段中成長，而且成長得相當快速。連恩的大學生涯顯然非常充實、值回票價，是所有大學生都會嚮往的生活，一直要到人生更後期時，連恩提起大學生活時才會擺出一副「反精神醫學」的調調。

格拉斯哥大學的主要校區鄰近阿德貝格街，只須從哈奇森男子中學沿路向前走幾公里就到了。這所學校甚為奇特，大部分大學部學生在校期間都住在家裡——比例一直約占八十%，因此連恩除了一九五〇年有幾個月留在史托普希爾醫院（Stobhill Hospital）打雜之外，他直到二十三歲都與父母同住。毫無疑問地，當年認識連恩的人都會認為，連恩日後與父母關係決裂，尤其是和母親艾蜜莉亞關係破裂，主要原因就是他與父母每天接觸的生活拖得太久了。

連恩入學那年，醫學院學生將近兩百人，只要是在大教室上課，學生們就會和同校畢業的同學坐在一起，派斯里男子中學的畢業生有麥可・史考特、諾曼・陶德和道格拉斯・哈欽森，他們之後全聽了連恩的建議讀精神科。「哈奇」幫則有湯姆・貝格，他因為拿獎學金和身為哈奇森的「Dux」（課業最優秀學生）而小有名氣。其餘的就是來自艾倫葛蘭斯、考文賽學院、希爾亥高中和格拉斯哥學院的小團體，班上也明顯分成當過兵與沒當過兵的學生。這些小團體間自然會有競爭關係，並各自發展出不同的特色，退伍軍人和男學生會互相排擠，不過當比較年輕的學生為了嚇那些退伍軍人，開始流行在課堂上學空投炸彈的聲音，有人認為男學生做得太過火了。那些日子就是這樣……

醫學系的繁重課程

對那些面孔稚嫩、聰明且求知若渴的青少年來說，醫學系五年的繁重課程非常折磨人。

第一年要熟讀基礎生物學、物理和化學，第二年要面對解剖學、生理學和胚胎學，熬過前兩年臨床預備課程之後，緊接著是三年的臨床實習，須研讀病理學、生產學和婦科，還有終於登場的麻醉學。歷年來學生發明許多方法通過考試，像在臨床實習的第一年，學生兩兩「配成一對」的方法就會派上用場。和連恩配對的是道格拉斯・哈欽森，他或許是連恩此生中僅次於約翰・杜菲和藍尼・大衛森的親密好友。

生產學和接生的臨床訓練是在都柏林進行，於是連恩和「小男孩們」就到那裡去了。學生被要求在數週內完成二十次接生，有時會遇上大半夜、只有助產士會在旁協助的情況。他們學會在連續數日只睡幾小時的狀況下也能接生寶寶，學會前一日熬夜也能接生寶寶，學會如何處理遇上死產或畸形嬰兒的後續情緒。在這個階段須面對極大壓力，天真的男學生們在此首度接觸生活真實、殘酷的一面。度過艱難的一天後，通常需要好好喝上一杯。

連恩創立「蘇格拉底社」

連恩在格拉斯哥大學留下的事蹟之一，是創立「蘇格拉底社」（Socratic Club），社團的宗旨是以非教條的方式討論神學與哲學議題。雖說連恩肯定是推動創社最主要的靈魂人物，但社團能順利運作，其他學生如羅伯・顧爾迪（Robert Gouldie）、艾倫・賈雷特（Alien Garrett）、約翰・麥昆（John McQueen）、艾利安・希斯（Alien Heath）、吉米・

威爾考克斯（Jimmy Willcox）、羅伯・寇維勒（Robert Colville）、道格拉斯・哈欽森、麥可・史考特、諾曼・陶德以及一位名叫海倫的女孩，全都功不可沒。在大家記憶中，蘇格拉底社內的辯論都「令人印象深刻」，連恩很快就成爲大家眼中言詞犀利的辯論好手。麥可・史考特記得某回連恩主持一場天主教與共產主義的辯論，當場氣氛非常熱烈，甚至延長了討論時間，結束時，連恩要爲雙方解除在辯論中代表的立場，他說：「你們兩方都遇上了瘟疫。」

連恩透過蘇格拉底社遇上了他的第一位心靈導師——喬・史蕭斯坦，他是個受人敬重的外科醫師，在格拉斯哥市外基倫村的蘇格蘭西區神經外科單位任職。在《智慧、瘋癲和愚昧》中，連恩把喬描繪得像是父親替身，也是知性夥伴；喬不贊成「制式化的醫學」，也大力反對當時日趨流行的腦葉切除術和電療，強烈認爲醫學「走錯了路」；他和連恩都讀過卡爾・雅斯培（Karl Jaspers）、尼采、齊克果和康德的作品。

中學時期的好友華特・費夫深信，連恩未正式攻讀哲學和（或是）神學極爲可惜。連恩像是藉著成立蘇格拉底社來補足讀醫學系在知性上造成的斷層，並極度緬懷在哈奇森讀拉丁文、希臘文那些醉人的遙遠時光。從連恩的角度來看，蘇格拉底社有三種功能：首先，連恩可以藉此聚集各種不同年齡和信念的人，一起討論他無法光靠自己釐清的議題；第二，這種方法可以集合有力人士；第三，連恩在這個團體中，可以超越他在真實世界裡的地位，練習權力運作。根據格拉斯哥大學的紀錄，直至一九七〇年代蘇格拉底社都仍活躍，後來逐漸式微，最終未舉行任何儀式就默默解散了。

連恩參加登山社

整個大學時期中，道格拉斯・哈欽森不僅和連恩同年級，也是他最好的朋友。連恩二年級時加入學校登山社（Glasgow University Mountaineering Club，簡稱 GUM），史丹・史都華（Stan Stewart，後來是律師）是社團幹部，連恩的朋友詹姆士的妹妹安潔拉・胡德（Angela Hood）在社團中相當活躍。連恩開始接觸登山是因爲在他短暫的跑步生涯中，大一某回和都柏林大學比賽須穿越蘇格蘭鄉間崎嶇的地形，他在賽中氣喘發作，險些危及性命，這把連恩嚇壞了，突然間，所有劇烈的運動都變得「太危險」，登山這種較溫和的活動就解決了這個問題。連恩很喜歡和登山社男孩子廝混，只不過在「盡興痛快」（豪飲）前的任何活動都要特別小心。那些受到連恩影響後來成爲精神科醫師的好友——麥可・史考特、詹姆士・胡德和諾曼・陶德——就是在登山社認識的，他們一起共度長長的暑假後就成了哥兒們。一九四七年夏天，連恩和麥可・史考特一起在英國南部托奇鎮（Torquay）的鄉間旅館和青年旅社打工，透過麥可・史考特，連恩認識了他友誼維持最久、最穩固的好友約翰・杜菲。

一九四七年時，英國商船隊出資讓約翰・杜菲就讀皇家理工學院（Royal College of Science and Technology），雖不同校，但約翰可以在週末時參加登山社活動，也偶爾會在蘇格拉底社出現。約翰對連恩一生相當重要，他是極少數在連恩事業顛簸期間還一直保持聯絡的朋友，更重要的是，他也是在必要時刻可以叫連恩「廢話少說」的少數人之一。他還記得第一次和連恩相遇的情景，那是某個風和日麗的星期六早上，他們在倫敦滑鐵盧火車站（Waterloo Station）相遇後立刻一拍即合。

另一個因爲登山社認識的朋友是諾曼・陶德，諾曼在一九五七年進入精神科，並於列文戴爾醫院（Leverndale Hospital）看診將近三十年，連恩的父親也在這所醫院的老年精神病房度過餘生，不過，兩人的交集僅限於一九四五至一九五一年間。

諾曼・陶德、道格拉斯・哈欽森和詹姆士・胡德都是滿腔熱血、經驗豐富的登山者，連恩並不像他們那麼投入，雖然他也參加過極具挑戰性的登山路線，像在冬天登上蘇格蘭第一高峰班奈維斯峰（Ben Nevis），或征服伊凡尼斯（Inverness）的崎嶇山地，但他在社團裡多半選擇比較輕鬆簡單的行程。登山社是個開放性的社團，週末的活動會在事前幾日匆匆公布，歡迎所有人參加，通常是在星期六早上搭巴士出發，每個人都把帆布包塞得滿滿，整隊進入蘇格蘭山地探險，晚上大夥兒就聚在一起天南地北亂聊。諾曼・陶德還記得連恩特別愛聊天才與瘋癲之間的關聯和其他諸如此類的話題；麥可・史考特則對連恩的幽默感印象深刻，他描述連恩整個大學時期都「大膽、不按規矩行事」。連恩在登山社交到一票好友，而一年一度的社團晚餐聚會是年度盛事，每個人都得狂灌猛烈的威士忌混瓶裝健力士黑啤（Guinness），連恩自然也不例外。

「三人幫」

連恩終其一生的人際關係總是複雜得很。他和比爾・唐納森（Bill Donaldson）及約翰・杜菲在社團裡搞了個叫「三人幫」的小團體，他們三人總是「一塊混」，當年的社員仍清楚記得三人幫的事蹟。艾倫・伊斯特森（Aaron Esterson）日後和連恩一起寫了《正常、瘋癲和家庭》（*Sanity, Madness and the Family*）第一冊，當年他和三人幫很親近，只是從未眞正成爲其中的一份子。艾倫和連恩、約翰・杜菲成了酒友，但連恩和他就是沒辦法變成像和約翰・杜菲或道格拉斯・哈欽森那樣的知己。不過，大學時期這段友誼關係讓兩人日後維繫多年交情，在一九六五年金斯利會所成立後，才變得針鋒相對。

連恩的音樂娛樂

連恩的音樂底子讓他在大學時期混得不錯，古典或通俗曲目他都能彈，因此他一直邀約不斷，不論是學生的娛樂表演，或是付費聘他在生日派對和婚禮等正式社交場合演奏都有，通常是約翰•杜菲騎著五百CC重型機車載著連恩到聚會地點，這些全是令人難忘且熱鬧歡樂的場合，某次連恩甚至受邀至一個聯誼會，得在一屋子的退休海軍將領面前演奏。

這些演出漸漸有了固定模式，一開始總是正經八百的曲目（但不會太長），接著當「二十四個處女」（Four and Twenty Virgins）的前奏出現時，曲目就有了一百八十度轉變，開始奏起酒國歌曲。「二十四個處女」成爲連恩和約翰在派對上表演的招牌曲目，這首歷久不衰的勁曲一開頭是這麼唱的：

二十又四個處女
遠從伊凡尼斯來
當舞會結束時
處女少了二十四個

接著進入合唱

唱著「把蛋蛋對著舞伴
屁屁靠在牆上

沒在週六夜搞上
你永遠沒得搞」

之後是約翰改的詞，連恩怎麼也忘不掉：

塞普提摩・布蘭尼根也在那兒
他秀了套絕活
把那話兒塞進屁眼
還打成了蝴蝶結

再接下來就是連恩最喜歡的歌詞：

第一位小姐在前
第二位小姐在後
第一位小姐的手指
插進第二位小姐的縫縫裡

然後又回到合唱，之後描述各種人物的醉相，這首歌可以來來回回無限延伸。

這時期他們酒喝得很凶，但對連恩這個醫學院學生和約翰這個商船隊隊員的能耐來說，這算不了什麼。的確，約翰並不覺得連恩的酒量「頂好」——只有那些沒能力喝這麼多的人才會這麼說。

不過，連恩可不是每回和約翰一起都喝得醉醺醺，他們也常一起參加音樂會和獨奏會，或在羅蒙湖岸（Loch Lomond）與其他學校的醫學院學生一起游泳，例如庫納斯醫學院（Cuilness）的大衛・顧爾德（David Gould）。他們在湖岸發現一間小屋，連恩、約翰和大衛・顧爾德可以在那兒度週末，這些水邊活動約是在一九四八到一九五五年間進行。

連恩的氣喘問題

從大一開始，連恩和朋友們都必須顧慮到他氣喘的問題，約翰記得連恩在一九五二年婚後不久就痊癒了，他也記得一九四七年某次露營時連恩氣喘發作，情況相當嚴重，約翰得說服連恩把老舊軍毯跟約翰的高檔睡袋交換使用。約略同一時期，連恩自七歲起的鋼琴老師茱莉亞・歐瑪陷入重病，連恩去探病時非常難過，哭得像淚人兒，連恩是她的明星學生，據約翰所說，兩人的關係就像母子。

連恩對精神科產生興趣

對連恩而言，大學生活就如其他學生所經歷的一樣，是社交和學習都極重要的階段。當時伊塞克・史克萊爾醫師（Isaac Sclare）週六上午在杜克街舉辦精神科的課外講座，連恩自願參加，由此可見他早期就對精神科抱有興趣。雖然連恩對學校裡的正規學科興趣缺缺，但伊塞克・史克萊爾卻私下頒給他第一名，道格拉斯・哈欽森排名第二。除此之外，連恩還透過內—外科學會（Medico-Chirurgical Society）接觸精神科，學會每年會到嘉特納佛精神病院（Gartnavel Mental Hospital）參觀一趟，對許多學生來說，這僅像是精神病院一日遊，但連恩卻因此首度接觸到精神病患的特殊行爲模式，此後，他的成年生涯都對此深深著迷。在第一堂課中，有兩個人一起出現在教室樓層——麥克尼文（McNiven）教授和一位嘉特納佛的精神病患，連恩完全把教授誤認成病患，事後他向教授提出此事，教授「毫不在意」。

從科目全當到順利畢業

在格拉斯哥大學醫學期刊《升起》（Surgo）刊登的兩篇文章中，就可見連恩走哲學和醫學取向。第一篇文章〈哲學與醫學〉刊登於一九四九年六月，第二篇〈健康與社會〉的內容是關於「傑出高年級生在內—外科學會之夜的演說」，發表於一九五〇年聖燭節特刊。就這兩篇文章的水準來看，很明顯是出自認眞的學者和雄辯家之手，此外，一九四八—九年連恩也因他的論文〈健康與幸福〉獲得醫學院學生獎，得到二十五英鎊獎金。

大家視連恩爲前途無量的學生，期待他會輕鬆通過考試，或許還會抱回一、兩項獎。出人意料的是，他全被當了，事實上當掉全部科目在當時是前所未見的，這讓他母親無地自容。連恩無法預知這樣戲劇化的結果，他將此次慘敗歸咎於兩件事，一是參加「健康與社會」演講（他講「梅毒滲透社會」），二是在學期快結束時與一位教授喝得爛醉，他當時不智地爭論醫學考試只是在測考試的能耐而已。但更可能讓連恩從高處跌下的原因是他先前完全不具任何科學基礎，並且過分投入課外活動，無法專心於課業。這對連恩是一大重擊，他自此便與所有的「體制」爲敵。

不過，連恩在一九五〇年上半年被當，意味著他可以在十二月重考前，到格拉斯哥外圍的史托普希爾醫院的精神科單位打工。史托普希爾醫院約有八十名男女病患，他們一開始像是患了當時某種流行性感冒，但之後轉爲嗜睡性腦炎（encephalitis lethargica）。在此地，連恩的目標開始具體成型：「我知道我要追求什麼了。神經學、神經精神醫學、精神醫學，別漏了催眠。」連恩短暫迷戀催眠的經過，清楚記載在《智慧、瘋癲和愚昧》中。

連恩全部科目都重考，一九五〇年十二月底確定全數通過，讓所有人鬆了口氣。艾蜜莉亞因擔心和羞愧，體重曾掉到只剩三十二公斤。但連恩過關了，事情就此告一段落。

醫學院學生要取得醫師資格，必須宣示希波克拉底誓詞（Hippocratic oath），一八六八年之前甚至須以拉丁文背誦誓言。誓詞中有一部分深深烙在連恩心中：「任何會危害病人之事，我絕不在知情或刻意的狀況下進行或操縱；絕不偏袒任何考量與動機。」在連恩整個職業生涯中，這些字句被他視爲人道責任，不斷地提醒他——絕不枉顧病患意願強加任何「治療」。

連恩在一九五一年二月十四日自格拉斯哥大學畢業，他沒像其他學生一樣去拍團體畢業照，反而去找約翰‧杜菲喝一杯。現在，他的大學生涯已經是過去式了，前方的路指向格拉斯哥東北八公里處基倫村的一個小社區。這個社區雖然僅離市中心幾公里，但完全置於蘇格蘭鄉間，美得宛如人間仙境。幸運的是，帶領連恩的是他的導師喬‧史蕭斯坦，一九五一年在基倫度過的時光將成爲連恩最充實的一站。

〔第四章〕

基倫與入伍服役

格拉斯哥市東北朝史特林（Stirling）的方向，有個僅離市中心幾公里的基倫村小社區，蘇格蘭西區神經外科單位就設於此地。連恩一九五一年二月至十月都在此，於喬・史蕭斯坦手下受訓。在這段日子中，他的身心負荷都達極限。在這短短期間內，他曾兩度在進行手術時昏厥，這也證實了連恩不太敢做外科手術。

一九五一年，派特森（Paterson）、羅伯森（Robertson）和史蕭斯坦教授是蘇格蘭西區神經外科單位三位主要的神經外科醫師。他們多半處理車禍案件，這些車輛通常是沿著羅蒙湖西岸北往凱恩貢山脈（Cairngorms），路途崎嶇多險。該院有一群勤奮、投入的外科醫師，多在大戰期間習得精湛的手術技巧，提供病患紮實的醫療，一向風評良好。

精神病患腦葉切除的論戰

不過，情緒特別不穩或暴戾的精神病患也會送到該院進行腦葉切除。現場三位負責的醫師中，只有羅伯森教授願意對病患施行腦葉切除，派特森和史蕭斯坦則各執不同意見拒絕操刀。這項手術基本上是先以碎冰鑽和鎚子，接著再用類似工業用的手動鑽頭，鑽入病患頭顱，如此便對腦部造成確實、永遠無法復原的損傷。這項手術會獲得支持，是因爲病患會在術後改變行爲，不過，即便是在那個年代，若外科醫師礙於醫學上證據不足，認爲手術過程極有可能造成其他傷害而拒絕進行，並不會遭到批評，這正是派特森拒絕的理由。另一方面，喬・史蕭斯坦是更全面性地反對腦葉切除，他認爲將這種殘酷手段僞裝成治療，簡直嚴重違背道德良心。

可想而知，此番論戰相當激烈，連恩在基倫的那段期間，置身於眞正的醫療議題之中，必須面對可能在活生生的人類身上會造成的種種後果。在連恩看來，腦葉切除術是摧毀危險分子意志的終極手段，是人類對人類做的事當中，最極端、最泯滅人性的行爲，其實連喬・史蕭斯坦都太保守了。連恩一直無法置信許多人竟無法體會他毫無保留的憤慨，不論對方從事醫療行業與否。然而，實情是他在這個事件中完全是個異端，他的意見毫無分量可言；一個二十三歲的小夥子，在例行的腦科手術中還得努力學著別昏倒了——這種人會懂什麼？要大家重視他的意見，可還有得等——他也深知這點。值得寬慰的是，喬・史蕭斯坦的人格和學養都極爲深厚，也非常欣賞連恩的聰明才智，他們變得比連恩和父親大衛之間還要親密。雖然連恩表示反對的方式不夠成熟，但他知道其他人也有相同感覺，只是不如他這般強烈。

連恩在《智慧、瘋癲和愚昧》中細述這短短數月的生活，他描繪與喬・史蕭斯坦之間的知性交流，院內的例行工作是：「一般身體或神經檢查、協助進行手術、隨醫師巡視病房；最重要的是，要打好『點滴』，不能在病患手上造成血栓、做腰椎穿刺時不許把病人的腰搞得千瘡百孔，此外，從頭顱穿孔（burr-hole，外科醫師在頭骨上鑽的孔）插管進入側腦室抽取腦脊髓液時，要非常小心，免得把腦葉搗成爛泥。」最重要的是，連恩知道自己不是當外科醫師的料了——他頭一次開始認眞投入在精神科上。

連恩的軍旅生涯

同一時期政府開始徵兵，和所有人一樣，連恩也須服兩年兵役，很可能會派至韓國（麥可・史考特這些大學好友都在韓國）。那時連恩無時無刻不想著能怎麼「逃過處罰」。以醫師的身分，連恩應毫無戰鬥力可言，但這僅是保護醫學院學生免上第一線戰場的說法，並不能免除兵役。

兵役居然要占去人生黃金時期兩年！連恩一直認為自己可以說服愛丁堡軍事審核單位的「掌權者」，同意讓他過他為自己建構的理想生活。連恩理想的計畫是和大學時期的女友瑪賽勒一起住在巴黎蒙馬特區，並到布魯塞爾追隨卡爾・雅斯培學習，此時他已和雅斯培有過接觸。格拉斯哥大學支持這個計畫，並允諾資助部分資金，瑪賽勒也在等著愛人回來。不過，軍事審核單位認為卡爾・雅斯培僅是個「象牙塔裡的哲學家」，連恩前途無量，在精神醫學領域大有可為，最佳之途是入伍到精神科實習。不過還算有個安慰獎，連恩還要好幾年才能修完精神醫師學位，這兩年入伍服務可以抵掉一年學分。連恩覺得這重重打亂了他的計畫，但也明白自己無計可施。當這對戀人明白一切計畫都成泡影時，瑪賽勒心碎了，連恩於是生平第一次了解何謂傷了他人的心。很難斷言瑪賽勒的愛是否得到足夠的回應，連恩多次在不同場合表達他的愛意，曾一度考慮訂下終身，但似乎兩人在畢業各奔東西後，彼此的愛情就注定無法圓滿。

無疑地，瑪賽勒在連恩整個大學生涯中相當重要，連恩後來在軍中難得為思鄉之情所苦時，寫下大學時期和在基倫的生活：

我想要向其他人說說邁克里歐德（MacLeod）、鄧肯・邁克雷（Duncan MacCrae）和伊令・沃斯（Eileen Worth）的行徑，想說說和約翰・杜菲、喬治・保羅以及道格拉斯・哈欽森在山上搭帳篷的日子，想說說瑪賽勒，還有處於「生命黑暗時期」的經驗，最想談的是喬・史蕭斯坦。但我恐怕永遠都做不成——我沒興趣持續記錄，也缺乏寫作能力。

軍隊中的精神科醫療

連恩在一九五一年十月到一九五三年九月間成爲皇家陸軍醫療部隊（Royal Army Medical Corps）的一份子。不論他對軍事生活有什麼期待，他絕不期望英國皇家維多利亞醫院（Royal Victoria Hospital）的深度胰島素昏迷病房裡或卡特瑞克（Catterick）的拘留營中有可怕的事情等著他。基倫的腦葉切除術是很極端的治療方式，但很罕見，在軍隊裡，連恩頭一次成爲一般醫療「體系」中的一部分。他開藥、施予電療、藉著施打胰島素讓病患陷入昏迷或痙攣，約束衣或軟壁病房也是當時精神科必須用上的，醫師不該和病患交談，一九五〇年代早期是精神治療史上的黑暗時期。

新兵訓練階段

諾曼・陶德和連恩一樣在一九五一年九月應召入伍，他是連恩先前格拉斯哥大學登山社的好友，兩人最初都被分發到倫敦西南部的奧德夏特（Aldershot）。當時軍隊中語帶譏諷的臭英格蘭佬認爲沃特福德（Watford）[5]地區以外都是蠻荒之地，和這票人相比，諾曼・陶德讓連恩感到親切許多。他們都來自蘇格蘭，被英國同梯隊友當作外國人。有些同梯隊友根本沒聽過格拉斯哥大學，以爲全蘇格蘭只有愛丁堡設有醫學院……這些事情都荒謬得令人難以忘懷。新進實習生須提報他們的宗教信仰，出於某些原因，信仰必須列在軍方的薪餉册上。連恩的薪餉册上登記「英國國教」，日後麥可・史考特發現此事，問連恩爲何不登記蘇格蘭長老會，連恩解釋，在奧德夏特入伍時，一位目光銳利的士官長問他宗教信仰，連恩答：「我是無神論者——沒有宗教信仰。」士官長告訴他，身爲軍人，他一定要有信仰。於是連恩選了英國國教，因爲「那是我能想到最接近無神論的宗教了……」

老天保佑，奧德夏特的新訓只有兩週，認識連恩的人想到他被強迫「踢正步」、在營地裡一次一次又一次地行軍，就知道連恩只會變得憤慨而已。三十年後，連恩耳裡還會響起訓練長官操著倫敦東區口音喊著「左！右！左！右！小夥子，膝蓋抬高，你們這些該死的同性戀！你們這些該死的老太婆可以做得更好，該死的小姑娘！左！右！快點！動起來！」

被分派至皇家英軍精神醫學小隊

頭幾個月四下無人時，連恩會讀沙特的法文原著來撫慰自己，其他人都是累得倒頭呼呼大睡。

兩週新訓之後，接著是到倫敦米爾班克（Millbank）的英國皇家醫學院（Royal Medical School）進行另外兩週的「理論」訓練，地點鄰近泰特美術館（Tate Gallery）。當時的課程教授有關細菌戰和核子攻擊的一切知識，諾曼・陶德又成了連恩唯一的夥伴。諾曼記得他們當時讀的是非常容易取得的文獻資料，也絕非「祕密或機密」，連恩在《智慧、瘋癲和愚昧》中也提及相同的事。連恩在書中講到某次下課，他抱怨著納粹在大戰期間對人體實驗照射致命的X光，他們覺得應該拋開這些好好放鬆一下，於是去了倫敦劇院區，那是連恩初次體驗倫敦生活。米爾班克結訓之後，諾曼和連恩就分開了，諾曼被分派到索爾茲伯里市（Salisbury），連恩則前往奈特利村的皇家英軍精神醫學小隊（British Army Psychiatric Unit），地點靠近南開普敦（Southampton），是個傳統英式小鎮。連恩在這裡認識他的第一任妻子——護士長安妮・荷恩（Hearne）——當時連恩是以「皇家陸軍醫療部隊陸軍醫師隆納・大衛・連恩」的身分駐守醫院，她在同一家醫院工作。

深度胰島素昏迷療法的震撼

雖然奈特利英國皇家維多利亞醫院的皇家英軍精神醫學小隊總處除了進行深度胰島素昏迷療法（deep-insulin coma treatment）的病房之外，尚有許多其他病房，但這種特殊的「現代療法」還是讓連恩不寒而慄，他在《智慧、瘋癲和愚昧》中回憶道：

每天早晨六點施打胰島素後，病患在四個小時內就會漸漸昏迷。進行步驟是從施打十單位的胰島素開始，每天增加十單位，直到病患能深陷昏迷並偶爾出現痙攣，操作的標準是盡量將程度控制在容易出現痙攣，但要避免它真的發作，否則病患可能會背部骨折。施打大量胰島素後，光線會極易引發癲癇，因此病房是全黑的，當病患陷入昏迷時，我們醫護人員就只靠著前額綁上的手電筒在黑暗中走動。必須及時讓病患醒來，千萬不能讓病患昏迷太久，否則病患便會「昏迷不醒」。到了十點鐘，我們會用胃管餵病患百分之五十劑量的葡萄糖，我們希望葡萄糖是倒進病患胃部，而不是肺部，但他們是昏迷的，所以很難分辨。至於那些已經找不到血管的病患，也常需要在他們完全癱軟的狀態下，在黑暗中為他們打點滴補充葡萄糖。有的病患因為壓力導致靜脈破裂而在體內四處形成血栓，因而「完全找不到血管」，如此一來，針頭就會「漏打」，葡萄糖液就打進身體其他組織裡。有人甚至會需要用解剖刀「切開」，然後插進針頭，一面祈禱著不是插入動脈或神經，因為我們就只有額前這麼點光。

這種靠胰島素引發昏迷、電擊、約束衣、鎮定劑和軟墊室的治療，非醫學背景的人很難理解其中原理。梅爾—葛羅斯醫師（Dr. Mayer-Gross）在敦佛里士市（Dumfries）進行胰島素的實驗過程中做出了「成果」；羅馬大學的精神科教授烏果・瑟雷悌（Ugo Cerletti）也得出統計數據，證實對精神分裂病患施予電療是有效的。毫無疑義地，瑟雷悌最初是在屠宰場看到電宰豬隻後得到靈感：豬隻並未全部死亡，瑟雷悌因此推論或許電擊會對精神分裂病患有好處。但對連恩而言，電療簡直是瘋狂行徑，「你會對正常人做出這種事嗎？」他說，「如果不會，為何要對精神病患這麼做？」但這一切有實驗結果支持。連恩雖安分地做好工作，執行胰島素昏迷、電擊和給藥，不過他其實覺得這一切大錯特錯，不公不義，還會導致不良後果。但若如此，為何這些療法如此盛行？難道只有他覺得這是另一種偽裝成治療的暴行？除了這種不理性、慘無人道的療法外，難不成沒別的方法了？每遇上一個病例，連恩就更有信心用「人與人之間」的關係來解釋一切，在奈特利期間，連恩真正的導師其實是「精神分裂患者」。

與病患「廝混」的體驗與成果

某晚，連恩原本該爲一位瘋言亂語的病患施打鎮定劑，但他決定陪病患待在軟墊室裡：

我打開軟墊室，走進去、坐下，在讓他安靜下來打針前，多聽聽他究竟說些什麼。他靜下來了，我大概待了三十分鐘，他根本不需要鎮定劑。接下來幾天我待得更久，甚至幾乎整晚都在軟墊室和他「廝混」。我倚躺在地板上，在那裡感覺異樣地自在。

一夜復一夜，連恩逐漸了解這位病人毫無組織的語言，他開始和「約翰」一起幻想、對約翰說話，兩人在軟墊室裡一起喝威士忌，但最重要的是聽約翰說話。在《智慧、瘋癲和愚昧》中，連恩寫道，約翰是「哈姆雷特」，他策封連恩爲「荷瑞修」（約翰出院後寫了封感謝函給連恩，開頭便是「親愛的荷瑞修」），他們倆成了朋友，「他的軟墊室成了我的庇護所，他的陪伴帶來撫慰。」

在軟墊室和約翰「廝混」可不是隨便打發時間而已，這種會面持續了好一陣子，讓連恩愈來愈堅信主流的精神醫學全盤皆錯。教科書上完全沒有類似的觀點，身邊也沒人能理解連恩的感觸，他深知自己掌握到某些東西——但，那是什麼？就當年世人的理解力和接受度而言，他們認爲連恩主張的就是不要「治療」。但在連恩眼中，治療（treatment）是人對待別人的方式，因此聽別人說話就是種待人方式，把病患當人看也是一種待人方式，同樣都是治療。駐守奈特利期間，連恩某次休假一週時，甚至帶一位病人回他格拉斯哥的老家，和他爸媽待在一起，之後他在《分裂的自我》（*The Divided Self*）一書中，將這件事寫成其中一章〈彼得案例〉。在此之後，連恩花了六年時間釐清、表達他的感觸，集結成他最初兩本著作：《分裂的自我》和《自我與他人》（*Self and Others*）。

雙重生活的壓力

參照連恩這段期間的日記，能更深入了解他當時的想法和心情。他白天的工作完全違背他的根本信念，雙重生活帶來的壓力漸漸將他擊垮。他酗酒太凶，一九五二年二月時，他仍是個二十四歲的年輕小夥子，他在日記寫道：「究竟喝醉時是哪一點讓我感到滿足，我仍毫無頭緒。」他在人生這個階段過度酗酒的原因，應該是因爲兩種生活間的衝突折磨著他，在現實生活中他是陸軍中尉，但在幻想世界裡，他身邊完全沒有胰島素昏迷病房、沒有電擊治療、沒有藥物。對連恩來說，哲學對瘋癲的定義與醫學同等重要，他甚至更重視哲學，這從他的日記可見端倪：「『正常』是種決定論與極權主義，徹底扼殺靈魂，終結自由。要對抗這種自圓其說的廢話、積習難改的自以爲是觀念，就需要浪漫時期那種反動力量。」

不過，「浪漫時期的反動力量」還得再等等，現在時機不對——時候還未到。

專業發聲的機會

連恩在軍中只是小小的中尉，這個事實雖令人灰心，但他決定該開始動筆讓專業能力「說說話」了，那些根本的問題得先擱下。連恩遇上一位病人，擁有所有「剛賽症候群」（Ganser Syndrome）的典型症狀，這也稱作「差不多誤答」（approximate answers）或「講不到重點」（talking past the point）症候群，病患對他人的詢問，會做荒謬歪曲的回答。這對一個還未拿到精神科學位的年輕醫師來說，是個做出貢獻和發聲的好機會。

一九五三年七月《皇家陸軍醫療部隊期刊》登出〈剛賽症候群案例〉，作者是「奈特利皇家維多利亞醫院，皇家陸軍醫療部隊，陸軍中尉隆納．連恩」。這篇文章讀起來像其他許多文章一樣，研究紮實、文筆流暢，相當冷靜沉穩，但諷刺的是，連恩自己卻似乎認為這篇文章「講不到重點」。這個案件是一個年輕軍人因逃兵而須聽候軍事法庭裁決，連恩須判斷這傢伙是「眞的瘋了」，抑或只是「裝瘋賣傻」。根據所有資料顯示，教科書上提到的症狀在這個可憐的渾球身上全都出現了，他最近還出了車禍，胸部遭受嚴重撕裂；除此之外，他老婆還背叛他懷上別人的孩子，兩人以離婚收場。這個傢伙最後逃兵，不過又自行向當局投案。連恩在文章中做出結論：「病患的剛賽症候群似乎是自我在內在、外在都充滿危機的狀態下，做出大量、孤注一擲、暫時性的防衛。因此，此案中最強烈、最急迫的是內在心理危機。」

這是連恩在一九五二年二十四歲時寫的。他首度有機會發言，對外說明瘋癲是一種行爲，需透過病患的個人背景才能了解。他其實做了大幅保留，他眞正的目的是找出一種方式清楚表達他對主流精神醫學的憤怒，他一直覺得那遠比所謂病患的言詞或行爲來得瘋狂。

很快地，連恩在奈特利的日子結束了。阿德貝格街、卡斯伯森小學、哈奇森男子中學、格拉斯哥大學、史托普希爾醫院、基倫——這些是連恩熟悉的格拉斯哥——現在全是遙遠的往事了。偶爾老朋友中有人寄信來——可能是麥可・史考特從中國海寄來的，或是約翰・杜菲想起三人幫時心血來潮寄的，也可能來自漸漸焦躁難忍的瑪賽勒，或是喬・史蕭斯坦告訴他蘇格拉底社最新的八卦，姑姑伊瑟爾也會捎信來報告家中近況——這時，他就會想起那些遙遠時光。通常，他的思緒會飄回在基倫和喬治・邁克里歐德（George MacLeod）相處的情景，一九五二年一月十六日的日記一開頭，連恩就寫下邁克里歐德的智慧之語：

連恩你是藝術家也是科學家……你生性如此，除非你成了基督徒……你不可能成為一位好精神科醫師，除非你成了基督徒——真是那樣的話，你成了好的精神科醫師也無關痛癢……你不可能變成基督徒的，連恩，除非你病了。

派駐卡特瑞克軍事醫院

在奈特利駐守的一年很快飛逝，此時連恩已經順利完成一半兵役，上級將他從中尉升爲上尉，並派他負責約克郡的卡特瑞克軍事醫院（Catterick Military Hospital），他在《智慧、瘋癲和愚昧》裡簡述醫院的設備：

在奈特利待了一年後，我轉調到北司令部，地點在約克郡的卡特瑞克。我升上上尉，實際的工作是在卡特瑞克軍事醫院中，擔任精神科病房和拘留病房的臨床與行政指揮官，拘留病房中有屬於各種內外科的戰犯，精神正常或異常的皆有。兩種病房是以鐵製護欄隔開，拘留病房加倍守衛，在護欄上了兩道鎖，再加上兩扇門，各都上了兩道鎖。這些病房就是我的管轄範圍。此外，我的職責還包括轉介精神病患，我會因神經或神經精神相關問題與醫院其他部門聯繫，也須視察隸屬於北司令部的各個單位，視察後必須提出某些士兵的精神報告，說明哪些人被評斷正常，須關進一般牢房。

連恩最主要的工作是以其專業區別真的「精神病患」和僞病者。連恩的哲學信仰一直圍繞在「瘋癲」模稜兩可的本質，但即便先不顧這點，這也絕非簡單任務。連恩和同事莫瑞・布魯克斯（Murray Brookes）合寫了一篇未發表的文章[6]，內容是關於某些士兵「棘手的臨床問題」，這些士兵的聽力似乎完全正常，但卻堅稱聽不見聲音。莫瑞與連恩雖然僅相處短短幾個月，但莫瑞仍記得連恩性格的某個特色：他對精神病患抱有難以置信的同理心；許多人大力贊同此說，莫瑞甚至形容連恩「擁有天使之心，溫柔對待墮落之人。」

連恩對「墮落」的靈魂是無疑地慷慨包容，對精神病患也懷有極其罕見的同理心，但他對那些自認能瞞過他、好提早退伍的人卻不怎麼有耐心。就像其他軍醫每天都得做出許多困難的診斷，連恩在卡特瑞克的這一年中，也須頻繁地發揮高度的辨別能力，做出專業判斷。

連恩的第一段婚姻

駐守卡特瑞克時，連恩在奈特利皇家維多利亞醫院認識的女友——護士長安妮・荷恩——突然通知連恩他的小孩就要出生了。連恩儘管一開始時找喬・史蕭斯坦和約翰・杜菲商量時有點猶豫，還是決定參與這個榮耀的過程。安妮和連恩選於一九五二年十月十一日

6　《智慧、瘋癲和愚昧》原文第一〇五～六頁中，對此文內容有詳細說明。

在瑞奇蒙戶籍登記處結婚，道格拉斯・哈欽森是伴郎，費歐娜在同年十二月七日出生。結婚兩天後，連恩寫了一封告別情書給瑪賽勒・文森，痛苦地說明他的窘境。雖然連恩終其一生與瑪賽勒一直保有連絡，但這對有情人終究注定無法成爲眷屬。

一九五二年末和一九五三年這段期間，連恩一直與以前大學的老朋友們保持密切聯繫，尤其是和麥可・史考特，他當時在皇家槍隊第一營。連恩和昔日夥伴們都討厭軍隊生活，對兵役有諸多憤恨——這絕對可以體會。這些「五一年梯次」的男人已經到了人生要開始重複地聊婚姻、孩子和升遷的階段了，軍旅生活確實讓連恩留下艱苦難熬的印象。針對一九五三年五月十八日發生的事，他記下自己的想法：

就要服完兵役了——還有四個月。我做了些什麼？啥也沒有，不過我有個女兒，也結婚了，有一棟公寓，擊敗了很多鳥事，我還保有朋友，我重重傷了一個人，程度可能難以估量；我比較能體諒爸媽了，此外，我不得不謙卑地回到《聖經》、柏拉圖、康德上頭。我無法說我在事業上更進一步。

此外，從一張一九五三年在卡特瑞克寫的筆記中，則可反映連恩對軍隊社交狀況的態度：「鷄尾酒派對中，上校對某個醉醺醺的護士長說：親愛的，妳知道什麼時候該停嗎？

護士長：喔，知道啊，我摔個狗吃屎時就會停。」

能退伍是多麼開心的事！現在，眞正的戰爭可以開始了。

〔第五章〕返回格拉斯哥

連恩一九五三年末回到格拉斯哥，在格拉斯哥皇家精神病院（Glasgow Royal Mental Hospital）的臨床總部嘉特納佛醫院完成精神科訓練。比起一九五一年十月離開蘇格蘭老家前往奧德夏特時，他成長了不少，他已服完兩年兵役，從菜鳥中尉變成經驗豐富的上尉，結了婚，當了爸爸，並透過安妮父母的資助，在諾伐路（Nova Drive）買下一間廉價公寓，地點位於格拉斯哥西端較高檔的區域。

連恩與父母的關係變化

但連恩和父母的關係變得愈來愈緊張，他回阿德貝格街探望父母時，發現自己最重要的東西——一張前端可以折下的寫字桌——已經不見了，當天全家就因爲這件事情大吵一頓。之後連恩就對外謠傳艾蜜莉亞早在他變「壞」的那段期間，就決定有天要用斧頭劈了這張桌子；但另一個版本是艾蜜莉亞和大衛既不喜歡也用不到那張桌子，就乾脆把它賣掉，可想而知，與其留著一張用不到又礙手礙腳的家具，還不如拿它換點錢。艾蜜莉亞現在成了好插手管事的婆婆，很可能會吃安妮的醋，但連恩和大衛倒是依舊相處融洽，諷刺的是，他們倆的感情是在連恩和艾蜜莉亞關係惡化時好轉起來。從阿德貝格街到諾伐路實在太遠了，於是艾蜜莉亞和大衛無法一時興起就到兒子家晃晃，連恩只要確定自己不要太久沒回家和乖乖聽話就好。此外，連恩家裡沒電話，如此一來，便能盡量離艾蜜莉亞和大衛遠遠地，他可以繼續專心當個精神科醫師和作家。

求知若渴大量閱讀

一九五〇年代中期，連恩簡直到了用腦過度的程度。打從青少年起，他就細讀最艱深的德國哲學家作品：康德、黑格爾（羅素甚至認爲他是「偉大哲學家中最難理解的」）、叔本華和尼采。在大學時期至一九五〇年代早期，連恩求知若渴地讀了齊克果、胡塞爾、海德格、佛洛伊德、榮格、雅斯培、布伯（Martin Buber）、馬克思，還有法國哲人沙特——而他最感興趣的是法國精神科醫師與哲學家尤金・明可夫斯基（Eugene Minkowski）[7]罕爲人知的作品。

連恩不只讀哲學、神學和心理學的書，弄懂了主流精神分析後仍不能滿足他身爲知識分子的企圖心。他最希望別人認爲他博學多聞，在詩、音樂、小說上也具有深厚學養，而非「僅」侷限於哲學、神學和心理學（包括精神分析、精神病理學以及一些些精神醫學）。很快地，他對於在西方文明中採用東方對人類的觀點產生極大興趣，不過早在十七歲中學畢業之前，他就已經從叔本華的作品中知道印度奧義書（*Upanishads*）了。

打從青少年早期開始，連恩就以未來知識分子的求知態度，不斷累積他的學養，這對他的企圖心是非常重要的。從一九四〇年代晚期到一九五〇年代，連恩一路詳細記錄他看過的書，舉例來說，一九五一年十月到一九五四年七月間，他像是永遠對知識、眞理和智慧無法饜足般地，一路讀過卡夫卡、卡繆、沙特、維根斯坦、笛卡兒、柏克森（Bergson）、亨利・詹姆士、沃夫（Waugh）、西蒙・薇依（Simone Weil）、艾略特、托爾斯泰、佛洛伊德、史懷哲、盧梭、胡塞爾、赫胥黎、田力克（Tillich）和狄蘭・托瑪斯（Dylan Thomas）。

在一九五七年二月和三月之間，他的紀錄中又添了《瑪莉安・摩爾詩集》（*The Collected Poems of Marianne Moore*）、艾爾（Ayer）的《哲學革命》（*The Revolution in Philosophy*）、菲力普・拉金（Philip Larkin）的《輕微上當者》（*The Less Deceived*）、C.K.奧登（C.K. Ogden）和 I.A.理察斯（I.A. Richards）合著的《意義的眞義》（*The Meaning of*

7　尤金・明可夫斯基（一八八五～一九七二）是個受訓精神科醫師，主要作品是他在一九五三年自費出版的《精神分裂者》（*La Schizophrénie*）。

Meaning）、約翰・翠柏和安妮・翠柏（John and Anne Tribble）針對約翰・克萊爾（John Clare）合著的作品，以及休・肯納（Hugh Kenner）的《龐德的詩》（*The Poetry of Ezra Pound*）。連恩從非常年輕的時候就覺得自己注定會寫一本書，內容是就存在主義與現象的角度對某事物進行分析（他一度考慮過分析傑哈・曼雷・霍普金斯〔Gerard Manley Hopkins〕和威廉・布萊克〔William Blake〕的傳記），但在一九五〇年代早期幾年中，他的焦點轉爲希望將存在主義和現象學的哲學傳統應用在任何所謂的「瘋狂」行爲上。

在嘉特納佛醫院進行實驗

連恩的工作主要是在嘉特納佛醫院的臨床病房，他現在有足夠的影響力發動一些實驗，希望能做出一些實證基礎，支持他辛辛苦苦在奈特利和卡特瑞克得出的心得。他說動了卡麥隆（Cameron）和麥克菲（McGhie）兩位精神科醫師加入，當年醫界完全不接受這種實驗，但後來幾年有許多人以不同形式重覆類似研究。

一九五四到一九五五年間，他們在嘉特納佛醫院的禁閉病房（refractory ward）中進行實驗，依照連恩在軍中的經驗，他確定若醫護人員能夠在病患情緒爆發時保持鎮定，病患就會像突如其來地發病一般，也突然就順利度過該次危機了。連恩的中心理論是完全不須爲病人注射任何藥物、不須爲他們電擊、也不須用約束衣限制他們活動——一切順其自然。

當然，這種危險做法招來反對聲浪，大家懷疑這是否會造成更多自殺案例？對病患可有任何益處？在這種狀況下，病患肯定會受傷且傷害他人，又該怎麼辦？連恩必須擺出最有說服力的一面來。連恩日後向他人描述這個事件時提到，當他向大家說明換玻璃、換家具其實比施打藥物還省錢，整個論戰開始出現轉折，最後他獲准進行實驗。這些實驗細節記錄在一篇外界稱作〈遊戲室〉（The Rumpus Room）的文章當中，刊載於《柳葉刀》[8]：

過去十二個月來，這些病患出現許多變化。他們不再社交孤立，行為比較社會化了，也能負責一些對這個小團體更有益的任務了。他們對周遭的人開始感興趣後，表現出來的行為舉止就有進步，也對自己更感興趣。醫護人員很滿意這些變化，病患身上許多慢性精神病的特徵都消失了，他們對待彼此與醫護人員不再那麼凶暴，整個人也乾淨整齊得多，並停止狂言亂語。護士開始熟悉這些病患，對他們有不錯的評價。

8　此文於一九五五年十二月三十一日刊出，正式的標題是〈病患與護士：環境變化對照料慢性精神分裂患者的影響〉（Patient and Nurse: Effects of Environmental Changes in the Care of Chronic Schizophrenics.），作者爲卡麥隆醫師、連恩醫師與麥克菲醫師。

我們的出發點是在能忍受的範圍下，給病患和護士機會發展彼此的關係。我們會提供乾淨和舒服的物質環境，房裡有編織、縫紉、繪畫的材料，一架留聲機，各種食材和隨時可取得的廚具；任由護士和病患隨意運用這些東西。不過根據我們的觀察，環境中最重要的因素是人。護士們發現，若只是讓病患做事其實並無意義，一旦病患喜歡護士、想要幫助她們，很明顯地，他們就能獨立自發地使用身邊的材料、工具。若關係受到干擾或關係破裂，像是某個護士沒來或誤解了病患的意思，這些行為就會中斷。

病患用什麼材料或做了什麼活動只是次要的。有些病患是在擦地時病情有所進展，有的是烘焙、有的是織地毯或畫畫。我們得出結論，造成改變的種種因素當中，環境中的物質材料雖然有效，但不是最重要的，最重要的是護士。而就這些護士或其他處於這個環境中的人而言，最關鍵的是他們對病患的觀感。我們認為這個實驗顯示，病患和醫護人員之間的障礙並不是病患單方面造成的，是雙方共同組成的，要移除這個阻礙也須靠雙方努力。

這對連恩來說是重要的一步，至少他心裡認爲他表明自己的想法了，他講出除了那些被奉爲精神科的方法之外，還有其他方法可以治癒病患。現在他的想法以體面的形式深植人心了，但接下來的最佳策略是什麼呢？

正式成為精神科醫師

一九五四年九月，安妮在諾伐路的公寓生下二女兒蘇珊，年底，大女兒費歐娜滿兩歲，到了一九五五年初，安妮又懷孕了。他們顯然需要大一點的房子，於是連恩和年輕的妻小搬到羅斯金街上大一點的公寓，地點位於高級的希爾亥區，離格拉斯哥大學主校區不遠。

一九五五年十一月一日，三女兒凱倫在羅斯金街的公寓出生，連恩這時成了驕傲的爸爸，他有三個女兒，都未滿三歲。他需要錢養活這個急速成長的家庭，於是他進入國家健保體系，到南區綜合醫院（Southern General Hospital）擔任資深住院醫師，在心理醫學科（精神科）佛古森・羅傑斯（Ferguson Rogers）教授手下工作。

取得DPM（Diploma in Psychiatric Medicine，精神醫學學位）的正規程序是五年的醫學課程外加三年精神科的研究所訓練，連恩一九五一年十月至一九五三年十月的二年兵役可抵一年學分，於是他在一九五四至五五年完成了精神科訓練。一九五六年一月一日，隆納・連恩醫師的名字就正式出現在英國皇家醫學心理協會（The Royal Medico-Psychological Association，現英國皇家精神科醫師學院〔Royal College of Psychiatrists〕）的名冊上，他在二十八歲生日後不久，正式成爲精神科醫師。如果一切照他的意思進行，他早就直接投入精神分裂療法的主流研究了，然而還有其他更重要的考量。

一九五〇年代中期，英國的精神醫學和精神分析相關機構的圈子很小，裘克・蘇什蘭（Jock Sutherland）醫師是塔維斯托克診療中心（Tavistock Clinic）的所長，他和佛古森・羅傑斯教授是朋友，這層關係對連恩非常有利。此刻時機已經成熟，該大學前進倫敦了，連恩心中有個充滿挑戰的短期四年計畫：取得英國精神分析學會（British Psycho-Analytical Society）的精神分析師資格，在塔維斯托克診療中心擔任精神科住院醫師，說服塔維斯托克人群關係研究所（Tavistock Institute of Human Relations）提供研究經費讓他研究精神分裂疾患，並出版他的第一本書《分裂的自我》。他相信這一切能讓他名列精神醫學界的巨人之林。

〔第六章〕投身精神分析

一九五六年下半年，連恩決定從格拉斯哥遷往倫敦，此舉讓他徹底、勇敢地揮別過去。以他在格拉斯哥南區綜合醫院（Southern General）資深主治醫師的身分，只要他願意，就會穩當地當上蘇格蘭精神科醫師，成爲蘇格蘭醫學總會（Scottish medical Establishment）會員。種種世俗價值帶來的壓力，像是應該要規避風險、走安全的路、安定下來且認分守己，又因他對妻子安妮和三個女兒的責任而加劇（費歐娜四歲、蘇西兩歲，凱倫才剛出生）。連恩已具備醫師和精神科醫師資格，但他還須得到精神分析師的崇高地位，這唯有到倫敦新卡文迪許街（New Cavendish Street）的精神分析研究學院（Institute of Psycho-analysis）才能達成目標。

他有滿腹理論亟欲公諸於世。他在格拉斯哥的嘉特納佛、史托普希爾和南區三家綜合醫院，以及奈特利村皇家維多利亞醫院期間，深切地從病房中的「迷失靈魂」身上累積出種種心得，若他無法具備專業名聲，這一切都將化爲烏有。爲了建立自身的可信度，在連恩心中，成爲精神分析師是必經之途。

在倫敦的工作

雖說連恩最根本的目標是追求「唯一眞理」，經濟上的壓力卻逼得他非找工作不可。他很幸運地在南區綜合醫院獲得佛古森・羅傑斯教授賞識和支持，不過，其實連恩將他視爲競爭對手。連恩曾在南區綜合醫院進行「遊戲室」實驗（'Rumpus Room'-type experiment），但羅傑斯阻止連恩繼續研究，連恩因此對他產生敵意。不過，羅傑斯替連恩找到了裘克・蘇什蘭醫師，並爲他說情。裘克・蘇什蘭不僅同爲蘇格蘭人，也是塔維斯托克診療中心所長和塔維斯托克人群關係研究所的職員委員會主席。（塔維斯托克診療中心和塔維斯托克人群關係研究所雖爲相關機構，但各自獨立運作。前者在一九四八年加入英國國家健保服務〔National Health Service，一般簡寫 NHS〕，後者仍爲獨立機構。）

在倫敦生活需要有穩定收入，連恩必須在塔維斯托克診療中心擔任資深主治醫師看診。雖說一年一千英鎊的薪資並不多，但還足以負擔家計，倒是要英國精神分析學會及其行政、財務部門——精神分析研究學院都接受連恩入會受訓，會比較困難。學會讓連恩加入一個實驗性計畫，這個計畫讓同領域的年輕精神科醫師能在NHS體系下任職，同時接受精神分析研究學院訓練成爲精神分析師。

三個目標

一九五六年，連恩的當務之急是朝三個目標前進，首先是出版《分裂的自我》。連恩當時帶著妒意批評柯林・威爾森（Colin Wilson）一九五六年五月底出版的《旁觀者》（*The Outsider*），柯林能年少得志更是激怒他。連恩在青少年晚期時就對自己許下承諾，他要在三十歲生日前出版第一本書。書已經寫好了，但還未出版，他已經錯過一個機會了。

第二個目標是在倫敦附近找到住處。安妮在倫敦北邊約三十二公里處的哈洛新鎮（Harlow New Town）找到一棟現代住宅，空間很大，房租也不貴，這樣全家就不需太過拮据度日。雖說哈洛新鎮像個上帝遺棄的反烏托邦（dystopia），但在當時條件下，這已是最佳的選擇了。一直要到兩年後，家中又添了兩個寶寶，他們才搬離此地。

第三個目標是獲得精神分析師資格。連恩想要挑戰精神分析研究學院發起的精神分析運動，以及這個運動繼而在塔維斯托克診療中心和塔維斯托克人群關係研究所中發展的相關醫療行爲。但提出挑戰之前，他必須先成爲合格的精神分析師，這必須要花上四年時間完成訓練，其中還包括三項要素：每週五天、每節五十分鐘的分析，固定至學會參加課程，以及在兩年之中，由研究學院兩位資深成員督導，展現有能力獨立分析自己的病患。要訓練一位未來分析師，這三項條件中最重要的就是接受資深分析師分析四年。裘克・蘇什蘭和同事們愼重討論，考量各方面種種條件，誰會適合當連恩的分析師？連恩希望是唐諾・溫尼考特（Donald Winnicott），大概是因爲他的名氣比較響亮。不過，最後決定是查爾斯・萊克勞福（Charles Rycroft）擔任分析師，瑪莉安・彌爾納（Marion Milner）和唐諾・溫尼考特負責督導，不久後查爾斯・萊克勞福就稱分析連恩是「一則特殊案例」。

連恩與分析師萊克勞福的關係

隆納・連恩和查爾斯・萊克勞福是對奇怪的組合。一九五六年與之後數年，連恩說話帶有濃厚的格拉斯哥腔，因此許多人難以聽懂他說的話，他就像個勞工階級的小夥子，突然發現自己躋身舒適、近乎複雜又極其美好的英國中上社會。查爾斯・萊克勞福本身來自上流社會——不是裝腔作勢的勢利鬼，實際上，他是個非常厚道的傢伙。他的父親在中上階層圈以「獵狐犬大師」的封號聞名，萊克勞福家的祖先是「仕紳，據前人所說，擁有皇室侍從血統」。更糟的是，一九五六年連恩的態度還頗以自我爲中心，當時查爾斯・萊克勞福還不甚有名——他的精神分析研究報告要到一九六〇年代末期才出版。萊克勞福其實是 NHS 特別指派至塔維斯托克診療中心擔任兼職心理治療顧問，主要目的是來分析連恩。

有人說連恩不「投入」分析，查爾斯・萊克勞福並不接受這種說法。（雖然這種阻抗還算常見，而且查爾斯・萊克勞福舉出約翰・鮑比〔John Bowlby〕先前也是如此。）四年來每個工作日，每次將近一個小時，連恩總是準時躺在躺椅上（萊克勞福說，「眞是神奇」），但他們只是裝裝樣子。只是，不論從連恩或是萊克勞福的立場，都很難斷定這個分析是否帶來好處，以及帶來多少好處，不過，至少在繁忙的一天中，連恩可以有一個小時躺下，大大嘆一口氣，放鬆自己。

連恩的憂鬱症狀

若要說連恩有某種特殊的情緒「缺陷」，就是他終其一生深埋在心底的抑鬱感，這份抑鬱感從未消失過，也影響連恩做出許多過度反應和自我毀滅之舉。然而這四年的分析過程中，卻從未發現連恩出生後最初的幾年當中，生活籠罩在深刻、綿延不絕的憂鬱氣氛之下。連恩出生時，母親的情緒或精神都在準備接受她父親不久於人世的事實，外公過世時連恩才兩個月大；隔年，連恩的祖母也離開人間。雖然精神科醫師和精神分析師之間的差異之一在於，精神分析師會關心出生到十八個月大的階段中，外在事件對個體的影響，但在這個例子中，根本不需透過正規的精神分析訓練，就能想像在一九二七到一九二八年間，這些事件會對連恩一家人造成何種影響。連恩個人認爲，這些因素在個體的情緒和精神發展上相當關鍵，尤其是發生在那麼早的階段。然而，四年來的精神分析中都未能讓這點浮現（直至連恩過世，他都相信母親的父親以及父親的母親是在他出生前幾年就去世的），這不僅意味著分析並未成功，甚至可能帶來不良後果。

為何萊克勞福無法成功分析連恩，值得思索原因。連恩絕對認為萊克勞福的智力不及他（所有人都不及他），而且是個不折不扣的英格蘭人。他認為為了精神分析師徽章，這整場耗時的訓練過程就是必經的折磨。萊克勞福並不反對這個說法，還寫下這則詮釋很「中肯」。他們倆都清楚承認彼此避談連恩的抑鬱感，但也決定在那階段不處理該議題，暗示他們將來某日可能會深掘它。

萊克勞福對連恩內心世界的大致印象是，連恩的「類分裂防禦機制極其活躍，阻礙他表露憂鬱症徵兆」，萊克勞福試圖更進一步描述連恩的性格，他解釋，唯有小孩才會有「自我誇張化」的傾向，尤其在談到女人時更是如此；也唯有小孩才會想當自己內在世界的作者、演員與觀眾；除此之外，小孩也比較無法表達對父母的感激之情，連恩正是如此。

連恩同期的重要精神分析師

連恩認為他在精神分析研究學院、塔維斯托克診療中心和塔維斯托克人群關係研究所的主要任務是，藉著提出對心理障礙病患一般和特殊的認知與治療方法，向同業證明存在主義和現象學，與心理學、精神醫學和精神分析是彼此相關的。在精神分析這個與世隔絕的圈子裡，在連恩同期人物裡最出名的是：羅納德・費爾貝恩（W.R.D Fairbairn），他常被形容成「爲人非常厚道」，出版過多本精神分析書籍，旨在挑戰佛洛伊德的本能理論；唐諾・溫尼考特，他已是精神分析領域中的資深名人；約翰・鮑比——不僅接受佛洛伊德弟子瓊恩・瑞菲耶（Joan Riviere）分析，在親／子一體關係和失落、分離的效應上，也是公認的專家。其他的分析師尚包括：愛爾蘭分析師約翰・威斯頓（John O. Wisdom）、艾德蒙・葛洛佛（Edmund Glover）、席薇雅・佩恩（Sylvia Payne，查爾斯・萊克勞福的分析師）、恩尼德・巴雷特（Enid Bellett，《精神醫學的存在主義核心》〔*The Existential Core of Psychiatry*〕作者），以及瑪莉安・彌爾納（著有《活神之手》〔*Hand of the Living God*〕）。該時代最偉大、最受尊崇且名聲最響亮的，是梅蘭妮・克萊恩（Melanie Klein），在她一九六〇年過世之前，也是這個菁英圈的一份子；當然還有安娜・佛洛伊德（Anna Freud），她在倫敦漢普斯德（Hampstead）開設個人診所。最後，還有不甚出名的范尼・萊德（Fanny Wride），他是私人執業的精神分析師。連恩在快滿三十歲時才進入精神分析研究學院受訓，上述這些人物全都比他年長，也更有經驗。他很快理解到，擋在他們之間的，是經驗落差造成的一堵難以置信的高牆。

「開放之道」形成的知識分子圈

當時在塔維斯托克診療中心的人有自美國的羅素・李（Russel Lee），同時於軍方任職的賀伯・菲力普森（Herbert Phillipson），威爾弗瑞德・畢昂（Wilfred Bion）是精神科醫師、心理治療師及團體治療的先驅，此外，哲學家艾瑞克・崔斯特（Eric Trist）在中心兼職，他日後當上塔維斯托克人群關係研究所管理委員會主席。

還有一號遠離這個團體核心的人物——艾瑞克・葛拉罕・豪伊（Eric Graham Howe），他的取向大不相同。他在日後寫了一本超級暢銷書《治癒或療癒?》（*Cure or Heal?*）。豪伊和連恩一樣，在一九五〇年代末期是少數對東方哲學有興趣的人，他也積極經營一個名為「開放之道」（The Open Way）的組織（後來為了提升組織的社會形象，更名為朗罕診所〔The Langham Clinic〕），組織位於倫敦西區安妮皇后街三十七號，幾乎是主流精神分析大本營的正中央地帶，它的一端是溫波街（Wimpole Street）上的皇家醫學會（Royal Society of Medicine），另一端被哈雷街（Harley Street）街上無數間私人診所包圍。（塔維斯托克診療中心原本位於馬雷大廣場〔Malet Place〕附近的塔維斯托克廣場〔Tavistock Square〕，數年前已遷離此區。）「開放之道」在地域上如此鄰近這些機構，因此形成了一個熱好哲學（尤其是現象學）、心理治療、神祕學與神學的知識分子圈。在這兒能與人交談，並結識志同道合之士，因而對當年附近的知識分子產生莫大吸引力。對於從事治療的人來說，「開放之道」也成了治療師彼此轉介病患的集散地。

摯友道格拉斯・哈欽森過世

連恩接受萊克勞福分析期間，發生一件重大事故：連恩最親的朋友道格拉斯・哈欽森在一九五九年過世。他們倆在格拉斯哥大學臨床實習幾年間，總是一起出沒，也共同參加許多難忘的登山探險。連恩不只說動道格拉斯選擇精神科，還一起進入塔維斯托克診療中心。道格拉斯心情不好的時候會和連恩分享心事，連恩也會向他傾吐。道格拉斯決定要在格拉斯哥過聖誕節和一九五九年的跨年假期。他也帶著極其諷刺的語氣告訴連恩，說那大概是他最後一次登山探險。一九五九年一月三日星期六，三十一歲的道格拉斯・哈欽森，在班摩爾（Ben More）西北處，覆蓋白雪的山脊上，自三百公尺高處摔落致死。

連恩深受打擊，他認爲自己有責任將噩耗告知道格拉斯的妻子吉莉安，當時她懷著他們的第一個小孩。連恩有感而發，寫下「一則私下聲明」，他表示「道格拉斯離去，我失去了兄弟。」

連恩甚至認爲他該爲道格拉斯的死負責，他們彼此傾聽，是心靈上的夥伴；確實，此事對連恩影響甚鉅，連恩當時的分析師席德・布瑞斯金（Sid Briskin）記得，連恩在道格拉斯發生意外的隔天早上，完全無法進行分析：連恩當時眼淚潰堤，流露摯情。無疑地，這樁悲劇就和其他重大事件一樣，深深在連恩的人生中留下烙印。他的信念徹底動搖，很難斷言他之後決心走上的路，是上天原本就已安排好的，還是道格拉斯的死令他變得憤世嫉俗。可以確定的是，道格拉斯死去時，某部分的連恩也隨他而去。

連恩成為精神分析師的爭議

當連恩完成訓練之日漸漸逼近，此事成爲精神分析研究學院的重要議題時，出現兩派對立聲浪。連恩的督導瑪莉安・彌爾納和唐諾・溫尼考特，以及訓練分析師查爾斯・萊克勞福，另加上約翰・鮑比和裘克・蘇什蘭，這幾人都認爲連恩合乎結業資格。英國精神分析學會和精神分析研究學院訓練委員會的范尼・萊德和伊絲・赫爾曼（Ilse Hellman）卻堅決反對，他們認爲擁有連恩這般氣質的人，無法當上精神分析師。連恩和萊德一向處不來，確實，他們最初交手時，是連恩必須通過一場面試，萊德是委員會主席。當時連恩滿心以爲一切已由佛古森・羅傑斯、裘克・蘇什蘭、查爾斯・萊克勞福、唐諾・溫尼考特和瑪莉安・彌爾納做好決定，卻不知出於什麼原因，連恩和萊德首次面試中，兩人同時氣喘發作，發作拖得很長且「非常嚴重」。那已是四年前的事。但是這回萊德不顧連恩已進行四年訓練，全力阻止連恩畢業。這是場激烈的鬥爭，兩方不斷在信件上你來我往，直到連恩謙卑地寫三封信給羅森斐德醫師（Dr Rosenfeld）、喬瑟夫醫師（Dr Joseph）和赫爾曼醫師，爲他經常缺課道歉，此事才告一段落。整個事件一度發展得相當激烈，萊德還在一九六〇年十月二十四日以訓練委員會的名義寫信給查爾斯・萊克勞福醫師：

親愛的萊克勞福醫師：

關於與連恩醫師相關的來信，訓練委員會希望我們致信給您。

連恩醫師已接受訓練委員會祕書赫爾曼小姐與主席萊德醫師面談。

兩位面談者考量連恩醫師的專業知識與臨床表現，在合理判斷的範圍內，認為沒有理由繼續拖延連恩醫師的資格。然而，連恩醫師顯然情緒不穩且不健康，兩位面談者相當擔憂，在這般明顯精神不穩定的狀況下，究竟會對看診病患造成什麼影響。

面談過程中，若談話內容為真，幾件事情顯示出他在受訓過程中獲得非常不當的建議。舉例來說，關於課堂與研討會出勤率過低一事，他表示他因自身狀況難以固定參加課程，曾與一位「可靠的人」討論，他得到的建議是「什麼都別說，希望沒有人會發現。」他未提及任何姓名。

訓練委員會期望，那些曾給連恩醫師建議的人能夠正視此份聲明，同時，也該再次提醒這些人，每個學期發出的公告中所需注意的事項，正是需要連恩醫師遵守的。

雖然我們得知有諸多特殊情況，影響連恩醫師在這些年來無法固定參加訓練課程，不過訓練委員會認為堅守基礎的訓練程序是不可或缺的。此外，訓練委員會竟被要求予以狀態明顯不穩定的候選人分析師資格，我們對此深感不滿。

誠摯的

范尼・萊德（主席），

伊絲・赫爾曼（秘書），訓練委員會

連恩確實病了。一九六〇年底，他發現自己的身體狀況與過去大不相同，波林布羅克醫院（Bolingbroke Hospital）的醫生們找不出確切原因，他的症狀持續伴有腺熱（glandular fever），一直要到更後期的階段才排除是癌症。他當時幾乎喪命，但總之時候未到，他的第二本書《自我與他人》（*Self and Others*）也即將出版，有太多事情要完成——包括當自己的療癒者，一如希波克拉底誓詞。

可想而知，連恩成爲精神分析師後，他轉身離「他們」遠去[9]。他是個醫生、精神科醫師、精神分析師，以及出書作家。一切像是在三十三歲離開學校後，就此平步青雲。現在他可以揚眉吐氣了，至少他是這麼想。

9 雖然自精神分析研究學院「畢業」後，連恩和他的前任分析師甚少連絡，但很明確地，連恩並不埋怨查爾斯・萊克勞福。多年之後，連恩在一九八五年十一月爲《新科學人》（*New Scientist*）評論萊克勞福的書《精神分析及其之外》（*Psychoanalysis and Beyond*），他形容此書像是「一股清新空氣，是閱讀之樂。」

〔第七章〕
R. D. 連恩的分裂自我

一九六〇年，除了在封閉的英國精神醫學和精神分析專業領域內，尚無人知曉 R. D. 連恩。他在學生時代發表過幾篇文章：一九五三年〈剛賽症候群〉、一九五五年〈遊戲室〉，以及一九五八年與艾倫・伊斯特森一起針對畢昂的團體配對（group pairing）理論發表的文章[10]。不過，連恩此刻要著手進行《分裂的自我》，準備給柯林・威爾森和約翰・奧斯朋（John Osborne）一點顏色瞧瞧。書名「分裂的自我」是出自威廉・詹姆士《宗教經驗之種種》（*The Variety of Religious Experience*）第八章的內容，連恩將這個書名獻給父母。書中「假我」（the false self）的概念多半源自齊克果的《致死疾病》（*Sickness unto Death*）——有人認爲連恩參考的不只這個。書中描繪爲「本體不安全感」（ontological insecurity）

10 〈分析式團體內配對的共謀功能〉（The Collusive Function of Pairing in Analytical Groups），刊於《英國醫學心理學期刊》（*British Journal of Medical Psychology*）第三十一期（一九五八），第一一七～一二三頁。

的心智狀態，是從里歐諾・屈林（Lionel Trilling）《反面的自我》（*The Opposing Self*，一九五五年）得來的靈感。此外，書中〈自我意識〉一章是依據連恩早年論文〈檢驗保羅・田力克的焦慮與精神官能症理論〉（An Examination of Paul Tillich's Theory of Anxiety and Neurosis）所作。

《分裂的自我》出版

書中將哲學的存在主義和現象學與精神病連結，已非新的概念，但用強烈且說服人心的方式闡明論點，就只有連恩才做得到。許多傑出人物認爲《分裂的自我》是連恩最棒、最原創的著作，他在序言中提及本書的主旨是「讓人了解瘋癲和陷入瘋癲的過程」，這是個極具野心的目標，但他成功了。

這本書的原稿雖在一九五七年就已完成，但塔維斯托克出版社要到一九六〇年才出版此書。連恩之後用一種既落寞又驕傲的口吻吹噓，有數十家出版商認爲這本艱澀的書不具市場價值於是拒絕出版，約翰・鮑比也認爲這書頂多賣個二千本，不過直到連恩過世時，平裝本的銷售量光在英國就超過七十萬冊。直至今天，此書仍受歡迎，且幾乎所有語言都有譯本，包括阿拉伯文、希伯來文與日文。

一九五七和一九五八年間，連恩讓「塔維」和「研究學院」的同事們傳閱手稿，記下大家的意見。裘克・蘇什蘭認爲齊克果的《致死疾病》是十九世紀初流行精神疾病的絕佳範例（《致死疾病》是《分裂的自我》重要的理論基石），因此可預測連恩的觀點會非常陰鬱消沉。約翰・鮑比喜歡這本書，但覺得前兩章有「太多冗長字詞」（前兩章是〈人類科學的存在—現象學基礎〉和〈理解精神病的存在—現象基礎〉），他認爲若大幅刪去「存在主義」與「現象學」相關詞彙，便能顯著提升，不過並不確定是否該留下「本體論」。查爾斯・萊克勞福認爲這本書很棒，只是經常不必要地重複某些論點。艾瑞克・葛拉罕・豪伊說他在一個小時內就讀完這本書，讀得相當過癮。唐諾・溫尼考特對某個字有意見，不過那僅是印刷錯誤；此外，溫尼考特很難過連恩在闡述「假我」時竟未多提到他，他認爲那是「溫尼考特主義」的重點，但他並未指責連恩。艾瑞克・崔斯特提出令人印象深刻的意見，他說：「連恩，你的毛病就是太痛恨這個社會了。」連恩的另一位督導瑪莉安・彌爾納則在她的書《活神之手》中（敘述一件進行二十年的案例），提到《分裂的自我》：

> 一九五八年我讀了隆納・連恩第一本書的手稿，書中他稱精神分裂經驗為「分裂的自我」，並對此做了現象研究……我發現這本書生動地描繪了蘇珊身上某些關鍵問題，尤其道出在精神分裂狀態中，最根本的問題是一個人感到存在與否，也點出唯有被他人看見，才能有存在的感覺。

《分裂的自我》並未造成轟動，連恩並不像柯林・威爾森出了《旁觀者》或約翰・奧斯朋改編《憤怒回顧》（*Look Back in Anger*）舞台劇就一炮而紅，收入也沒有驟增。但連恩認爲這本書其實造成衝擊，可能在二十年或三十年後才會受到重視。這點連恩是對的，《英國精神醫學期刊》（*British Journal of Psychiatry*）後來終於在一九八二年評論《分裂的自我》！[11]

發表〈存在主義分析的發展〉

一九六〇年十二月《分裂的自我》出版後，連恩接著對英國皇家醫學心理學協會發表一篇長篇文章（三十五頁A五紙張，單行間距），標題爲〈存在分析的發展〉（The Development of Existential Analysis），目的是向身邊的專家說明他理論的淵源，特別是針對存在主義與現象學：

> 存在分析並不等於精神醫學，若如此宣稱就是一派胡言，但精神醫學有可能徹底變得具有存在主義精神。存在主義傳統選項開始浮現，人們可藉此釐清自己與整體精神醫學間的關係。幾乎可以確定這在下個世紀的精神醫學中，漸會占據更明確、更具影響力的位置。
>
> 但是這就像其他事物一樣，只有時間能證明一切。

開設精神分析診所

在連恩取得精神分析協會資格和出版《分裂的自我》不久後，他於溫波街二十一號開設精神分析診所。溫波街是英國皇家醫學會的大本營，附近較有名的是平行的哈雷街，此處也是連恩第一個進行密集人際互動和極度放縱自己的聖堂，在此，他頭一次完全聽命於自己，可以徹底用自己想用的精神分析對待付費個案。連恩在溫波街可以隨心所欲地運用他自己的治療方式和任何道具；他放了張小床，鋪上燈芯絨床單，這不是做爲佛洛伊德式的躺椅，只是讓想躺下的人有地方可以躺下。診療室中除了一張位置特別安排的書桌和幾張隨意放置的椅子之外，毫無其他陳設，擺設的物品都是爲了營造充滿知性和智慧的氣氛，比方說，壁爐架上放了一張畫，畫中是古老督伊德教（Druid）三個圓圈交疊的符號，這可能是用來和病人開啓對話的；有個訪客清楚記得看過「伊卡瑞斯之死」（The Death of Icarus）的複製畫，整體來說，房內瀰漫寧靜的氣氛。在這間房裡，有名或沒沒無名的病患都傾吐他們最深層的恐懼、悔恨、煩惱和童年回憶，把他們的靈魂赤裸地呈現在這個帶著格拉斯哥腔的陌生人面前。連恩以精神分析師的身分執業從不缺病患，他是個開放、誠懇的分析師，很快便聲名遠播。

11 《英國精神醫學期刊》第一百四十卷（一九八二年），六三七～六四二頁。

在療程中使用LSD

連恩在大部分人戒掉毒品的年紀才開始吸毒。一九六〇年他首度嘗到飄飄然的感覺，吸了第一根大麻，並體驗魔幻菇（psilocybin）和麥斯卡林（mescaline）兩種迷幻藥帶來的亢奮情緒。他試過海洛英、鴉片和安非他命，但都不喜歡，如果他負擔得起，古柯鹼倒不錯。連恩對LSD（lysergic acid diethylamide，麥角酸二乙胺，簡稱LSD）大感興趣，他獲得英國政府許可在治療情境中使用LSD。當年LSD是在捷克製造，已在醫療領域應用多年，被視爲上等藥物。連恩完全明白此藥有風險，尤其是生理狀況或身邊陪伴者不安全時會更嚴重，要有非常老道的經驗和手腕才能防止他人「失控抓狂」。連恩在溫波街使用LSD進行療程，他習慣給病患少量LSD（溶於一杯水中使用），每次療程至少六個小時，有各式各樣的斬獲。

連恩先前許多病患向作者坦言，讓R.D.連恩「施打迷幻藥」是既開心又解放的經驗，對某些人來說，進行一次六小時的LSD療程會比數年正統精神分析來得更有效。但對其他人來說，這些效果太快也太強了，例如某位出名的愛爾蘭短篇小說家就將她不愉快的經驗公諸於世，除此之外，政治和社會的態度也起了變化，LSD的評價愈來愈差。連恩其實從未支持在未監督的情況下使用強效迷幻藥，也不鼓勵病患和年輕人自行或替他人施打藥物，但引起大衆注意的都是這些魯莽行徑。此外，許多具影響力的人士認爲區分經管制的LSD和未經管制的LSD似乎太複雜了，於是整個趨勢轉爲反對LSD，結果連帶反對其支持者，不過那是之後的事。一九六〇年代早期，連恩在外的名聲之所以帶有神祕色彩，主要就是因爲他在溫波街診療時使用LSD。

再度面臨重大抉擇

裘克・威爾森（Jock Wilson）醫師是一九六〇年代連恩在塔維斯托克診療中心的同事，他記得一九六一年連恩第二次申請對精神分裂與家庭進行研究後，得知塔維斯托克人群關係研究所核准申請並提供研究經費時，連恩有多麼興奮（第一次是一九五八年，申請未通過）。一九六二年，塔維斯托克診療中心希望連恩繼續留任，他當時已有五年資深住院醫師資歷，下一步是升爲顧問精神科醫師（Consultant Psychiatrist），他又再度面臨重大抉擇。連恩總是淸楚意識到自己的年紀和是否達到應有的成就，此刻他三十五歲，人生已過了一半。他在短時間內順利私人執業精神分析，緊接在《分裂的自我》後，他又出版《自我與他人》（塔維斯托克出版，一九六一年），事業正旺。他該怎麼走？對也好，錯也好，連恩其實已經脫離了正規體系，他一部分屬於塔維斯托克診療中心，中心的自我定位是主流的邊緣機構，他是個領薪的僱員，要負起相對的職責與任務領取固定薪資。

連恩一九六二年決定要單打獨鬥，用自己的方式行事。對此，約翰・鮑比一直認爲連恩從此開始走上絕路，是手腕和策略出了問題，他認爲若連恩想要「改變世界」，最好的方式就是從體制內著手，鮑比覺得想要孤軍奮戰達成目標實在是太天眞了。不過，連恩也想得相當透徹，他難道沒試著從體制內改變——卻徒勞無功嗎？在塔維斯托克中心裡，除了一、兩個例外，其他最聰明的人物都拒絕正視形而上哲學（顯現在存在主義和現象學的傳統中）與精神醫學臨床實務的關聯，也不願留意每天進行的精神分析是否與哲學在本質上有相似之處。就連廁所都分成「員工廁所」和「病患廁所」，他覺得自己是「白費力氣」，該離開了。

〈評論高曼與史拉特所謂精神分裂的基因理論研究〉論文

也許塔維斯托克診療中心對連恩某篇論文的反應，才是壓垮駱駝的最後一根稻草。連恩全心投入一篇長達四十四頁的論文，內容針對當時爭論精神分裂症是否有其遺傳因素進行分析，標題爲〈評論高曼與史拉特所謂精神分裂的基因理論研究〉（A Critique of the So-Called Genetic Theory of Schizophrenia in the Work of Kallman and Slater）[12]，於一九六二年一月送交塔維斯托克中心。高曼和史拉特研究的結論在連恩心中引起相當重要的哲學和權位問題，他們淸楚發現精神分裂症與生理因素有關，高曼於是傾向認爲「基於優生學考量，應使這些『無可救藥』的危險案例無法生育。」但對連恩來說，眞正的「潛藏危機」是「優生學陣營」，對他這位環境取向的理論家而言，這種想法實在非常可憎、危險、迷失、瀰漫菁英主義，最重要的是，極其駭人。

連恩全力抨擊高曼和史拉特，把他們的推論與「愛麗絲夢遊仙境」相提並論。有些人認爲這篇文章不夠精采，鮑比就是其中之一。鮑比覺得該用更貼近臨床的角度切入：語氣要再緩和些，應以科學的方法分析代替爭辯。連恩顯然受夠了這類批評，但他手上還有塔維斯托克人群關係研究所贊助的工作要完成。

R. D. 連恩出版及即將出版的作品

一九六二年底，連恩向塔維斯托克報告「R. D. 連恩依據過去四年研究，由關係協會出版及即將出版的作品」。這些研究計畫和後續發展在連恩一九六〇年代早期的著作中多有描述，如與艾倫・伊斯特森合著的《正常、瘋癲和家庭》、與菲力普森和李合寫的《人際知覺》（*Interpersonal Perception*），其後有〈系列與連結〉（Series and Nexus）[13]和〈神

12　F.J. Kallman, 'The Genetics of Psychoese; Analysis of 1,232 Twin Index Families', Paris: Congrés International de Psychiatrie, vol.6(1950), pp.1-40. E. Slater, 'Psychotic and Neurotic Illness in Twins,' Medical Research Council, Special Report No. 278. 連恩的文章完整收錄在理查・伊凡（Richard Evan）所著的《R.D.連恩：其人與其思想》（*R.D. Laing: The Man and his Ideas*）

祕化、困惑與衝突〉（Mystification, Confusion and Conflict）[14]，以及與大衛・庫柏（David Cooper）針對沙特合寫的《理性與暴力》（*Reason and Violence*）。

投入《人際知覺——理論與方法研究》的計畫

連恩在一九六二年有個重要的研究計畫，「主要是與賀伯・菲力普森和A.羅素・李（A. Russel Lee）合作發展一項雙向測驗，希望來得及在一九六三年春天以專題論文的方式發表。」這個計畫最後就是《人際知覺——理論與方法研究》（*Interpersonal Perception: A Theory and Method of Research*），由連恩、菲力普森與李合著。

事後來看，一九六三年要完成研究太過樂觀了，《人際知覺》一直拖到一九六六年初才出版。不過，或許就像連恩稱一九六六年爲「幸運之年」，這是他最好的作品之一。此書在連恩所有著作中，應該最少人讀，但在臨床上卻流傳最久，尤其是應用在「婚姻失和」領域。三十年後，塔維斯托克診療中心依舊採用書中所列的原則。

《人際知覺》另兩位作者是奇妙的夥伴，賀伯・菲力普森是塔維斯托克診療中心的臨床心理師主任，因徵選軍人的經驗而備受器重。羅素・李是美國人，獲得馬里蘭州貝瑟斯達（Bethsda）的美國國家精神衛生研究學院（National Institute of Mental Health，NIMH）的研究員資金。羅素・李如此形容這段時光：

我們一起工作兩年，每兩週碰面一次，聊聊彼此有興趣的話題和討論研究計畫（包括《人際知覺》）。我帶連恩和這個小組認識「家庭體系」，他教我「存在主義」。最初連恩提出要用一篇代數論文闡述人際間的知覺（想法來自布伯的一篇論說文），用代數設計測驗是我的點子。

我在倫敦的那兩年，我們反覆琢磨、設計代數和測驗，最後終於完成了最終書中的成果。舉個例，我曾為了要找尋靈感，一度用系統的方式，費力地翻字典（從A到Z）。菲力普森只做了其中幾項測驗，在我離開英國後，他執行測驗、記分，也幫忙解釋測驗。至於書的方面，連恩寫了初稿後，我再增加內容，最後由連恩統整修訂完成。美國國家精神衛生研究學院最初提供我資金前往英國，在我離開英國後，又資助我部分資金進行這本書。（我離開英國後連恩才完成初稿，我們是透過信件完成這本書的。）[15]

《人際知覺》是本扣人心弦的書，當中許多觀點在連恩日後的作品中仍會以不同的形

13 〈系列與連結〉於一九六二年五至六月期的《新左派評論》（*New Left Review*）中以文章形式刊出。

14 此篇文章收錄於伊凡・波索曼宜納吉（Ivan Boszormenyi-Nagy）和詹姆士・費拉莫（James L. Framo）所編輯的《密集家庭治療：十五位作者的理論與實務觀點》（*Intensive Family Therapy: Theoretical and Practical Aspects by 15 Authors*）中，標題爲〈神祕化、困惑與衝突〉。

15 此爲羅素・李寫給作者的信，日期是一九九一年四月十日。

式出現（例如一九六九年出版的《心結》〔*Knot*〕，僅晚《人際知覺》三年出版），書中緊緊圍繞的主題——分析人際關係——一直是連恩最好奇的問題之一，並非只是學術上偶然的興趣而已。一九六二、一九六三、一九六四這三年，是連恩人生中最密集動腦的時期，在大量的論文、講座、散文和媒體曝光之外，他還寫下《理性與暴力》、《人際知覺》和《正常、瘋癲和家庭》。然而，將連恩從無名小卒推向話題人物的，並不是什麼重大理論，而是他在《正常、瘋癲和家庭》中所暗示的：造成瘋癲的根本原因，就是家庭。

〔第八章〕

正常、瘋癲和家庭

一九五八年九月，連恩還住在哈洛新鎮海德街（The Hides）三三五號，該年四月次子安德烈（作者）出生，連恩第一任家庭的成員全都到齊了，大兒子保羅是在前一年一月出生的。此時連恩在經濟和情感上須背負養育五個孩子的責任，最大的孩子還不滿六歲。所有認識安妮和連恩夫婦的人，包括艾倫・伊斯特森，都明顯察覺兩人之間關係相當緊綳。艾倫・伊斯特森一九五八年曾於連恩家住過一陣子，他們當時一起完成〈分析式團體內配對的共謀功能〉（The Collusive Function of Pairing in Analytical Groups），此文是批評威爾弗瑞德・畢昂一九四九年針對團體互動發表的研究成果，畢昂在團體治療方面是公認的先驅人物，他認爲人類是出於性因素而群聚成團體，連恩和艾倫對此強烈質疑。

搬遷至基朋修道院巷

一九五八年十月，連恩想要搬到近一點的地方。住在哈洛就必須每天通勤至倫敦市中心見他的分析師萊克勞福，有時早上七點半就得碰面。通常連恩每日的行程是接受萊克勞福分析一小時，至塔維斯托克診療中心上班，到附近的精神分析研究學院上課，每週還得排出時間接受彌爾納和溫尼考特督導，還有最重要的，必須持續閱讀和寫作。他每天固定五點鐘起床，常常筋疲力盡，凌晨左右才到家，整個人介於「酒醉和不勝負荷」之間的狀態。他浪費太多時間在通勤上了。

若說連恩辛苦，安妮其實更加勞累。她得獨力照顧五個小孩，手頭上沒有多餘現金、沒有保母，也沒有洗衣機和免洗尿布，所有東西都有毛病（包括汽車一直發出老舊聲響），也沒人給予同情。連恩和安妮兩人的關係面臨很大的壓力，勢必得做些改變。雖說經濟拮据一直是最大的問題，但搬到基朋（Kilburn）修道院巷（Priory Court）的大樓還算負擔得起，該處是倫敦西北一個新興地區，主要居民是愛爾蘭勞工階級（連恩喜歡把這裡歸爲高級的「西漢普斯德」〔West Hampstead〕區）。至少連恩和安妮現在住在比較熱鬧的地方，身邊的朋友愈來愈多，連恩和他們一直維持著互相挑戰、哄騙、爭論的關係，而往往無可避免地，連恩會掌控一切。

進行精神分裂者與家庭關係的研究

在這些變動之外，另一項計畫也在成型。連恩和艾倫雖已寫了一篇關於畢昂的短評，但還有更多事情該說，尤其是家庭和精神分裂者的問題。英國甚少研究精神分裂者與其最密切相關的環境——家庭——的彼此關係，加州帕羅奧多（Palo Alto）的貴格瑞・貝特森（Gregory Bateson）已於兩年前發表一篇短論，強而有力地闡述精神分裂者的「雙重束縛」理論[16]，但似乎還沒有人提出精神分裂行徑源自家庭的禁錮。

一九五八年，連恩和艾倫向塔維斯托克人群關係研究所的資金委員會提出研究計畫，約翰・鮑比是委員之一。計畫主要包含研究家庭成員的互動，並在期限內提出兩冊研究成果，第一冊的內容是挑出一小群精神分裂者，將他們與家人的互動記錄下來，第二冊做爲補充，研究一般正常家庭的互動模式。比較這兩種家庭，至少在理論上應該能夠說明精神分裂者的家庭互動中，都出現進退兩難、神祕難解、困惑不已、家人受不了彼此的狀況；而在「正常」家庭中（由當地醫師判定），這些狀況僅是偶爾出現。這是連恩最初試圖證明的理論，不過研究正式開始後，他很快就捨棄這個想法，也修正了理論。一九六二年交

16 Towards a Theory of Schizophrenia', by Gregory Bateson, Don D. Jackson, Jay Haley and John H. Weakland, *Behavioural Science*, vol. 1, no. 4(1956). Also published in *Steps to an Ecology of Mind*.

給塔維斯托克人群關係研究所資金委員會的報告中，連恩修改了最初假設，他此時指出在精神分裂者身上，皆有「神祕化」的現象。若未有神祕化現象，就不會發生精神分裂，不過，神祕化現象並不絕對導向精神分裂。他用一套公式描述這個推論，其中X代表診斷爲精神分裂的患者，Y代表神祕化或無法理解他人的觀點，同時伴隨著不連續、毫無關聯的感覺，當事者會發現自己處於「無能爲力的狀態」。這個公式是：有X就一定有Y，或，沒有Y就不會出現X；若有Y，有時會出現X。一九六四年初，塔維斯托克出版社發行了《正常、瘋癲和家庭》第一冊。

針對家中有一個精神分裂病患的家庭進行研究，推動起來困難重重。最理想的狀況是家中所有成員能夠全力配合，但這可不簡單，不過艾倫一下子就解決了這個問題。艾倫當時在倫敦東端兩家醫院任職，在工作中會稱作東區和西區醫院，實際上是沃靈罕公園醫院（Warlingham Park Hospital）分成兩個院址。很快地，艾倫、連恩和其他次要的協助者都埋首於這個計畫，研究家庭裡各個成員所扮演的角色。艾倫負責將數百小時的訪談盡可能以交叉互換（dyadic permutation）的方式進行，在家庭成員面前錄音，再經由塔維斯托克協助將訪談紀錄謄寫出來。連恩很少參與這個部分，每個家庭的會談他只出席一次。據艾倫所說，連恩對《正常、瘋癲和家庭》僅有「文字」貢獻，全部的分析都由艾倫負責設計及執行。研究最初選出二十五個具代表意義的家庭，最後在報告中僅列出十一個，這些家庭分別依英文字母順序冠上假姓：亞伯特（Abbot）、布萊爾（Blair）、丘爾奇（Church）、丹席格（Danzig）、伊登（Eden）、費爾德（Field）、古德（Gold）、黑德（Head）、艾爾文（Irwin）、金（King）和勞森（Lawson）。研究從一九五八年開始至一九六三年八月將《正常、瘋癲和家庭》原稿交給塔維斯托克出版社爲止，共歷時五年之久。

雖然連恩打從心底認爲所謂的精神分裂「疾患」不存在，但這在理智上並不構成阻礙，他還是能就少數精神分裂疾患與家人每日互動的關聯進行研究。連恩一直認爲這個研究的前提——精神分裂是種「疾病」——是當今理論的主流，但卻從未有完整證據支持。就連提到某種精神疾病時，究竟該採哲學上的定義或引用實證科學中疾病的概念，都讓人極爲困惑。在連恩眼中，心理疾病的概念僅是種比喻，艾倫的看法自然不可能與連恩徹底一致。

艾倫和連恩兩人都讀格拉斯哥大學，艾倫年長兩歲，早連恩一年入學。他們在學校裡並不特別要好，但兩個性格迥異的人卻有許多共識。他們都認爲正統精神醫學太天眞、冷酷、不講人情，尤其是應該要淘汰了。更重要的是，艾倫曾經在以色列待過由病患一手經營的基布茲式社區（kibbutz-type community）[17]，連恩認爲他是少數眞正了解主流精神醫學之外知性世界的人。（據艾倫所說，是他推薦連恩讀《西藏生死書》。）連恩和艾倫說服塔維斯托克人群關係研究所進行精神分裂者與家庭關係的研究（尤其徹底說服了和藹的裘

17 譯註：基布茲在希伯來文中是「共有居住地」之意，是以色列的集體農場。

克．蘇什蘭），裘克．蘇什蘭並不關心他們想藉由研究找出什麼結果，只是純粹對連恩和他的熱忱深懷敬意，也相信他們會仔細、積極地完成研究。這個「革命性」的研究似乎一部分該歸功於裘克．蘇什蘭開放的心胸，其實要完全歸功於他也不為過，與塔維斯托克並無太大關係。

美國的家庭和精神分裂相關研究

艾倫和連恩知道他們有個大好機會。出於某些原因，在英國所發表的精神分裂症研究都避談家庭可能與患病有任何關聯，彷彿這個話題風險太大、太容易引發爭議，並極可能誤判。美國就完全相反，連恩一九六二年訪美時，發現至少有五個中心的研究與家庭和精神分裂有關：納森．阿克曼在紐約以及貴格瑞．貝特森在加州帕羅奧多主持的研究；華盛頓特區內有兩個中心：政府資助的美國國家精神衛生研究學院和名為「栗子小屋」（Chestnut Lodge）的私人機構，以及東賓州精神醫學研究學院（Eastern Pensylvania Psychiatric Research Institute，EPPI）。雖然這些中心分散於美國各地，但他們藉由刊登文章以及在研討會中發表研究，彼此交流想法、相互激盪。

這些中心當中，尤以萊曼．韋恩（Lyman Wynne）主導的美國國家精神衛生研究學院一路嚴謹地設計研究，融合精神分裂症的診斷標準與精神分裂者和家庭的互動關係，從相關的各種理論中找出共同點。連恩一九六二年的首次美國行讓他留下難以抹滅的印象：不僅因為在此見識到令人難以置信的豐富思想交流，他也遇上當時在家庭治療領域的重要人物——萊曼・韋恩、羅斯・史貝克（Ross Speck）、羅傑・夏皮洛（Roger Shapiro）、貴格瑞・貝特森、莫瑞・鮑溫（Murray Bowen）和雷蒙・博威斯特爾。

研究家人互動模式與精神分裂病患間的關聯

「受害」（victimization）是連恩從美國的典型現象中獲得的核心概念，精神分裂的可能患者通常是個女孩，在青少年末期或二十歲初期時，情緒遭受家人折磨（多半是母親）而陷入瘋狂。許多類似的新理論都是以貴格瑞・貝特森的「雙重束縛」概念延伸而來，這個概念是說明家中掌權的角色，會對地位較低的親人做出一連串矛盾的指示和說辭（直接或間接），如此一來便會引發地位較低的家庭成員出現精神分裂行為。這是個有力的論點，尤其這是出於合格醫師之口，而非「病患」的說詞。「受害者」宛如進入一場情緒的棋賽之中，自己的存在感徹底敗陣，連恩會用「毫無招架之力」來形容這種喪家之犬的困境。連恩和艾倫的腦袋都沒那麼天真，不會相信像「瘋癲的本質」和「精神分裂的本質」這種大哉問能簡單地以「都怪老媽」的理由回答（一直以來都是這樣）。他們希望能透過研究強調家人互動的特定模式與家中出現一名精神分裂病患之間的關聯。

調查正常家庭

一九六二年十一月，約翰・鮑比召開會議討論這個研究的進度，根據會議紀錄，約翰・鮑比主持整個會議，出席的有連恩、賀伯・菲力普森、艾倫・伊斯特森、席德・布瑞斯金和瓊安・康諾德（Joan Cunnold）。會議紀錄清楚顯示，連恩和艾倫自一九五八年開始研究「精神分裂家庭」起已進行數年，到了一九六二年，他們和其他協助人員已經著手研究「正常家庭」。他們在會議中報告，自一九六二年四月起，研究已經進入調查「正常」家庭階段，他們採用類似研究精神分裂家庭的程序，研究在塔維斯托克受訓的實習生家庭。研究的「當下要務」概略條列如下：

繼續蒐集「正常」家庭的資料

對「正常組」與精神分裂家庭進行雙向測驗

追踪精神分裂組的後續狀況

密集分析現有資料

由 J.羅伯森拍攝部分精神分裂家庭與「正常」家庭的影片

利民會與塔維斯托克的合作

根據紀錄，在這五項「當下要務」之外，主要的「日後要務」是成立一個實驗模範小組，以「更適當地研究人格解裂與重新整合」。他們策畫與利民會（Richmond Fellowship）合作，當時的主席是艾利・簡森（Elly Jansen）。這個計畫希望至少能有半英畝的地蓋一間中心，內有十二間房「讓嚴重精神病患住院治療，待情況好轉後，便轉至利民會經營的中途之家。」連恩當時試著向波林根基金會（Bollingen Foundation）籌募經費，艾倫鎖定幾家特定的信託基金，席德・布瑞斯金由於要全力投入計畫，而向查爾斯・亨利・福尤信託基金會（Charles Henry Foyle Trust）申請經費支付二至三年的全薪。這些約是金斯利會所前三年的事，事實上在一九六四年之前都仍毫無進展。

利民會與塔維斯托克的合作最後不了了之，先前針對「正常」家庭的研究也是如此。第二冊研究報告遲遲無法完成，原因之一是他們接著進行其他的計畫，同時也因爲無法證明第一冊提出的論點。不過艾倫堅持到底，因他工作之便，繼續在沃靈罕東區和西區醫院找了許多家庭進行訪問，席德・布瑞斯金（先前接受過連恩分析）協助分析這些訪談，當時同在塔維斯多克診療中心工作的大衛・雪瑞特（David Sherrit）醫師也幫忙分析——他是連恩大學時期的朋友。

《正常、瘋癲和家庭》出版

《正常、瘋癲和家庭》終於在一九六四年四月出版，大衆的反應出乎連恩預料，書中細膩的論點並未獲得注意。《正常、瘋癲和家庭》留下的精華理論是「家庭引發精神分裂」，但其實連恩和艾倫提出的問題是：「那些已經活得像是『精神分裂』的病患，藉其家庭的實踐和進程，我們能對他們的經驗和行爲了解幾分？」其中兩個主要元素「實踐」（praxis）和「進程」（process）引用自沙特的概念，《正常、瘋癲和家庭》的導論中簡短說明了兩者的區別：

> 人類群體中正在發生的事，可追溯出執行這件事的人或組織，這就叫作「實踐」。或許根本沒人發動群體中的這些事，也根本沒人察覺到發生了什麼事，但若能從正在發生什麼事（進程）一步步追溯到誰在做這件事（實踐），就能理解群體內發生了什麼。

引用「進程」和「實踐」的概念是項賭注，它們表面上看來簡單，實則不然，對於不精通存在主義或沙特文字表現手法的人，這些概念就格外陌生。「進程」和「實踐」不僅字義模糊，更屬於一個龐大思想體系，與諸多概念如「系列」（series）、「連結」（nexus）、

「神祕化」（mystification）、「困惑」（confusion）和「衝突」（conflict）有關。

連恩提出的複雜理論似乎只是讓一切雪上加霜，直至今日，人們多半還是認為《正常、瘋癲和家庭》的核心理論是「家庭引發精神分裂」。此外，美國家庭社工人員為了幫助有需要的家庭，積極嘗試發展一套能夠應用於日常生活的實用方法。但這些家庭絕不會想要勞心費神地進行分析，不願了解他們藏在「系列與連結」的「進程」和「實踐」為何，又如何造成他們「神祕化、困惑與衝突」。無論如何，連恩其實沒興趣當家庭治療師，他處理自己家裡的問題就夠麻煩了，更遑論去解決別人家的問題。

〔第九章〕

亦敵亦友

一九六一年，連恩完成了精神分析研究學院的訓練，並結束塔維斯托克診療中心資深住院醫師的任期，之後塔維斯托克人群關係研究所指派他擔任資深研究員，研究精神分裂症。研究所支薪讓他研究和撰寫《人際知覺》和《正常、瘋癲和家庭》，比起工作以外的著作，像是《理性與暴力》（內容是關於沙特上個世紀的哲學），這兩本書應要優先處理。和連恩合寫《理性與暴力》的是大衛・庫柏，他們倆搭檔起來就變成令人敬畏、絕頂聰明且好鬥的組合，《理性與暴力》就是在這種關係下誕生的。

大衛・庫柏的實驗

大衛・庫柏在一九六〇年代初期開始步入中年危機，他原在南非當精神科醫師，一九五五年遷至倫敦，此時他意識自己正變成專業領域的中產階級——那是他最唾棄的樣子。

對許多懷抱志向的醫生來說，他「成功」了，但大衛當時認爲自己創造了一個「反烏托邦」並「苟活」其中，他也清楚地向他人表明：他的生活毫無意義，徹底背棄存在的價值，靈魂枯槁。他認爲自己已經錯得離譜，但他明白解決之道。他除了在哈雷街私人執業，也在聖奧本斯（St Albans）的紳雷醫院（Shenley Hospital）工作，當醫院要結束胰島——昏迷病房時，庫柏說服高層讓他以「平等」的方式接管這些近乎停擺的病房，他希望至少在表面上病患和醫護人員能有同等待遇，此外，這些病房可以自行管理，讓「訪客」（先前的「病患」）自行負起責任。這個實驗移到院區外稱作「二十一號別墅」（Villa 21）的地方進行，潘尼洛普・摩提莫（Penelop Mortimer）在一九六五年八月《週日時報》（*Sunday Times*）的特別報導中，傳神地形容這裡讓人覺得「介於省立大學和火葬場之間。」

大衛・庫柏的政治理想主義較連恩更甚，深具浪漫主義的革命熱情。他最崇拜的安東尼・亞陶（Antonin Artaud）待在精神病院九年，一九四八年自殺身亡。亞陶是「殘酷劇場」（the Theatre of Cruelty）的創始者，一九六〇年代初期倫敦開始有人根據他的原理創作舞台劇。

連恩與大衛・庫柏合著《理性與暴力》

大衛・庫柏於一九五八年底與連恩相識，當時他在貝爾蒙特醫院（Belmont Hospital）

工作。雖然當時連恩《分裂的自我》還未出版，但原稿卻在精神科和精神分析的菁英圈中「流傳」，連恩的名氣在這小圈子中快速成長，他和大衛遲早會相遇。異於《人際知覺》和《正常、瘋癲和家庭》書中的合作方式，連恩和大衛的分工非常明確。連恩負責的章節〈辯證理性批判〉（Critique of Dialectical Reason）是沙特同名作品 *Critique de la raison dialectique* 的綱要，大衛則研究《聖惹內：演員與殉道者》（*Saint Genet, Comédien et Martyr*）和《問題的方法》（*Questions de méthode*），書中的導論有如兩人一搭一唱。在連恩印象中，這本書非常緊湊地在三週內完成，兩人除了尼古丁和咖啡因之外鮮少進食，幾乎沒闔過眼；但大衛卻說此書進行了「一年又一年」。[18]不過就某層意義來說，他們倆其實都對，連恩的部分是在一九六一年初開始進行，一九六三年兩人在很短的時間內整合兩方文稿，一九六四年正式出版。

《理性與暴力》絕不可能成為暢銷書，因為他們倆將紮實、艱澀的原著素材濃縮至十分之一的篇幅，絕不可能是「週末輕鬆小品」。此書最初、最大的目的是向更多英語讀者介紹沙特的作品，同時也是連恩和大衛之間友誼的結晶，但更重要的是，他們兩人深知彼此的想法至少能在精神醫學界引起廣泛爭議，因此期望藉此打響兩人在知識圈的名號。沙特本人同意為《理性與暴力》作序時，兩人興奮無比，對這本書來說，有什麼肯定能比得

18　我在一九七九～八〇年間，赴巴黎法蘭西學院（Collège de France）在傅柯門下學習時，與大衛・庫柏成為好友。

上沙特本人在序中寫下讚言？

連恩與沙特會面

連恩當時到巴黎和沙特會面，以他的期望來說，會面並不順利。連恩的法文閱讀能力只算差強人意，而且總是讀得非常辛苦，他也無法說出流利法文；沙特雖然絕頂聰明，但英文很破，所幸連恩大學時的舊情人瑪賽勒・文森在旁協助。沙特完全贊同《理性與暴力》，可是從未讀過《分裂的自我》和《自我與他人》，這讓連恩失望透頂。兩個小時會談中，他們有時喝些威士忌（以法國人習慣的分量），聊到安德烈・柯爾茲（Andre Corz）、麥斯卡林、幻想是主要的經驗形式、「正常」的概念、沙特研究福樓拜、沙特撰寫自傳的計畫、年老、沙特的作品《存在與虛無》（連恩記下「沙特並未收回任何論點，但此書也不如他所想，並未真正談到道德的根本基礎。」）。此外，他們也聊到疏離和拉赫曼尼諾夫（Rachmaninov）。他們約定要再見面，屆時沙特會介紹西蒙波娃給他認識，不過這個約定並未實現。

連恩與大衛的關係

大衛・庫柏和連恩是「靈魂夥伴」，連恩和艾倫・伊斯特森就不是這種關係，大衛和艾倫也不是，兩人甚至在各方面都互看不順眼。在連恩這種「激進」分子眼中，大衛仍算頂尖好手，他反對所有事：反種族隔離、反醫院、反大學、反學校、反監獄、反社會、反家庭、反精神醫學。他們倆同樣熱愛好音樂（尤其是艾瑞克・薩堤〔Erik Satie〕）、同樣認爲自己了解瘋癲、同樣憎惡精神醫學體系的無知與自負。此外，他們都輕視當時的精神分裂理論，也都認爲診斷精神分裂是種權謀、政治的手段。不過大衛創設了二十一號別墅，他積極投入的程度與連恩不同，連恩最後一個激進實驗是一九五五年在格拉斯哥進行的，已是過去式了，但大衛身在其中，他「正在實驗」二十一號別墅。

二十一號別墅的實驗

大衛在《精神醫學與反精神醫學》中詳盡記錄二十一號別墅的歷史，不過從其他報告中可清楚看出，書中並未給護理長法蘭克・阿特金（Frank Atkin）應得的讚賞。所有知道二十一號別墅的人，包括艾倫・伊斯特森、瑪莉・賈薇（Mary Garvey）、席德・布瑞斯金和克藍西・席格，全都證實法蘭克・阿特金與眾不同，對嚴重的精神病患「很有一套」。他們全都認爲若沒有法蘭克參與，二十一號別墅可能永遠無法運作。這整個計畫從一九六二年初進行至一九六五年底，若事後評估仍認定二十一號別墅是個錯誤，其實相當不公平。因爲就各方面來說，大衛要做的事非常了不起，他的目標是在因官方運作、出資而行事受制的機構中，消除醫師、護士和病人間的權力結構。但想讓機構回復「正常」，一直需要面對極大壓力，護士們尤其難以忍受青少年男孩懶散、不聽話，他們總是不願起床或幫忙屋內雜務。要護士和醫生放下手中權力，這種點子不可能受歡迎。顯而易見地，要讓「人人平等、無私分享」的哲學不滅，就必須要在衛生服務機構之外，建立一個智慧殿堂。但應該在哪？更重要的是，何時動手？

艾瑞克・葛拉罕・豪伊的「開放之道」

一九六二年底，連恩正值三十五歲年輕力壯之時，手裡握有不少籌碼。他是合格的醫師、精神科醫師和精神分析師，是塔維斯托克人際關係研究所的精神分裂研究計畫的頭號研究員，另外，他已出版了兩本書和發表多篇文章，《人際知覺》、《正常、瘋癲和家庭》以及《理性與暴力》都在進行當中。另可錦上添花的是，該年連恩被指派爲朗罕診所院長，診所位於安妮皇后街三十七號，靠近溫波街和哈雷街，是開放之道信託基金會（The Open Way Trust）贊助的機構，由艾瑞克・葛拉罕・豪伊經營，連恩是在一九六二至一九六五年十二月十日期間任職。

開放之道其實是艾瑞克・葛拉罕・豪伊一人主導的機構，他出過九本書，最著名的是《治癒或療癒？》，朋友們習慣叫他「葛拉罕」，他在各方面都是獨特且出色的人物，根據紀錄，一九二〇年代晚期他曾擔任「塔維」創立初期的教師。開放之道（其臨床活動皆以朗罕診所之名主辦）是個聚會場所，精神分析師、心理治療師、現象學家以及喜歡東方哲學的知識分子都喜歡聚集於此。連恩在這裡認識了保羅・山福特（Paul Sanft，現象學家，曾於布拉格追隨胡塞爾學習，同時也是《人類脈絡》〔*The Human Context*〕的創辦人與編輯）、約翰・希頓（John Heaton，《眼睛的現象學》〔*The Phenomenology of the Eye*〕的作者，原爲眼科外科醫師，日後是友愛兄弟協會〔Philadelphia Association〕的核心成員），以及艾倫・瓦茲（Alan Watts，他的著作如《東西方的心理治療》〔*Psychotherapy East and West*〕，對推廣東方思想助益良多）。

豪伊邀請連恩在一九六〇年底或一九六一年初到開放之道演講，到了一九六一年底，兩人的關係就變得非常親密，約翰・希頓認爲他們兩人的想法非常契合；一九六二年，在豪伊的鼓吹之下，連恩被任命爲朗罕診所院長。或許查爾斯・萊克勞福說得沒錯（在他寫給作者的信中所提），他們的分析結束後連恩在情感上面臨空虛，促使他與一個父執角色建立關係。

豪伊是個英國「守舊派」，喜歡佛教、打坐、神祕主義、神祕儀式、超自然現象等類似事物，他的兄弟伊力克（Ellik）是個占星家——看來整個家族都迷戀神祕事物。開放之道是個心理治療師和分析師的訓練中心，這兒有辦講座、訓練課程，以及正在接受治療的人。有兩位美國醫師喬・柏克（Joe Berke）和里昂・瑞德勒（Leon Redler）曾在朗罕診所任職一段時間，但豪伊不喜歡美國人，尤其受不了鬧哄哄又毛茸茸的那種。

豪伊最暢銷的作品《治癒或療癒？治療經驗研究》（*Cure or Heal? A Study of Therapeutic Experience*）中有兩段文字，若仔細比較，就可清楚看出豪伊和連恩的實質關係。連恩爲此書寫下熱情洋溢的序言，稱讚豪伊是「大師級的心理學家」，但豪伊卻公開表明他對「現代存在主義者」的看法，認爲「他讓自己陷入所謂的經驗之中，其實是自我毀滅及不負責任的放縱……於是，問題關鍵在於人類的種種重大發現就像『眞理』一樣，在這些新發現中，人們變得瘋狂迷失其中，藉此找尋自我，而非探究自己身上有什麼問題。」

連恩的序和豪伊對「現代存在主義者」的看法，突顯出兩人的看法分歧——他們對使用藥物的態度截然不同。豪伊在一九六五年請連恩辭去職務，雖然目前一般認爲純粹是因爲「藥物問題」[19]，但其實還有許多其他因素，包括連恩對英國「統治階層」的態度甚爲無禮，此外，連恩和美國醫師喬・柏克及里昂・瑞德勒之間的交情（豪伊沒空認識他們），也對他們倆的關係毫無助益。

19 參照羅賓・庫柏（Robin Cooper）的 *Thresholds between Philosophy and Psychoanalysis: Papers from the Philadelphia Association* (London, 1989).

〔第十章〕成名之路

數度搬遷

一九六三年春天，連恩、安妮和五個孩子再度搬家。他們其實早在一九六一年就遷出位於基朋馬茲諾德大道（Mazinod Avenue）的小公寓，搬到教會路（Church Row）上一間六房公寓，他們住進時髦的漢普斯德區（Hampstead）中心了。不過，以一般家庭來說，他們人數太多也太吵了，當安妮和連恩毫無節制地互相吼罵時，聲音會一路傳到街角，連人人戲院（Everyman Cinema）旁的中國餐廳都聽得到。他們倆的衝突相當激烈，都是關於連恩常不在家，教會路上的街坊鄰居最後請出房東來趕走連恩一家。於是這回他們搬到北芬區雷（North Finchley）的格蘭村路（Granville Road）二十三號，這屬於漢普斯德區中較低廉的地方，但至少房屋只有一側與鄰居相連，屋內有樓梯、幾個獨立房間和一個小花園。

就像先前各個住處一樣，他們一家子在此也僅住了兩年，此處在一九六六下半年時被友愛兄弟協會買下做爲住宅社區。

連恩與安妮的關係惡化

連恩和安妮的關係在一九六三年跌至谷底，連恩離家和愛人住在一起，她是新聞記者莎莉・文森（Sally Vincent），此舉讓妻小既失望又驚慌失措。他們甚至訴請離婚，不過連恩最後回頭了，他似乎一直在改變主意。安妮所嫁的那個連恩——有點倔強但積極奉獻的上尉——已經在蛻變爲 R. D. 連恩的過程中完全消失了。連恩開始擺出名人的姿態，尤其在七月二十七日頭一次因 BBC 節目「觀點」（Viewpoint）在螢光幕前現身後，又更加明顯。他在節目中討論艾利・簡森與利民會建立一所心理衛生的中途之家，連恩的貢獻雖少，但因持續參與這項計畫而有了另一次曝光機會，一家商業電視台邀他在一九六三年十二月九日上節目，但至今他都忘了當天是大女兒費歐娜的十一歲生日。

連恩的婚外情

一九六三年春天，連恩的心思在莎莉・文森身上，不在家裡。他和莎莉・文森在一九六二和一九六三年維持密切的關係，他們會到當權人物俱樂部（Establishment Club）或榔頭匠劇院（Hammersmith Odeon）歡度週六夜，這兒有時會有最好的爵士樂手——史坦．蓋茲（Stan Getz）、赫比．漢考克（Herbie Hancock）、邁爾斯．大衛斯（Miles Davis）、戴夫．布魯貝克（Dave Brubeck）。他們也會一起看當年挖苦時事的喜劇表演，包括之後創作《邊緣之外》（Beyond the Fringe）[20]的幾個團體，除此之外，他們也常在艾伯特王子街二號從事「婚外活動」，該處是無政府主義分子莫堤．蘭迪士（Morty Landis）的公寓。除了他們倆之外，在電視公司工作的班．邱吉爾（Ben Churchill）也經常一起出沒，他要求獲得卓越獎，因他給了連恩生平第一根大麻。他們三人——連恩、莎莉和班——一起度過約一年的快樂時光，他們都明白這會犧牲連恩的家庭，不過其實在連恩心裡，他已經離開那個家了。

大衛．庫柏和連恩同在一九六三年在個人及家庭上面臨巨變，也都覺得自己顯露出「另一面」來。他們感到有新的曙光，超越了舊有事物，這對他們來說是非常個人的感受，但很大一部分也是出於大環境的動向：當時「類似精神層面的解放」正在進行、人們以理解自由價值的方式宣示自由、開始徹底感到「去他的」、開始宣示與體系作戰、看見光明、道路、眞相和夢想（the 'It'）、積極找尋人們眞實的自我、超越過去、看清負面情緒的眞面目、從罪惡感中解放、決心拋棄資產階級的生活、忠於自己、拿出行動力及放下。

20　譯註：爲英國著名諷刺時事的舞台喜劇。

連恩對 LSD 的看法

一九六〇年代時多數人都認爲連恩積極鼓吹使用LSD，至今人們仍這麼想。就某個層面來說，連恩的確在溫波街二十一號的療程中使用藥物，之後在金斯利會所也如法炮製。他非常清楚 LSD 的強大效果，尤其是在不安全的狀況下、身邊又沒有熟知藥效的人在旁時，後果更是難以想像。於是在某種程度上連恩的態度格外消極，至少和堤摩西‧利瑞（Timothy Leary）截然不同。堤摩西是哈佛的博士，著有《狂喜的權力關係》（*The Politics of Ecstasy*）和《迷幻經驗》（*The Psychedelic Experience*）兩書，他認爲像 LSD 這樣的迷幻藥能「打開心房」和「解除神經系統原有的模式與結構」，理想狀況是每個人都能自由取得藥物，但與連恩的想法大相逕庭。

連恩將一九六三年在格蘭村路發生的一個事件，記錄在一篇簡略、未出版的草稿中，這些草稿原先計畫做爲他個人自傳的第二册內容，他在其中提到首度前往美國（一九六二年）的事，他說：

> 幾個月後，一位自封為迷幻藥革命運動中的精神領袖前來找我。[21]
>
> 他們想要在倫敦進行類似的研究，不過，因為這兒是我的地盤，只要我說「不」，這

一切會毫無疑問地平靜落幕，但若我答應了，就會大肆進行實驗。

會有什麼問題？會有一群人向十七至二十歲的青年發放三十萬份迷幻藥丸，每顆藥丸劑量有三百零四毫克（足以引發非常嚴重的幻覺），尤其會針對柏克萊海灣（Berkley-Bay照原始資料抄錄）的特定區域發放。

這樣大舉對同一個地區洗腦，有可能會引起火花，一經點燃就如野火般擴散嗎？……這真的改變美國了——但在這裡會如何？

我說「不」，然後一切結束。

但這並未結束。連恩的良知不會就此作罷，他該「起身行動」了：

不論如何——我覺得應該要讓誰知道正在發生什麼事，尤其我想白廳（Whitehall）的官員們不曾認真看待這些事實。當事情走到這一步時——我知道這一定很快就會發生——我希望他們到時候不要因為太過驚訝而慌亂應付。

於是我去見內政大臣，他把我轉給一位公務員，我等了一個小時，然後他要祕書轉達我們沒約時間。事實上，他另外幫我安排與負責此事的倫敦警察廳的督察首長傑佛瑞斯碰

21　利瑞在一九九二年四月七日寫給我的信中，說明若此人指的是他，便是「天大的錯誤」。

面。我依約前往，見了警察督察首長傑佛瑞斯和助理警官賓，他們錄下我們的對話，現在應還留有紀錄。

連恩私底下對這則故事相當自豪，不過倫敦警察廳並未證實他提及的姓名和這次會談。可以理解連恩並不希望公開這次事件，因為批評者指控他不負責任地支持任意使用 LSD。雖然這一切都在檯面下進行，但連恩終究向當局表達了他的意見。

連恩的成名之路

雖然連恩等了多年才「迅速」成名，但在一九六四年間，他渴望受大眾重視的心願總算實現了。他那種初生之犢的企圖心讓許多同事留下印象——高大的美國「人際網路治療師」羅斯・史貝克也是其中之一，他記得連恩早在一九六二年就提到自己的「成名之路」，而連恩在一九六四年二月的某篇日記中，開頭一小段文字證實他曾有過這個預感：「我覺得我就快出名、獲得賞識了。我大多數的作品尚未『打入』大眾市場，但終究會的，就像我們仍會看見死去星宿的光。」

一九六四年連恩共上電視節目五次，當時金斯利會所尚未開始運作，他也還未出版《經驗的權力關係》（*The Politics of Experiences*）和《天堂之鳥》（*Birds of Paradise*）。不過該年連恩大致完成了《經驗的權力關係》，內容是集結許多演講與單篇文章而成，嚴格上並不能稱作一本書。不過這些文稿全都是一九六四年寫的，第一篇〈暴力與愛〉（Violence and Love）是一月二十一日在現代藝術學院（Institute of Contemporary Arts）的演講稿，隔年刊登於《美國存在主義期刊》（*American Journal of Existentialism*）。這篇突破性的講稿包含許多廣爲人知的段落，經常受人引述，如：

打從一出生，完全未開化的小寶寶遇上二十世紀的母親，寶寶就深陷稱為「愛」的殘虐暴力之中。他的父母、父母的父母……無數世代以來皆是如此，摧毀了人類大部分的潛力，這項志業大獲全勝。新生的人類到了十五歲左右，就變成我們現在的模樣，變成一個半瘋癲的生物，已經多少適應了這個瘋狂世界。在這個年代，這就是所謂的正常。

打進英美的主流圈

光從該年的幾項重大事件，就可看出連恩在短短十二個月中打進英美兩地的主流圈。即便當時已經出版了《分裂的自我》和《自我與他人》，他在一九六四年初還是個籍籍無名的作者和精神分析師，主要工作仍是塔維斯托克人際關係研究所的實驗計畫。

《正常、瘋癲和家庭》於一九六四年四月十六日正式出版，同一天《新社會》（*New*

Society）雜誌也刊登連恩一篇名爲〈精神分裂與家庭〉（Schizophrenia and the Family）的文章。（同一時期，《國際社會精神醫學期刊》〔*International Journal of Social Psychiatry*〕也刊出一篇類似文章，名爲〈精神分裂是種疾病嗎?〉〔Is Schizophrenia a Disease?〕。）《正常、瘋癲和家庭》並未對精神分裂做出清楚的理論和定義，而在《新社會》和《國際社會精神醫學期刊》的兩篇文章中，都以兩個精神分裂病患間的對話做爲開場白，他引用美國著名家庭治療師傑・海利（Jay Haley）前一年出版的《心理治療策略》（*Strategies of Psychotherapy*）內容。這段對話是相當有力的例證，支持精神分裂不是一種疾病，而是一種經過編碼、重新組織的溝通形式，在「瘋癲」之中其實有條理可循。雖然難以估量這些文章對精神科醫師和治療師造成什麼影響，但這些論點漸漸與R. D. 連恩畫上等號，也在文句間展露出一種人性關懷，關心精神分裂者所欲傳達的眞相。

《正常、瘋癲和家庭》一出版，連恩的支持者大受鼓舞。他一週後在阿伯里斯特維斯（Aberystwyth）的威爾斯精神醫學會（Welsh Psychiatric Society）講述相同主題，演講隔天又上BBC的節目「今夜」（Tonight）。

五月份，連恩出現在BBC節目「短路」（Short Circuit）上，同一天他也在討論精神病兒童的家庭的倫敦海維康研討會（High Wycombe Conference）中，發表〈雙親危機與青少年認同〉（Parental Crisis and Adolescent Identity）。六月份他又在BBC節目「生活之道

——牧師或精神科醫師」（Ways of Life. Priest or Psychiatrist）中出現。到了八月，爲期三天的第一屆國際社會精神醫學大會（International Congress of Social Psychiatry）在倫敦馬柏羅醫院（Marlborough Hospital）舉行，連恩在會中提出兩篇報告〈超自然經驗與宗教和精神病間的關係〉（Transcendental Experience in Relation to Religion and Psychosis）和〈什麼是精神分裂?〉（What is Schizophrenia?），後者刊載於《新左派評論》（*New Left Review*）一九六四年十一——十二月號，正是這篇文章引發人們開始好奇連恩和「權力運作」的關係。連恩從來不是「政治動物」（從來沒有政治手腕），但這篇文章是他寫過最清楚、直接的權力論點。

連恩的權力論點

文中的論點是，爲他人貼上「精神分裂」的標籤，是種權謀、政治手段，這想法是受到厄文・高夫曼（Erving Goffman）及其他著作的影響：

> 我個人不相信世上有所謂「精神分裂」的「狀態」。這個標籤就如同所有既定的社會事實一樣，都是「政治事件」。這種事件發生在社會市民規範之中，對那些被貼上標籤的人強制加上特殊定義和特定後果。這是一種社會特殊模式，藉此將一整套社會行動合理化，

被貼上標籤的人不再屬於自己，而是屬於他人，那些法律支持的、擁有醫學專業的、道德賦予權力的人藉此變得對他們有責任。被貼上標籤的人不只開始扮演一種角色，而是從此進入病患生涯，因為身邊的人全都行徑一致，長久以來，這是維繫彼此關係唯一的方式。「貼上」病患標籤的人，尤其是「精神分裂病患」，都不再被當成完整的人，也無法負起責任，他們從此不能決定自己是什麼，無法擁有自己的財產，也被剝奪與誰見面、做什麼的自由；他們不再擁有自己的時間，所待之處從不是出於自身意願；在正式讓精神測驗貶其身分之後，他就失去了公民自由，被囚禁於「精神病院」這種全控機構（total institution）[22]之中，他是這社會中最徹徹底底不被當作人類的人了。

連恩以上的論點與十六世紀法國法官德拉・博艾迪（Étienne de la Boétie）所著的《服從的權力關係》（*The Politics of Obedience*）和利瑞的《狂喜的權力關係》相符，也在他自己的書《經驗的權力關係》和《家庭的權力關係》（*The Politics of the Family*）中出現。

一九六二至一九六三年發生的國內外大事是——阿爾及利亞獨立、歐斯沃德・莫斯利爵士（Sir Oswald Mosley）的右翼極端主義再現、戴高樂拒絕英國加入歐洲經濟共同體、普羅富莫事件（Profumo affair）[23]，而馬丁・路德・金在華盛頓發表的「我有一個夢想」演說深深打動連恩，但不足以說動他做出任何與政治相關的聲明。即便一九六三年十一月二十二日甘迺迪遇刺身亡，英國也陷入一片哀慟，仍無法激勵連恩涉入政治世界。

參與政治活動

一九六四年十月，勞工黨受保守黨領導十三年後，終於在哈洛・威爾森（Harold Wilson）的任期間重掌政權。成爲左派的時候到了，參與政治活動的時候到了。但政治活動是個模糊的概念，你不需要入黨也不需要在黨內活躍，完全不需每天投身於政治事務中。這些政治運作在本質上幾乎是超現實的：在南喬治亞州，一個黑人坐在公車前面的座位就是一種政治行動；拒絕順從父母的威權、哈草、逃學、拒絕上課——全都是政治活動，對任何形式的威權做出挑戰就是政治行動。大衛・庫柏就在這種概念之中生活、呼吸，相較起來，連恩只是個業餘的政治參與者。

連恩眼中的瘋癲

次年，連恩在第一屆社會精神醫學國際大會中發表了一場演講，講題是〈超自然經驗

22 譯註：全控機構（total institution）是指刻意與外界隔絕並嚴密控制個人生活的機構，如監獄、精神病院、軍隊等。

23 譯註：普羅富莫事件（Profumo affair）是以英國陸軍國務大臣約翰．普羅富莫（John Profumo）的醜聞命名，他和一位歌舞女郎的緋聞曝光，普羅富莫在下議院接受質詢時謊稱兩人關係已經結束，最後被迫辭去職務。

與宗教和精神病間的關係〉，這篇講稿於隔年刊登在第六期《迷幻藥評論》（*The Psychedelic Review*）中。或許到了此刻，大家才遇上未來的上師、有著醫師外表的牧師、看透宇宙更高次序的先知，這位智慧、眞理與光明的傳播者描述他在「病患」身上看到的瘋癲是：

> 一種嘲諷、醜陋的誇張模仿，表現出我們稱之為「正常」的分裂狀態下，經過自然療癒後可能變成的模樣。真正的正常在某方面必會侵蝕健全的自我，假我會恰當地適應疏離的外界社會；「內在」原始沉靜的神聖力量甦醒之後，藉由這樣的死亡達到重生，最後自我會從頭建立起全新的運作方式，屆時自我不再聽命於他的背叛者，而是為神聖力量效力。

連恩發表報告及上電視節目

緊接著第一屆社會精神醫學國際大會之後，就是第六屆國際心理治療大會（International Congress for Psychotherapy），連恩發表了另一篇具影響力的報告〈實作與理論——當下現狀〉（Practice and Theory—The Present Situation），講稿在十月份刊登於《新社會》的封面故事。事後，記者勞勃・席爾茲（Robert Shields）在一本治療師領域的雜誌中，稱這場演講「出色、直截了當」，用一種「近乎冥頑的熱情」，「試圖將存在主義思想應用於心理治療，呼籲大家注意，在臨床情境中，兩個眞實的人之間能有一份有意義的關係是非常重要的。」連恩在這場演講中提出的重點，堪稱是他最著名、流傳最久的概念，他說明心理治療是「削去所有阻隔在人們之間的事物，褪去種種身外之物、所有面具、角色、謊言、防備、焦慮和投射，簡言之，我們恰當或不當地以過去存留下來的東西、移情和反移情，用以做爲人際關係的媒介，都要完全去除。」這項呼籲在當時極具說服力，主要是因爲連恩有本事把存在主義分析的概念帶進心理治療中。他做出以下結論：

> 存在主義思想是團火燄，不斷地溶解、重組自身的具體語言。它無法給予安全感，無法為無處可歸的人提供去處；除了你、我在其中找尋意義之外，它並不向任何人說話。當我們跨越了個人因種種用語、形式、過錯、誤解和倔強造成的鴻溝時，從他人傳達的事物中，我們會察覺彼此關係中有一種特定的共同經驗，那正是我們渴望表達出來的，不過，我們也深知自己永遠無法徹底成功。此時，存在主義便獲得證實。

同樣在一九六四年八月，連恩在時尚的《女王》（*Queen*）雜誌中刊登一篇文章〈他們〉（Them）。此文是概述多位作者以主題「女人：一種特別的煉獄」發揮的文章，作者包括：美國作家和評論家克藍西・席格、十七歲的波莉・托比（Polly Toynbee）、小說和劇作家伊蓮・鄧荻（Elaine Dundy）、金斯莉・阿彌斯（Kingsley Amis）、凱若琳・威致伍・班（Caroline Wedgwood Benn）和茹絲・范恩萊（Ruth Fainlight）。同月底，連恩在該年第四度上電視節目，南方電視台邀他出席下午四點半的節目「家」（Home）。

連恩赴美「迷你巡迴」

九月底十月初，連恩到美國做了趟「迷你巡迴」，他一路隨著家庭經驗與精神病理學的研討會，前往肯德基州萊辛頓（Lexington）的退役軍人醫院（Veterans Administration Hospital）講課，之後到貝瑟斯達（Bethesda）的健康、教育與福利部門（屬於美國國家精神衛生研究學院）、費城精神醫學中心（Philadelphia Psychiatric Centre）和東賓州精神醫學研究學院（EPPI）。雖說連恩的名聲在大西洋一端迅速拓展，但以美國人的標準他仍是「無名小卒」。連恩心知肚明，但也確信這種狀況不會持續太久，十二月紐約的電台就要在 KPFK 和 WBAI-FM [24] 播送他的演講〈暴力與愛〉，一九六五年 Basic Books 出版社（由亞瑟・羅森索〔Arthur Rosenthal〕經營）要出版《正常、瘋癲和家庭》。不過，連恩這次赴美的主要目的仍與塔維斯托克研究所贊助的家庭研究有關，但他特別在這趟旅程中另外接觸到一群激進人士：他們的作品和性格特徵塑造了當年的「嬉皮文化」。連恩穿梭於主流和邊緣兩種世界，怡然地優遊其中。

一九六四年十月一日，連恩從萊辛頓飛到華盛頓，在美國國家精神衛生研究學院辦完正事後，隔天就到紐約與兩位年輕醫師喬・柏克和里昂・瑞德勒（前一年在倫敦認識）碰面，同時也與蘇格蘭存在主義學家約翰・湯普森醫師（John Thompson）會面，他在紐約愛因斯坦醫學中心（Albert Einstein Medical Centre）擔任精神科教授。星期天他和美國詩人艾倫・金斯堡（Allen Ginsberg）以及他的情人彼得・歐洛夫斯基（Peter Orlovsky）見面，接下來兩天他都在紐約激進分子和詩人圈中遊走，遇見堤摩西・利瑞、克勞迪亞・米契爾（Claudiet Mitchell）、喬・歐藍諾斯（Joe Oranos）和哈利・范恩瑞（Harry Fainwright）。星期三（不由分說，他累壞了），連恩飛回萊辛頓參加講座，星期四又飛回華盛頓，在美國國家精神衛生研究學院與羅傑・夏皮洛和萊曼・韋恩開會。週末他參加 EPPI 的家庭研討會小組，與立德茲（Lidz）、唐・傑克森（Don Jackson）、萊曼・韋恩和雷蒙・博威斯特爾進行討論。當晚在羅斯・史貝克家中度過，史貝克發表了一小段演說；隔天就空下行程以便悠閒地逛逛班傑明・富蘭克林的宅邸。這趟短短數天的美國之旅就像經歷了一輩子之久，連恩在一九六四年十月的這段早年時光中，一定清楚知道自己喜歡「邊緣事物」遠甚於主流生活。下次他到美國就不再是「無名小卒」了，他是 R. D. 連恩。

24 譯註：KPFK 和 WBAI-FM 隸屬同一電台聯播網，KPFK 主要於加州地區播送，WBAI-FM 涵蓋紐約地區。

連恩持續竄紅

連恩回到英國本土，隔月就再度上電視，這次是上聯合轉播電視台的節目「愛的意義」（The Meaning of Love）。

這樣竄紅的速度在一九六四年持續一整年；十二月一日，連恩又在牛津的歐斯勒醫學會（Osler Medical Society）中舉行「精神科與醫學」講座，隔天在《女王》雜誌刊登的〈祝你們全變成快樂的輕躁狂〉（A Happy Hypomania to You All）出乎意料地大受讀者歡迎。連恩利用這個機會抒發他的怨氣，抨擊聖誕節變得極度商業化，以及大肆縮寫成「Xmas」。

連恩緊接著又在聖馬丁藝術學院（St Martin's School of Arts）演講「論空無一物」（On Nothing），他也寫了兩篇書評，一篇在《新左派評論》評赫伯特・馬庫色（Herbert Marcuse）的《單向度的人》（*One-Dimensional Man*），另一篇評卡爾・雅斯培的《精神病理學綜論》（*General Psychopathology*），刊載於《國際精神分析期刊》（*International Journal of Psycho-Analysis*）。在一九六四年結束之前，《理性與暴力》也出版了，似乎隨處都可見 R. D. 連恩這個名字。[25]

連恩周遭的知識分子圈

同樣在一九六四年十月期間，連恩透過與作家艾倫・西利托（Alan Sillitoe，因他的劇作《長跑者的寂寞》〔*The Loneliness of the Long Distance Runner*〕成名）和他的美國詩人妻子茹絲・范恩萊的交情，開始結識倫敦的作家和詩人。他在艾倫家中認識作家羅伯特・葛雷夫斯（Robert Graves）和詩人泰德・休斯（Ted Hughes，之後被封爲桂冠詩人），休斯的妻子是西薇亞・普拉絲（Sylvia Plath），同是極富盛名的詩人。連恩對遇見羅伯特・葛雷夫斯的紀錄僅是：「葛雷夫斯和我之間明顯缺乏共識，但至少還恭敬有禮。」

經由另一位東歐貴族友人貝芭・拉芙琳（Beba Lavrin），連恩認識名劇作家哈洛・品特（Harold Pinter），這時連恩開始跟一些作家、廣播主持人及生物學家朱利安・赫胥黎爵士（Sir Julian Huxley）共進午餐，朱利安爵士著名的弟弟阿道司・赫胥黎（Aldous Huxley）剛在一九六三年過世，他不僅因寫作廣爲人知（包括《美麗新世界》〔*Brave New World*〕和《衆妙之門》〔*The Doors of Perception*〕），也因臨終前注射 LSD 引發軒然大波。

25 難怪喬・史蕭斯坦在刊於一九六四年的《哲學期刊》第一卷第一期，標題爲〈原子彈的形而上論〉的文章中（爲一九六二年十二月五日在哲學學會的講稿），內容幾乎被 R.D.連恩的資料占滿。在這場演講中，史蕭斯坦提醒聽眾，海德格在一九五〇年的講座「The Thing」中提及：「既然極其可怕的事物已經發生了，這般無助恐懼究竟在等待什麼？」其中「既然極其可怕的事物已經發生了」成爲連恩和大衛・庫柏之間的口頭禪。

一九六四年底，連恩周遭的知識分子圈急速擴散，不僅在倫敦，也橫跨全美。

連恩成名

一九六四年是連恩人生中標的性的一年。透過各種廣泛的報告、文章、演講和電視曝光，再加上出版《正常、瘋癲和家庭》以及《理性與暴力》，R. D. 連恩「突然」變成佛洛伊德和榮格之後最出名的心理學家（至少在英國是如此）。只要一有機會，不論對象是精神分析師、精神科醫師、心理學家、家庭社工人員、心理治療師、激進分子、學生或「追求流行者」，連恩都傳達了一種足以接受並容納瘋癲、疏離、愛、暴力、家庭、政治和宗教的信息，他幾乎是在瞬息間被視爲新時代的先知。有人認爲連恩超出了自己的能力範圍，認爲這一切讓他消耗殆盡、精力枯竭——但他才剛要大展身手而已。「智慧的殿堂」即將要爲尋找眞實自我的人敞開大門——金斯利會所就要開始了。

〔第十一章〕

草創金斯利會所

尋找「處所」

在衆人的記憶中，多年下來，他們不斷尋找「處所」。一九六三年，核心成員每週五晚上固定在連恩家（格蘭村路二十三號）聚會，「處所」總是重要議題之一。一九六三年底時，核心成員包括連恩、艾倫・伊斯特森、大衛・庫柏、席德・布瑞斯金以及美國作家與評論克藍西・席格——克藍西將這群男士稱作「弟兄」；比較邊緣的成員是瓊安・康諾德和日後改名的雷蒙・布萊克（Raymond Blake，當時仍是雷蒙・威金森），這七人也是最初友愛兄弟協會的成員（Philadelphia Association，多稱作 PA）。

一九六二年古巴飛彈危機造成恐慌，再加上其他原因，他們在一九六三年更積極討論「處所」。克藍西在一九六三年十一月寫了篇關於「處所」的短文，具體向「弟兄」闡明他的理想，希望此處是能供人冥想、療癒和接受教育的庇護所。克藍西的想法是需有三個場地：一處給「弟兄」集會、一處給親戚及友人使用，還有一處要對外開放。最理想的狀況是在倫敦市郊建立「處所」，但每週五的「感性聚會」（mush meeting）中（同樣是克藍西創的詞）也討論到許多其他可能性。

一九六四年十月，有位持理想主義的學生菲立普・柯恩（Philip Cohen）住在一棟睦鄰中心（settlement house）型態的房舍中，名為金斯利會所。菲立普認識連恩的祕書瓊安・威斯考特（Joan Westcott），也聽說連恩那票人在找「處所」，於是他寫了一篇非正式的報告〈金斯利會所的未來〉，交給「弟兄」傳閱。席德受命前往勘查，他認為場地很適合，不過興奮之情因強烈不安而稍減，最大原因是每個人對「處所」抱持的想法不一。

弟兄們對「處所」的看法歧異

大衛・庫柏腦裡盤算的「處所」類似二十一號別墅，要能正常運作，也得廣受外界注意[26]；他那段時期總是沉默寡言，喜歡頷首表示意見，有時頷首代表「同意」，有時是「反對」或「我才不管」，視當時情況而定。大衛在「弟兄」中頗受敬重，大家非常重視他的反應。

連恩心裡想的是「遊戲室」（一九五五年在嘉特納佛精神病院的實驗）以及一九五一年在奈特利村和「哈姆雷特」待在軟墊病房的情景。他也記得一九五〇年代早期參觀過喬治・邁克里歐德在愛歐納島經營的社群，地點是在蘇格蘭海布里群島（Hebrides）的一個小島，愛歐納共同會的原則是：每天都要學習與禱告，願意為社區的利益做出經濟和情感上的犧牲，需崇信生活中必須分配時間給娛樂和家庭，也需要定期聚會，且須宣示會在國內外推動和平運動。這些信條和連恩「共體磨難」（empathetic suffering）（連恩會用「悲憫」（pathos）來形容）的概念相符，他認為社群應在理論中運作，不一定要真正落實。連恩認眞想要付諸實行的是他自認原創的理論：「瘋癲」能夠自然療癒，若能順其自然發展，不加干涉，則可明顯分辨療癒的初始、中段和末尾過程。

艾倫・伊斯特森在以色列親身體驗過民主化經營、良好規畫的基布茲式社區，從行政庶務到救護系統，都由病患自行負責所有大小事。艾倫發現這樣安穩、寬容的地方內部沒有明顯的合作結構，分辨不出醫師和病患，完全沒有一種稱作「醫生」或類似職稱的人，卻能如此運作。艾倫希望金斯利會所盡可能接近他理想中的「處所」：「提供一處寧靜的社會情境，讓人們得以在此度過個人分裂的可怕經驗。在此，除了存在一種必要的組織，足以提供溫飽（若人們需要）和安全之外，不具其他身分和階層，人們免受組織架構干擾，也不受他人暴亂的情緒影響，能夠徹底清靜。」[27]

26　舉例來說，可參照一九六五年三月十一日《新社會》中的〈反醫院〉（Anti-Hospital）。

27　此為艾倫・伊斯特森在一九九二年十一月二十八日寫給作者的信。

席德・布瑞斯金認爲「處所」要訂下特殊的基本規則，才能讓行政和財務部分順利運作。他提出的問題相當實際。事實上連恩本身已將家裡開放給有需要的人使用，安妮當然反對，但他至少已經開始實行一陣子了。一九六四年「感性聚會」的士氣非常低落，將近一整年了，大家寫信給慈善機構、到處探訪、查勘地點——皆毫無所獲，所有人都灰心喪志。

第一個「家」

在大衛慫恿之下，席德參觀了二十一號別墅，之後在一九六四年初夏時某次「感性聚會」中，便提議將他的房子做爲住宅社區使用。他在二十一號別墅見了護士長法蘭克・阿特金，也與病患同席而坐，和他們喝茶、聊天。席德那種不拘禮數又沉著的態度惹惱了某些工作人員（即便在當時，大家還是認爲與病患同坐和聊天是很奇怪的），但也因爲此舉，他被納入「弟兄」一員。到了十月，他同意將房子當作住家使用，不過有四個條件：他不願知道房客的病史、雙方須出於自願、席德完全不會把對方當成病患、房客必須尊重席德的人權。

一九六四年秋天，席德也同時在利民會擔任諮商師，他每週須工作十八小時。在第一個週末後，三位原本住在二十一號別墅的年輕男士在十月十日星期六搬進席德的房子，但席德接下來從星期一下午到星期三下午都不在。大家非常擔心席德回家後會看到的景象——

他們會毀了房子嗎？可會毫髮無傷、依舊健全？鄰居會不會報警？實際上，唯一的改變是他們把房子內部弄得像二十一號別墅一樣。他們入住第五天時，其中一個人找到一份全職工作——這是他兩年來的第一份工作——下週一就要上班，於是他們打掃房子、做飯、買了些飲料，並邀請席德和他們一起慶祝。他們三人全在兩週內找到支薪的工作，並在適當的時機離開此地，展開自己的生活。「弟兄」們從中學到很多，他們也更有信心，相信非權威性照料值得支持。實際上，席德的房子是該團體第一個「家」，從一九六四年十月使用至一九六八年九月。

協商租用金斯利會所

不過，金斯利會所不論在當地或國內外都更具聲望，衆所皆知甘地曾在一九三〇年代住過金斯利會所，不過，究竟爲何甘地偏偏選上金斯利會所？

一九六四年，金斯利會所的地點位於倫敦東端的波維斯路（Powis Road），至今仍位於該處。該年十月，裡面的住戶有支薪的管理員珍奈・雪佛（Janet Shepherd）和她的丈夫傑克，其他住戶爲醫師、緩刑犯觀護員和社工人員。金斯利會所在當時是昔日稱作睦鄰中心的地方，這類睦鄰中心在全國各地已經存在好幾個世代了。這棟房子以歷史悠遠而自豪，最初在一九二三年由喬治・威爾斯（H.G. Wells）啓用爲「倫敦第一所育幼院」，一九二八年九月，「新」金斯利會所由克聶布沃斯議員（Lord Knebworth）盛大舉行落成典禮。

最初的金斯利會所是具高度工藝與美學的建築物，地板是拋光過的頂級奧地利檜木，呈現完美光澤，還有克萊門・艾特禮（Clement Atlee）的前任勞工黨主席喬治・藍斯伯瑞（George Lansbury）捐贈的彩繪玻璃。繆莉葉・蕾絲特（Muriel Lester）在她的書《靈光乍現》（*It Occurred to Me*）中，以豐沛的情感和珍愛之情描述會所內部美輪美奐，有如畫作：

> 地上拋光的奧地利檜木地板，像要搶去窗戶射進的光，或像是地板花紋間通了電發亮似地，光可鑑人，令我想起海水退去，海邊浸濕的細沙反射著夕陽的光。精心設計的拱型窗緣、牆壁與天花板之間的弧線，加上半圓形的祭壇，似乎刻意不讓朝拜者發現這座教堂的天花板其實是平的。在這上方就是社團的房間、廚房、寢室和一座花園。

金斯利會所的外觀看起來像另作他途使用的教堂，掛有一塊藍色匾牌，向路人宣告甘地三〇年代曾居住於此。建築物內部有三層樓，第一層是用餐區，另有一張撞球桌。主要大廳內部有一個隱藏式的房間，稱作「庇護所」，原先用來收容所有類型的逃亡者，會所整體瀰漫著寧靜氣氛。

繆莉葉和桃樂絲・蕾絲特姊妹曾待過金斯利會所，她們是首批在倫敦東區發起日後稱作「兒童保育措施」活動的發起者，「金斯利會所」也是她們依自家兄弟命名的，而她們的兄弟又是依慈善家查爾斯・金斯利（Charles Kingsley）取名。繆莉葉和桃樂絲是權力最大的董事，克萊門・艾特禮因屬於基督教社會黨聯盟和任職當地的市府參事，在金斯利會所也占有一席之地；此外，金斯利會所更是應當時知名基督教社會主義提倡者席尼・羅素（Sidney Russel）號召，募捐當地經費所建立的。

在友愛兄弟協會使用這棟建築物前，須與原先的經營者協商。珍奈・雪佛的態度搖擺予盾，此外須特別說服繆莉葉・蕾絲特（她與甘地和毛澤東相識），也須徵得其他董事同意。最初連恩、席德和繆莉葉先行會面，連恩和繆莉葉一見如故，她學養兼備——這樣的人已瀕臨絕種；她向人問好的方式（可謂特別，或說怪異）是跪在地上兩手緊握，令連恩留下深刻印象。

席德必須再和席尼・羅素談過，才能將結果回報「弟兄」。當時「弟兄」已正式擬出組織運作章程，並註册爲「友愛兄弟協會」慈善機構。之後連恩和席德正式與董事們會面，兩人的「勞工階層身分」是成敗關鍵。席德來自倫敦東區中心地帶的貝斯諾格林區（Bethnal Green），因此「安全過關」；連恩則強調他的家庭是格拉斯哥勞工階級，但他當天穿上自己最好的黑色皮鞋，大家對此有所質疑，彼此的爭論險些讓協商告吹。不過連恩和席德「過關」了，他們到倫敦酒店喝上幾輪慶祝，討論立即要進行的計畫。最困難的任務已經達成了：只要意思意思付點租金，資金不須加碼就順利覓得地點。之後他們又前往愛塞克斯郡勞夫頓鎮的一棟小屋，拜訪過繆莉葉・蕾絲特後，他們就徹底獲准，得以繼續前進了。

友愛兄弟協會搬進金斯利會所

友愛兄弟協會在一九六五年六月初搬進金斯利會所，不到四週，一位專業護士瑪麗・芭妮絲（Mary Barnes）就遷入住下，當時先前的住戶尚未完全搬離，最後有四個人留下幫忙，其中兩人一直留到年底。不過，瑪麗・芭妮絲並不是爲了照料病患而來。一九六三年，瑪麗聽從塔維斯托克的兒童保育員詹姆士・羅伯森（James Robertson）的建議，和連恩在溫波街診所碰面，瑪麗向連恩展示羅伯森在她授課期間拍攝的影片，內容是關於小孩與母親分離的影響。爲了搬進「處所」，她耐心地等候一年多，同時也接受艾倫・伊斯特森治療，他的診間就在連恩溫波街二十一號診所樓上。連恩告訴瑪麗，她需要「二十四小時全天候」治療，她一入住後就發生嚴重退行，需像照顧新生兒般照料她。瑪麗遂成爲連恩核心理論的展示案例，強調極嚴重的精神病行徑有其潛在的療癒作用。出乎意料地，金斯利會所很快被視爲是擁護新左派運動的地下組織，大衛・庫柏很可能曾把這稱作「反權勢組織」——是當時稱作「反主流文化」（counter-culture）的一部分。

「弟兄」間為了如何加強「處所」的運作起了爭執，艾倫・伊斯特森主張在大廳內聘用一位醫師，類似麥斯威爾・瓊斯醫師（Maxwell Jones）在蘇格蘭格拉席爾斯（Galashiels）附近的丁列頓醫院（Dingleton Hospital）擔任的職務。連恩希望組織依循人人平等的精神，除非住在這兒的人們自然衍生出一套生活方式，否則不需加以任何規範。基本上，金斯利會所的歷史幾乎就是連恩和艾倫的衝突史。

金斯利會所的問題

金斯利會所最主要的困境是它開始實現自己的預言。會所內部「完好」的人（意指能負責任和經濟獨立的人）和不完好的人的界線變得很模糊，主要是因為金斯利會所大多數的人都不是「完好」的。大衛・庫柏開始崩潰，他當時也保不住婚姻；大家也擔心克藍西・席格快撐不住了。艾倫・伊斯特森和許多人都認為連恩就快倒下了，事實上，連恩知道自己就快要崩潰，當時他的婚姻以及和七到十三歲的孩子們的關係正瀕臨破碎。但連恩倒認為艾倫最大的問題就是他無法崩潰。

這時，這些問題人物齊聚一堂，金斯利會所也頻頻出麻煩。社會治療師瑪莉・賈薇從二十一號別墅搬來後，金斯利會所的局勢變得像洗三溫暖。

瑪麗・芭妮絲的狀況

接近一九六五年底時，瑪麗・芭妮絲開始令人憂心。她拒絕進食，大部分時間待在地下室，沒穿衣服，全身沾滿排泄物，身上蓋著一條毯子——或光溜溜的。大家擔心她可能撐不過這關，但金斯利會所才開張不久，若傳出有人死亡，友愛兄弟協會的聲譽絕對不保。瑪麗的處境讓一個問題浮上檯面，究竟這裡誰是老大？誰最能清楚冷靜地處理此事？

所有人面臨了兩難處境：瑪麗有生命危險，應要強迫餵食呢？還是在必要狀況下，她若想要離去得強制她留下？或者，該違背金斯利會所的宗旨，送她去醫院？瑪麗拒食成了「弟兄」們爭論的話題，經過一整晚激烈的討論後，大家決議派連恩和她談談，向她說明有哪些選擇。連恩讓她知道決定權在她手中，她必須決定該怎麼做。他們在她門邊留下食物，然後，在無人強迫的情況下，她吃東西了，大夥兒終於可以鬆一口氣。

始料未及的是，瑪麗的行爲變成他人的模範；她是衆人關注的焦點，不免令其他住在金斯利會所的人吃味。她這段經歷似乎突顯連恩精神分裂理論的核心主題，也因此獲得衆人關注；連恩在退行、存在意義上的死亡及重生，以及瘋癲的自我療癒過程都在她身上獲得證實，她具體呈現了連恩的想法。當初連恩告訴她需要二十四小時全天候的治療，於是她就期待每天接受二十四小時治療。不過組織裡的問題依舊懸而未決——誰該處理排泄物？

誰該與這些無止盡又極度磨人的叫囂與嘶聲尖叫為伍？誰又該每天苦勸她吃點東西？——誰該照顧她？

金斯利會所的聲勢扶搖直上

金斯利會所的聲勢扶搖直上。在此，你有時可以遇見 R. D. 連恩、艾倫・伊斯特森、大衛・庫柏，也絕對找得到瑪麗・芭妮絲——全都在同一個屋簷下。這裡沒有「病患」、沒有「醫師」、沒有白袍、沒有「精神疾病」、沒有「精神分裂症」，於是也沒有「精神分裂者」——只有一群一起生活的人。訪客變得絡繹不絕，其中也不乏名人造訪：肯尼斯・泰南（Kenneth Tynan）和大衛・梅瑟（David Mercer）都來過[28]，還有堤摩西・利瑞和史恩・康納萊。此外，也常見世界各地的精神科醫師到訪參觀，包括麥斯威爾・瓊斯醫師和極受歡迎的義大利醫師法蘭科・巴沙吉利亞（Franco Basaglia），巴沙吉利亞曾在一九六一年在義大利北部戈利齊亞（Gorizia）經營國立醫院，也曾赴蘇格蘭拜訪過麥斯威爾・瓊斯，當時是個多產且受歡迎的作家，在義大利努力不懈地促進法令改革，並在一九七三年創立民主精神醫學學會（Psychiatria Democratica）。[29]

28 譯註：肯尼斯・泰南是著名劇評家，大衛・梅瑟是劇作家。

LSD處方的使用

金斯利會所帶有革命氣息，參與的人士與概念都相當激進，強調的議題使其成爲反精神醫學的典範，代表一股範圍更廣、更強大的力量，對抗「舊有秩序」。其哲學理念是找尋一個人最純粹眞實的自我，拋開整體社會和家庭加諸的假我與既定概念。爲了更進一步「解放」，各種改變心智的藥物隨手可得，最普遍的是LSD-25，這是完全合法的。根據英國一九六四年修訂的藥物濫用法，合格的醫師可以開LSD處方給病患，當然，從開藥中就可明顯區分醫師的態度——是自由／時髦或是保守／古板的，金斯利會所中自然沒有守舊古板的傢伙。LSD的實際藥效發作時，就像精神崩潰，當事者看到的是截然不同的世界。整個進入迷幻的過程分爲前段、中段與後段，感覺類似宗教醒覺，有如「與世界合而爲一」，也常有人見到一道眞實不滅的光。

連恩的用藥態度與看法

雖然能夠取得LSD，但連恩的用藥態度比許多支持或了解藥效的人更具責任感。[30]他堅信應該要在旁「主動陪伴」，意思是指隨時要有熟悉藥效的人在場，以防有人「興奮過頭」。但不論過去或現在，自溺與自知之間僅有一線之隔，不過通常連恩會對外保留他對藥物和使用藥物的看法，只與最親近的朋友和同事分享。在金斯利會所出沒的人如果夠幸運，連恩會私下分享更多他的看法，解釋「意識覺醒」及內在經驗如何運作。當時BBC電視台主任的兒子詹姆士・格林恩（James Greene）說動連恩接受「愛之節藥物出版社」（Loveday Drugs Books）訪問，談論藥物議題。這段訪問很長，最終並未修潤，也未出版，連恩在訪問中大讚麥角酸、麥斯卡林、魔幻菇和哈吸什（hashish），也談到他最初如何思考在治療中使用藥物：

> 就我記憶所及，我約十五年前就對麥角酸和麥斯卡林產生興趣，當時這兩種藥物剛出現不久。嗯，主要是因為它們似乎能引起極不尋常的意識狀態，還有，人們認為它們讓人進入精神病狀態，能讓人經歷與精神分裂相同或非常類似的過程，而我對社會如何看待瘋癲一事很感興趣，很好奇這種狀態和人們的生命，尤其是我的生命，有什麼關聯？不過，

29 美國精神科醫師羅倫・莫雪（Loren Mosher），也是馬里蘭・貝瑟達的成癮、受害者和精神衛生服務部門的副所長，曾在金斯利會所待過一陣子。他除了在美國自己創立「金斯利會所式」社區，也與羅倫佐・伯提醫師（Lorenzo Burti）合著《社區健康照護：原理與實務》（*Community Health Care: Principles and Practice*），書中詳述法蘭科・巴沙吉利亞與其同事的成果。

30 連恩甚至曾針對大麻的爭議，向英國內政部提出證據。雖非鉅細靡遺，但他的貢獻大致記錄在《大麻：顧問團體針對依賴藥物的報告書》（*Cannabis: Report by the Advisory Committee on Drug Dependence*）（英國皇家出版局HMSO，一九六八）

六年前我才開始服藥，之前都未嘗試。我第一次服用LSD時，是因為有個人神祕兮兮地說這種藥會讓我變得像發瘋一樣，我服了藥，心裡有點忐忑不安，不過這個初次經驗實在令人難忘，同時，這感覺也極度熟悉，我原有的感覺都變得短暫、陌生且遙遠，被一種更根本、更原始的感覺取代，就像我變成一個很小的小孩，回到很久很久以前，回到我適應這個社會現實之前的狀態，我已經脫離這種狀態很久了。這在各方面都令人感到驚奇，幾乎所有人都有同感，服藥後，你會同時感受到多種不同層次的事物，並將之連結起來，但在正常的意識狀態下，你對身邊發生的種種僅能匆匆掠過而已。你也會覺得可以穿越時空，彷彿過去的時光一點也不遙遠，而是與當下經驗同時存在，可以從一個階段穿梭到另一個階段，不論是任何隱蔽的角落或隙縫，都可輕易通往開闊的一端……諸如此類。我必須要重申，我經歷的這一切是其他人早已經歷過的，有人會將這個經驗描述得天花亂墜，但對任何人而言，這的確是極其非凡的體驗。

金斯利會所的生活

一九六五年間，金斯利會所變成倫敦的「時髦」場所——是左派分子、激進人士、詩人、哲學家與所有統稱「藝術家」的人的棲身之處。自覺和發現自我是共同目標，在此有種不成文的壓力，人們必須要展現創意，必須以不受約束的方式表達自己，藉此尋找眞正的自我。馬汀‧布伯（Martin Buber）的《我與汝》（*I and Thou*）和果代克（Groddeck）的《本我之書》（*Book of the It*）蔚爲流行，即便連恩、艾倫和大衛‧庫柏在這裡安排一些知性課程，很多人還是玩得很盡興，此外，金斯利會所鼓勵所有人盡情繪畫、詩作、唱歌、跳舞（尤其是席德‧布瑞斯金發起的印度舞），最重要的是——「讓自己解放」。

金斯利會所的名聲引發一些問題，當有陌生人在身邊時，自然會瀰漫一股猜忌的氣氛，大家都清楚知道，那些「老古板」可以找到一百零一個理由關閉這裡，不過人潮還是不斷，到了一九六五年十一月，連恩認爲每週約有上百人走進金斯利會所。

晚餐時間是金斯利會所一天「正常」生活中的高潮，連恩會坐在一張大木頭桌後發號施令，用即席的講課、黃色笑話、軍中忤逆上級的故事、醫學系的鬼故事、智慧和開悟之語、對社會秩序與精神分析理論的評論來主導整個活動。伊安‧史保林（Ian Spurling）曾在金斯利會所最輝煌的時期待過（他先前住在艾普森〔Epsom〕的霍頓醫院〔Horton Hospital〕，日後是獲獎的服裝設計師，設計的服裝深獲已故的肯尼斯‧麥克米蘭爵士〔Sir Kenneth MacMillian〕與已故的流行歌手弗萊迪‧摩克瑞〔Freddie Mercury〕喜愛），伊安最著名的是他那隻白鴿，他深情地爲她取名爲「啄喙女士」（Madam Coup-de-Bec），她陪著他走遍各個精神病院以及其他地方，是他多年來最親密的夥伴。他住進金斯利會所的第一晚，金斯利會所的貓就試圖吃掉他的「女士」——還差點成功了，這齣鬧劇延續到鄰近醫院，他們說服醫師爲鳥兒急救。經過徹夜守候和祈禱，「女士」保住性命，她在一夜之間就成了金斯利會所的奇蹟。伊安・史保林有時會發揮他的創意，在網上裝飾各式各樣的物品，懸掛在餐桌上方，這些作品再加上瑪麗・芭妮絲的壁畫，點上微弱的燭光，讓連恩和其他人在享用食物、美酒或特殊場合才有的肉塊時，營造出一種近乎神祕的景象。

連恩的雙重生活

對住在金斯利會所的人來說，那兒是世上最重要的地方，不過，對連恩而言，在他日趨複雜的生活中，那兒只是生活的一部分而已。當金斯利會所的運作完全上軌道時（一九六五年七月），連恩的名字已與衆多領域相關，廣泛得令人難以置信。《分裂的自我》發行近五年後開始有廣大的讀者群，於是，除了金斯利會所，連恩還與精神分析、存在主義和現象學扯上關係，R. D. 連恩這個名字也與激進心理治療與新左派畫上等號。

《正常、瘋癲與家庭》則讓連恩與精神分裂和家庭接軌，《理性與暴力》的讀者雖不如其他著作多，但他的觸角藉此延伸至大衛・庫柏和沙特的作品。對金斯利會所中頭腦較爲清楚的人來說，連恩在外的地位顯得有種奇怪的矛盾，在這棟屋裡，連恩是革命性的話題人物、會發動世界性的革命、是所有辯證的源頭；但在屋外，他繼續發展 R. D. 連恩的身分，他參與講座、發表報告、研討會、在電視與廣播節目中出現——這些是連恩生活中不可或缺的。無可避免地，克藍西・席格等一票人將這種雙重生活視爲衝突、虛僞和背叛。但就另一方面來說，身爲一個專業醫師、精神科醫師和精神分析師，連恩的確還有許多話想說；但他人認爲連恩這麼涉入腐敗的資本主義體系，會讓世界既有規則繼續下去，而他拒絕接受這些指控。在連恩眼中，他們那樣畫地自限簡直是天眞的笑話。

但事後大致回顧連恩一九六五一整年的行程，他確實以個人身分參加了大量活動，活動主題廣泛得令人咋舌：

一／二月——上聯合轉播電視台的「探險者」節目，赴倫敦政治經濟學院主講「現代家庭的馬克斯理論」，緊接著隔天到德比郡史旺史威克（Swanswick）參加社會調查研究研討會，主題是「家庭與個人」。

三月——於心理治療師協會的研討會中發表論文〈治療門診精神分裂病患的問題〉，隔天上 BBC 的節目「Syanon」，同月又至布里斯托大學（Bristol University）主講心理治療課程。

四月——赴基爾大學（Keele University）講授「心理學的眞實功能」。

五／六月[31]——在「開放之道」演講「失去與重拾時間」；受田野家庭工作者贊助赴荷蘭參加爲期七天的聯合國會議，期間主講「家庭與個人結構」[32]和「神祕化、困惑與衝突」。於英國皇家科學院（The Royal Society）講授「人類異常行爲中的儀式化」。

六／七月——於塔維斯托克人際關係研究所進行三天研討會，討論家庭動力學；赴倫敦政治經濟學院講授「內在經驗研究」，前往愛丁堡大衛森診所暑期學校講三堂課，主題是「家庭」。

十月——於塔維斯托克人際關係研究所的科學會議上，講授人際知覺。

十一月——在心身研究學會（The Society for Psychosomatic Research）的研討會中，講授「無效在人際關係中扮演的各種壓力」（Invalidation as a stress variable in interpersonal relations）；於劍橋大學心理社授課，講題是「經驗的權力關係」；上葛蘭納達電視台的節目「六點半場景」。

連恩的聲勢上漲

對連恩來說，他可不是一朝一夕就成名的。

一九六五年七月起，連恩的聲勢開始自行成長，金斯利會所僅是其中一環而已。瑪芮安・瑪桂德（Marion Magrid）在六月號《君子》雜誌中寫了一篇〈流行之死〉（The Death of Hip），瑪芮安探訪巴黎、阿姆斯特丹、東柏林和哥本哈根的「流行酒館」後，赴美之前先回倫敦「探訪」R. D. 連恩。這篇文章不僅報導當下最新、最刺激的事物，更罕見、深入地描繪溫波街二十一號和大衆在一九六五上半年對R. D. 連恩的觀感，文章也在一九六〇年代引起一股「探索靈魂」的風潮。這是一篇長篇報導，毫無疑問地，更進一步把 R. D. 連恩塑造成新浪潮的精神分析師。

連恩的第一段婚姻破裂

一九六六年間，另一則故事進入高潮，隨著連恩聲名大噪，他和安妮的關係也走到了終點。雖然連恩在一九六三年彼此關係破裂之後，曾努力修補一切，但到了一九六五年春末，連恩又隨心所欲地在各處居住。他在格蘭村路二十三號有個家，溫波街的診所也有個房間，還有金斯利會所、席德的房子（若有需要的話），以及位於伯爵巷的寬敞公寓，那是他年輕的德國女友茱妲・維娜（Jutta Werner）的住處，他們在一九六五年三月透過堤摩西・利瑞的同事羅夫・梅茲納（Ralph Mezner）相識。連恩的私生活如此混亂，事業居然

31 一九六五年五至六月間，連恩某週末至牛津參加艾力克斯・特洛齊（Alex Trocchi）的「S」（Sigma）計畫，在傑夫・納特爾（Jeff Nuttall）的《炸彈文化》（*Bomb Culture*，一九七〇）中有詳細紀錄。

32 刊登於《家庭的困境》（*The Predicament of the Family*），彼德・羅馬斯（Peter Lomas）主編（一九六七）。

仍能一飛沖天，實在了不起。總之，安妮受夠了，連恩很少在家，只要他一露臉，兩人馬上會爆發激烈口角，他愈少在家，回家的氣氛就愈不愉快。安妮決定不再忍受連恩的生活方式，一九六六年春天，她帶五個孩子到法國南境的拉古哈（La Gourra）展開新生活，前一年夏天他們全家，包括連恩，曾來此度假。

然而安妮想像的夢幻生活很快就成了噩夢，他們漸漸沒錢度日、沒有學校肯讓孩子入學、沒有親友、什麼都沒有。連恩前來拚命挽回，但無功而返。這一家子長期努力地「融入當地」，但終究還是撐不過，法國政府給安妮足夠的資金帶一家人返回英國。

安妮的父母住在德文郡（Devon），一家子有可能會在那兒生活。不過，對安妮德高望重的父母來說，他們實在無法忍受五個不守規矩的孩子且父親不在身旁的情況。於是，這一家子就折回倫敦，看看數個月前的生活還留下什麼。

格蘭村路變得極度荒涼，無法阻擋地面冒出的潮溼水氣，建築物讓人有廢棄、冷冰冰的感覺，先前的一切不復存在，連恩也毫不幫助安妮回到過去生活。安妮在某個星期天午餐時間帶我們到金斯利會所逛逛，我們見到的不是那個老連恩，而是有名的 R. D. 連恩，他已和茱妲成了一對，不過茱妲當時假裝是喬・柏克的女友。我們不可能再上昂貴的私立學校了，那些女孩們上艾妲佛絲特戲劇學校、保羅和我上康利校舍（Comrie House）小學的日子已經遠去。連恩已經找到其他女人，安妮絕不可能再繼續忍受這種嚴重羞辱，連恩的「第一任家庭」該離開了，這次是永遠離開。

安妮把行李裝進車裡，我們向格蘭村路道別，希望永遠別再回到這個地方。安妮要我們表決該往哪去，我們一致大喊「蘇格蘭！」後，接著離開。當時是一九六六年九月，連恩在兩年後到格拉斯哥探望我們，但那時我已經忘了他長什麼模樣。

「美國人大舉入侵」

連恩在一九六五年十二月正式搬進金斯利會所，一年後，他與茱姐搬到倫敦西北區巴爾賽斯公園路六十五A號一間四房公寓，兩人在這裡住了將近十年。金斯利會所一直在變，端看是誰住在裡面和誰握有大權。所有人都記得連恩住下的那一年，當時就各方面而言都是金斯利會所最輝煌的時期。那時「工作人員」不足，不過並不是因爲該處不採「工作人員」制。不過，這個問題很快就被大批從紐約來的新血彌補了——日後這被稱爲「美國人大舉入侵」。

一九六五年九月初，歡樂城堡號（El Castillo Feliz）自曼哈頓起航，船上是一群精力旺盛、瘋狂（意指任性、狂放不羈）的美國人，他們正前往現代世界的中心——「搖擺六〇年代」的倫敦，航向嶄新、未知的生活。喬瑟夫・柏克醫師也在船上——他二十六歲，畢業於布魯克林區的愛因斯坦醫學院，喬瑟夫在兩年前就認識連恩，曾待過麥斯威爾・瓊斯經營的丁列頓醫院，也曾幫連恩進行過「正常」家庭的研究。當時同行的還有喬瑟夫的朋友——年輕詩人約翰・齊斯（John Keys）以及他的女友海倫，另外，來自紐約東村的凱文・荷恩頓（Kevin Hernton）一時興起就加入這趟旅程，他是個非常迷人、溫文儒雅的美國黑人，因著有《性與種族歧視》（*Sex and Racism*）而成名。這些人突然在一九六五年九月十八日晚上來到金斯利會所，在金斯利會所的歷史紀錄中，這是相當重要的一晚，連恩當時正處於絕佳狀態。不過，局勢變了，當晚席德・布瑞斯金淚灑金斯利會所，因為他知道金斯利會所會就此改變。

喬瑟夫・柏克接手照顧瑪麗・芭妮絲

被暱稱為喬的喬瑟夫・柏克早在兩年前就知道，連恩這個革命分子會創立一個革命處所。對喬來說，這是一生難得的機會，這個機會就在金斯利會所、一九六〇年代的倫敦以及 R. D. 連恩身邊。喬搬進金斯利會所時，內部多少已經起了變化；當時艾倫據理力爭，希望金斯利會所能運作得更有制度，但他完全不敵連恩的號召力；大衛・庫柏也變得愈來愈疏遠沉默了。很顯然地，瑪麗會留下來，他們也答應給她二十四小時全天候的照顧。在這種情況下，喬和瑪麗發展出一段關係，成為金斯利會所一段不朽的佳話。他們倆在日後將這則故事寫成《瑪麗・芭妮絲——走過瘋癲的兩段紀述》（*Mary Barnes- Two Accounts of a Journey through Madness*）出版，日後被大衛・艾德嘉（David Edgar）改編成舞台劇。

連恩有許多事該感謝喬，不過，喬和瑪麗開始發展關係後，他和連恩以及友愛兄弟協會的關係也開始走向終點。連恩認爲對瑪麗這樣的人而言，喬是理想人選，但他也認爲自己將瑪麗送入喬的手中是種手段，此事開始成爲「弟兄」們的「痛處」；他常說瑪麗是「喬的馬刺」，刺激喬不斷進步。喬雖說是年輕後輩，他毫無疑問地在早期非常敬重連恩，不過隨著時間，他逐漸發現連恩面對「病患」有嚴重的缺陷。連恩能鼓舞人心，讓人覺得自己看見光明，他的革命理想激發人們思考——但就到此爲止，連恩接著就進行他另外的活動，人們被留在原處，失去方向和依靠。喬比其他人更照顧瑪麗，是他忍受她的種種要求、排泄物的臭味和耗盡體力的肢體衝突。

連恩與喬分道揚鑣

連恩絲毫沒料到，當他的知名度下滑時，號召力也跟著銳減。第一次聽連恩的「那套東西」很棒、相當振奮人心，但多聽幾次就顯得老掉牙、淪於自我耽溺。只有死忠派會在六〇與七〇年代一路追隨連恩，但跟著連恩，就意味著要尾隨他人的夢想和企圖心，因此連恩和喬最後很自然地分道揚鑣，就像時候到了孩子自然會離家。很不幸地，在連恩信奉的哲學裡，意見相左就是背叛，但旁人要能忍受這些，可需要有如愛一般的奉獻，可是連恩和喬的關係還不到那種程度。不過，連恩和喬是在好幾年後才漸漸各走各路。在一九六六年到一九六九年那個階段，金斯利會所一直忠於自我，繼續冒著風險前進。

正式向醫界宣戰

在一九六〇年代中期，艾倫‧伊斯特森、連恩和大衛‧庫柏是友愛兄弟協會三大領導人。在協會中，他們三人擁有專業醫師資格，他們不論對外或私底下都掌管新進人員事務。二十一號別墅在臨床上有無數的寶貴經驗可供友愛兄弟協會參考，不過，當外界的爭論愈來愈白熱化時，三人開始注意並認真聆聽弟兄們的意見，決定該打出王牌了。為了此事，連恩、大衛和艾倫合寫一篇〈對住院精神分裂者施予家庭導向治療的結果〉[33]——這是三人唯一合作的作品。此篇文章明顯地是針對來自「體制」的諸多評論回應，這些評論認為連恩、艾倫和大衛的觀點和著作（尤其是《正常、瘋癲與家庭》）過於尖銳、主觀，整體來說不符醫學界重視的臨床規則。三人在文章結尾寫道：

二十位男精神分裂病患與二十二位女病患，於兩所醫院中接受結合家庭與環境治療，同時減少服用鎮定劑，治療期間完全不施加個別心理治療、電療或腦葉切除術。所有病患都在一年之內出院，平均治療時間為三個月。百分之十七的病患出院後一年又重新入院，其他百分之七十的病患皆能適應社會生活，並賺取生活所需費用，至少持續一年之久。這些是首度發表的研究成果，過往完全沒有精神分裂者完全只接受家庭與環境治療的研究，這些病患至少給了我們可靠的證據，讓我們懷有信心，大幅修正絕大多數精神病醫療機構為精神分裂者與其家庭採行的治療策略。這些修正其實與英國目前社會精神醫學的發展如出一轍。

這篇文章引起兩極化的迴響，莫里斯・卡斯戴爾斯教授（Morris Carstairs，他本身是個閉門造車的大師）在同一期刊物中寫了文章反駁，並繼續在一九六六年一月號《英國醫學期刊》的來信欄中激辯。不過，連恩等人已表明立場——正式向醫界宣戰。此時似乎沒什麼能阻擋他們——對他們來說，大戰就要開始。「體制」正在節節敗退，大眾對於他們的「訴求」支持聲浪漸漲，態度也日趨穩固，還需多久才是發動這場社會革命的絕佳時機？

33 刊登於一九六五年十二月號《英國醫學期刊》（*British Medical Journal*）。

〔第十二章〕一九六六年的一切

一九六六年末，連恩的生活分成好幾頭進行。在治療性社區方面，共有三個住所正式運作：金斯利會所、格蘭村路和席德・布瑞斯金的房子——全做為住宿社區。金斯利會所收有二十位流動住戶，擠在約十四人用的空間。這三處都在「體系」外運作，皆未向當地的主管機關註册，運作方式異於傳統，且沒有任何營收。事實上，大家常忘了「治療師」們並未領薪，這一切都靠連恩的號召力，否則這種運作方式根本不可能持續多久。不過，人們爲了要成爲友愛兄弟協會的一份子，都願意無私奉獻，靠接濟度日算不了什麼。

連恩的個人聲望與日俱增，《人際知覺》是他一九六六年唯一出版的書，雖然不可能像《分裂的自我》和《正常、瘋癲和家庭》般吸引廣大讀者群，不過他是靠這本書被大衆視爲「新浪潮」精神分析師。然而，在連恩心中，藥物是他該趁一九六六年拓展的領域，尤其是LSD、哈希什和麥斯卡林。

迷幻藥

連恩那些不論是藉合法或其他管道取得的藥物，在一九六〇至一九六七年間大幅增加，而他個人的使用量也明顯在一九六五和一九六六年間成長，當時他住在金斯利會所。那時連恩共遇上三位自命爲改變心靈藥物的領導人——堤摩西・利瑞、羅夫・梅茲納和理查・艾爾佩特（Richard Alpert，他日後改用佛教身分「朗・達斯」〔Ram Dass〕），他們彼此接觸的契機是連恩在一九六四年末與利瑞相識，加上三人在該年成功地將《西藏度亡經》（*The Tibetan Book of the Dead*）改編爲《迷幻經驗》在美出版。這三人毫不避諱地支持使用LSD，並發行了一份期刊《迷幻藥評論》，希望能在「迷幻藥文化」中取得優勢。舉例來說，在《迷幻經驗》的導論中，可見到這幾個「大人物」強調：

> 這種死亡經驗和重生儀式的祕密之鑰傳承了二千五百多年——就是拓展意識的經驗。吠陀的聖人通曉這個祕密、古希臘愛流西斯的創始者也明白，密宗亦了解。在其祕傳的文獻中，暗藏著訊息：有可能切斷自我意識、追上光速的神經傳導過程，藉此通達融入我們每一個細胞核之中的那份浩瀚遠古知識寶藏。

雖然連恩對藥物的態度要來得謹慎、負責得多，但他和利瑞的想法有諸多共識，尤其是兩人都認爲某些迷幻藥能打開人類心房。

參加心理衛生國家協會年度會議

一九六六年二月的最後一週，連恩參加心理衛生國家協會的年度會議，在西敏寺教會舉行。會議邀請各方菁英前來討論「問題的核心」，主要參與者爲國會議員巴尼爾（Lord Balniel，國會主席）、喬治・古博爵士（George Godber，國家衛生部醫療主席，巴茲騎士指揮官、醫學博士、英國皇家內科醫師學會會員、公共衛生博士）、伊福林・羅斯柴德爵士（Evelyn de Rothschild）、席格議員（Segal，文學碩士、外科醫師、倫敦皇家醫師學院院士），以及 R. D. 連恩（醫學學士、外科醫學士、兒科醫學博士、塔維斯托克人際關係研究所「精神分裂與家庭研究小組」首席研究員、精神醫學研究基金會會員）。這個會議爲期兩天，比較類似討論各種社會福利的高級會議，第一天討論老人疾病及智能不足，第二天的主題是精神分裂症。

很諷刺地，連恩日益增加的追隨者中，有人認爲連恩參加「體制活動」與他的大膽言論和激進理念不符，他似乎成了他所反抗的體系中的一份子。但連恩沒那麼單純，他雖表現得像個激進分子，可是他發現在形式與儀式之中，其實有些部分非常有趣，尤其是做得妥當且方向正確的時候。不過這次會議的程序繁雜，精神分裂是第二天的議題，會議開始前還在西敏寺天主教堂爲會議出席人員舉行彌撒，接著在教會的禮拜堂舉行禮拜。

第二天會議是連恩的重頭戲，當天的主席是伊福林・羅斯柴德，專題討論小組還包括愛丁堡大學精神醫學系的資深講師辛席斯（J.R. Smythies），以及伊麗莎白・荀伯格（Elizabeth Shoenberg），她在艾塞克斯郡克萊布瑞醫院（Claybury Hospital）擔任顧問精神科醫師。

體制化的世界總有辦法引出連恩最糟糕的一面，他彷彿認爲，若表現出社會可接受的行爲，就是背叛了眞實的自我。的確，在他身上有一種反抗的模式，最早出現在大學時期演講「健康與社會」的時候，他在演講中當著他的指導教授講出「社會感染了梅毒」。有時他的反叛會成功，有時則否，在這次會議中，他便無法忍住不去挑戰，盡可能打碎所有他感覺到的細微、有次序、有教養的、受道德禁制、僞裝溫和的專制主義心態；就像塔維斯托克的同僚們觀察到的，連恩唾棄的不是中產階級，而是中產階級心態。

本著這種精神，連恩在會議中做了個令人印象深刻的即席迷你演講。他沒用詳盡的個案研究帶出一堆支持的數據，反而認爲最好藉這二十分鐘告訴大家LSD和麥斯卡林在治療上的優點、闡明精神分裂症並不存在、強調在企圖治療他人之前必須先治癒自己，以及精神分裂「依舊是我們時代最大的挑戰和醜聞」。他甚至在這個激昂的演說中說到：

某人在某情況下進行一次LSD或麥斯卡林療程，可能會引發類似精神病的經驗；另一個人在另一種情況下接受療程，意識可能會全盤正常……這種治療的目的是在激發意識經驗而非消除它。若要用藥，會優先選擇開拓意識的藥物，而非抑制意識的藥物——會選精神強化劑（psychic energisers），而非鎮定劑。

在體制世界中的連恩

看起來連恩雖逐漸意識到自己該做出選擇——但他也愈來愈不願意選擇。他必須表明自己既非「反體制」、「反傳統文化」，但也不支持體制和傳統。但他的心其實向著兩邊；他出自格拉斯哥的好學校，之後又就讀聲望良好的格拉斯哥大學，他已是個成功的作家、英國皇家精神科醫學院的一員、經過訓練且合格的執業精神分析師。不過他因拒絕留在塔維斯托克診療中心擔任顧問精神科醫師，已經自斷了與體制的聯繫。

連恩另一條通往體制世界的路似乎包羅萬象——他掌管好幾個住所，是各方演講或電視節目的寵兒，上溫波街看診的病患絡繹不絕，他的書相當暢銷，此外——也是最重要的——社會上的改革風氣已塑造出一種氣氛，大眾相當重視連恩的發言。他的時代來臨，心靈大師 **R. D.** 連恩來了。

連恩的許多著作在大多數人熟睡時寫成，約是半夜到凌晨五點之間。在這「一大清早、僅僅幾個鐘頭」裡，連恩能有靈感和精力寫下他個人的想法，有些日後會成爲演講的一部分，有的會變成文章。有一篇從未曝光的短文點出連恩的作品漸漸具有影響力。他已公開表述他對迷幻藥的觀點，引起強烈迴響，人們想要更了解神祕主義、了解他們眞實的自我和生命眞諦，連恩私下把人們這種探索的舉動歸爲「失物招領」，一九六六年初他住在金斯利會所時，曾在日記中寫下一段話，彷彿在進一步定義和磨練成爲心靈大師：

> 你永遠找不到你在追求的東西，因為你自身就是你追求的目標。既然你失去的東西就是自己——不然還會有誰——你努力找尋的那個自己，就是那個在找尋自己的你，其實就是在找尋你。所以，既然你從未失去自己，你也無從找回你。

接著還有另一種說法：

> 你想要找回的自己，就是那個想要找回自己的你，所以你永遠無法找回你自己，因為你從未失去自己，因為你失去的那個自己，就是失去自己的那個你。

雖然連恩的思想中這種心靈元素漸漸增加，但在現實世界中，他還是猶如駕著多頭馬車。他尚未完全脫離體制，只要有必要，他會在正式場合中演講。舉例來說，一九六六年三月他應倫敦大學心理社之邀，在學生研討會上講課，主題定為「心理治療的功能與本質」。同年七月，在艾德華國王醫院基金會的病房護士職員學院演講「研究精神分裂症」；接著又在倫敦教育學院的「私人關係」研討會上發表「成年學生的私人問題」。他甚至應朱利安・赫胥黎爵士之邀，赴倫敦皇家學會（Royal Society of London）主講「儀式化與異常行為」。不過在一九六六年，連恩大幅增加與藥物相關的主題，一月份他向白廳倫敦醫院的精神醫學部門演講「哈希什、麥斯卡林與LSD的現象學」。根據紀錄，連恩六月在現代藝術學院講述「LSD經驗」。不論在各方面幾乎都可以確定，連恩本身在一九六六年服了許多藥物，當時他住在金斯利會所（在此神智不清是被視為自我覺醒過程的一環），經濟上享有自由，再加上將服用LSD視為「工作」的一環，這樣的生活給了連恩機會合理相信自己的世界是某種神聖力量的中心。

連恩與艾倫決裂

不過，其他人不見得有同感。艾倫・伊斯特森失去耐性了，艾倫此時認為金斯利會所是場災難，他和連恩之間醞釀多年的問題終於逐漸浮上檯面。

他們倆決裂的方式令人嘆為觀止，一九六六年結束前，某晚在當時經營格蘭村路的班・邱吉爾家，連恩決定「給艾倫顏色瞧瞧」，除非艾倫「信奉耶穌基督」，否則兩人的友情到此爲止。艾倫認爲這是厚顏無恥的要求。連恩要艾倫站起來，艾倫早已習慣各種奇怪的要求，便在連恩面前站起身。連恩非常謹愼地脫去艾倫的眼鏡，艾倫心想，連恩總算意識到他們倆之間的嫌隙了。連恩一樣小心翼翼地將眼鏡放在桌上，隨即迅雷不及掩耳地重重朝艾倫的下巴揮了一拳。他們倆多年來等的就是這一刻，兩人在房裡扭打起來，最後兩人分開攤倒在地，大笑不止。不過，艾倫認爲這件事或多或少象徵了兩人友誼的終點，之後，一切都不太一樣了。

克藍西・席格離開金斯利會所

艾倫不是唯一對連恩和金斯利會所幻滅的人，克藍西・席格在他那本荒謬的書《內在場域》中杜撰一段故事，讓他和連恩、金斯利會所、友愛兄弟協會，特別是和「弟兄」們迅速決裂。

某晚在金斯利會所中，「弟兄」們從克藍西的行徑判斷，擔心他似乎有輕生念頭。當晚克藍西溜出金斯利會所，回到位於貝斯瓦特的公寓，「弟兄」們跟著他（有連恩、喬・柏克、艾倫・伊斯特森、大衛・庫柏和雷蒙・布萊克），就在克藍西正要開門時，大夥上前撲倒他，接著就是一陣激烈扭打，克藍西被猛揍了好幾拳，艾倫準確地在克藍西的大腿上注射高劑量鎭定劑。雖然多數人的看法是，當晚若不這麼做，「克藍西弟兄」可能會走上絕路；但克藍西本人可不這麼想。對他來說，金斯利會所的原則就是讓人們自然走過瘋癲，不強加任何干預；於是他深深覺得遭到背叛，在給作者的信中，他毫不保留地聲明，直至今日他都相信連恩一行人「要殺了我，而且險些就成功了。」當時他乖乖待上兩天後（那晚他又被抓回金斯利會所）匆匆逃離，從此不再回到金斯利會所，即使連恩求他也沒用。

克藍西這本有關金斯利會所的書，在英國直到二〇〇五年才由 Pomona Books 出版，部分是因爲連恩從中阻撓。書中將金斯利會所描述成由瘋狂的蘇格蘭醫師（威利・萊斯特醫師〔Willie Last〕）和他的狐群狗黨所控制的「冥想莊園」，連恩認爲這種說法太重了，覺得克藍西不了解「弟兄」們是基於關愛才打破規定，並不是出於惡意。但連恩相信克藍西終會理解——或許看在往日的情分上，他甚至可能會再來場迷幻體驗。不過，雙方心中的芥蒂持續了好幾年都未解決，晚至一九八九年連恩仍積極阻撓《內在場域》在英國出版，而那晚在場的人心中仍惦記著當年「克藍西插曲」的是是非非。但對克藍西公平一點，若連恩眞的看過那本書，人們或許會比較願意同情他一點，因爲在一九八九年六月，連恩過世幾週前寫給喬・柏克的信中曾提到：「自由聯想出版社（Free Association Press）寫信告訴我席格的書，我說我必須請教醫療辯護工會（Medical Defense Union），書我還沒讀，但我聽說內容非常惡毒。」

金斯利會所的正面形象

對外界來說，金斯利會所持續象徵一種大膽實驗，呈現對精神分裂症的新看法，先前不僅有二十一號別墅的經驗，這裡更提出瑪麗・芭妮絲這個精采案例。一九六六年十月四日，英國《衛報》記者茹絲・阿蓓爾（Ruth Abel）將金斯利會所描寫成一幅夢幻景象，她和席德・布瑞斯金聊過，她的報導向心態開放的讀者們介紹金斯利會所的每日運作、歷史，她更舉「喬治」爲例，喬治初到金斯利會所時完全不開口說話，現在不僅能說，還能參加唱歌和跳舞，藉此說明此處的療效。

這是金斯利會所光鮮亮麗的一面。不過，除非不得已，一個企業不會將自己的漏洞告知董事會股東，金斯利會所亦然——這個社群小心翼翼地維持其激進態度和順利運作。對此，連恩有太多要感謝席德・布瑞斯金了。

連恩參加社會與精神病研討會

連恩的美國人脈也派上用場。一九六二年連恩認識高大的美國精神科醫師羅斯・史貝克，他寫信邀請連恩參加一九六六年十月十四至十五日在費城貝福史特拉福飯店（Belvue Stratford Hotel）的研討會，贊助單位是哈尼曼醫學院（Hahnemann Medical College）。在連恩參加過的研討會中，這場研討會帶來很大影響。就羅斯・史貝克來看，這場「社會與精神病」研討會，催生了連恩、大衛・庫柏、喬・柏克和里昂・瑞德勒在隔年舉辦的圓廳（Round House）會議。（喬・柏克並不同意這個說法，他指出一九六七年的圓廳會議早在一九六六年夏季開始籌備了。）美國重量級知識分子中的菁英們——大家會概稱他們爲「社區／環境／家庭互動專家」——前來參加會議，包括：裘勒士・亨利（Jules Henry）、貴格瑞・貝特森、莫瑞・鮑溫及羅斯・史貝克。納森・阿克曼和厄文・高夫曼原先答應要參加，但最後一刻因家庭事務取消。

連恩和這些人有許多共同點。裘勒士・亨利提倡在他的著作《文化對抗人類》（*Culture against Man*）提出「羞慚」理論；貴格瑞・貝特森早因雙重束縛理論聞名，一九六五年他在著作中提出這個理論後，這個理論便以各種形式流傳，逐漸廣受接納。羅斯・史貝克在美國精神醫學界闖出名號，某部分是因他以家庭網絡治療精神分裂症，此種模式必須盡可能把精神分裂者身邊相關的人聚集起來，每當羅斯將親戚和朋友聚集起來，就會出現一些狀況解除患者危機。莫瑞・鮑溫相信要理解人們如何解離成精神分裂狀態，必須從家庭歷史背景著手——不只調查當前的家庭，更需包含先前數代，能追溯得愈久遠，個人的行爲背景就愈完備。舉例來說，莫瑞堅持要成爲家庭治療師的人，必須先積極調查自己的家庭歷史，至少要追溯三代。

這些人在各自的專業領域中都是先驅者，連恩在此如魚得水、表現得宜。他打算分享一、兩項關於「社會與精神病」的想法，演講於上午九時三十分舉行，講稿並未出版，相形之下，在座的同伴們顯得像拘謹的保守派：

首先，我要說包括成熟的性功能運作在內的「正常調適」，是一種社會化的腦葉切除，若未成功，就透過治療進行腦葉切除，若這無效，就會試著以化學方式進行腦葉切除，若一切都失敗，就會施行真正生理上的腦葉切除。中產階級社會沒一槍斃了孩子們，改而對孩子們施行腦葉切除。精神分裂者可視為其社會腦葉切除並未成功，於是，就必須對這些異常者施加更激烈、更特殊的手段。我們可以射殺他人，但卻對自己施行腦葉切除，我們一定是早在合理化人類深陷的衝突之前，並遠在相信我們的形象是上帝給這個世界的禮物之前，就已經這麼做了，以致這世上的居民以一種半飢餓的狀態存活。我們於是必須消除早年經驗，最後就像裘勒士・亨利觀察到的，我們必須長年培養一種錯誤意識的神態，以習於自身的欺瞞。只要你們做到這點，那就意味著你有個好的自我，然後你就進入這場遊戲之中！

會議結束後，貴格瑞・貝特森告訴連恩，連恩的內容比他「深入百分之十」（就整體知性詞彙而言）——不只連恩，羅斯・史貝克也記得這席話。此時，連恩在美國的名聲不僅未減，甚至還上揚了。不久後，又有下一次的美國之行——主要應紐約威廉・艾藍生・懷特研究學院（William Alanson White Institute）邀請發表系列講座。

連恩回到倫敦後，立即在金斯利會所講課，講題是「精神病、財產與社會」，內容是分享他這趟神奇的美國之旅。（貴格瑞・貝特森現在轉爲研究海豚的溝通方式。）不久後，他就開始籌備一九六七年的重要活動——自由解放辯證大會（The Congress of the Dialectics of Liberation）。

連恩淡出金斯利會所

一九六六年底，連恩已對金斯利會所感到厭煩，他自一九六五年後期至一九六六年底全天住在金斯利會所中，已將近十二個月（在這之後也仍以特別的身分住了好一段時間），他受夠了。該是交棒的時候了，就算連恩不在，喬・柏克和另外兩個美國醫師里昂・瑞德勒和莫堤・夏茲曼（Morty Schatzman）都在，金斯利會所不乏人經營。不過，當連恩只在星期五晚上出現時，過往的金斯利會所就消失了，此處不再是過去那個智慧殿堂了。

〔第十三章〕經驗的權力關係

事後回顧，可知連恩住在倫敦金斯利會所那段期間，歷經一番自我心靈重塑。此刻他感到更自由，呼吸更順暢，全身的感覺都更爲舒暢，能夠過好一點的生活了。他和茱妲的第一個孩子九月就要出生，他此刻整個人煥然一新，身邊有新的妻子和滿滿的行程。

一九六七年是足以讓人體力透支的一年，挑戰性十足。連恩的生活包含授課、上電視、出版另一本重要著作、開始新的家庭生活，以及在金斯利會所、格蘭村路和席德的房子三處奔波，同時他還得持續他的「日間工作」，在溫波街的診所從事精神分析與迷幻藥治療。

連恩赴懷特研究學院駐講

在這個時期，連恩赴課堂授課已算是大事，他不再受「立場」限制，能夠隨心所欲。到了一九六七年，**R. D.** 連恩這名字已有強大影響力，不久之後，他開始在幾次重要研討會中主講。一九六七年一月九至十二日，連恩赴紐約「威廉・艾藍生・懷特精神醫學、精神分析與心理學研究學院」（William Alanson White Institute of Psychiatry, Psychoanalysis and Psychology，以下簡稱「懷特研究學院」）駐講，該單位是個非營利的精神分析訓練組織。懷特研究學院在一九六六年秋季發行的第一份通訊刊物，封面便預告蘇格蘭潛力新星R. D. 連恩即將來訪，封面不僅註明他有英國藥學與解剖學學士、兒科醫學博士學位，還附上照片，看得出他年輕英俊，還有銳利的深色雙眼。對連恩來說，他藉此打響了名號，他不僅以客座演講者的身分受邀，更被譽為該學會「首位參訪的傑出精神分析師」。這確實在讚賞連恩，因為在美國精神分析史中，大有像哈里・斯塔克・蘇利文（Harry Stack Sullivan）或芙瑞妲・佛洛姆—芮克曼（Frieda Fromm-Reichmann）這類赫赫有名的重要人物。

連恩在懷特研究學院的主要工作和講述的研究，是以人際互動面向了解與治療精神分裂症和其家庭背景，以及在一般治療情境中使用LSD迷幻藥的可能性。在此期間，連恩除了參與工作坊和研討會，還舉辦五場重要講座，主任厄爾・威騰柏格（Earl Wittenberg）對連恩記憶深刻，在這些演講中，令他印象最深的或許是連恩輕柔地傳達己意——他那沉靜的蘇格蘭腔、強烈的知性色彩，以及徹底投入自己選擇的領域之中。連恩沒令聽眾失望。毫不意外地，金斯利會所的經歷變成他演講中重要的一部分。

不過，連恩敘述在英國的LSD治療經驗時，雖讓研究學院沉浸其中，但對聽眾而言，臨床運用LSD根本稱不上新聞。早在一九六六年五月，西德古丁漢大學教授及耶魯精神醫學客座教授漢斯卡里・寮納（Hanscari Leuner）博士，就曾向研究學院介紹所謂「少量迷藥治療」（Psycholitic therapy[34]，相對於完全的「藥物治療」），並調查全美接受美國國家精神健康協會（American National Institute of Mental Health）贊助的LSD研究。寮納博士對長期精神官能重症病患施予LSD，其中包括診斷爲精神病人格、青少年犯罪行爲、退行性反應和邊緣型的案例。他先前就已提出「在反社會人格以及焦慮型官能症或反應性憂鬱症的病患身上，效果最佳。」

至於關於家庭背景的觀點，連恩毫無新發現，因爲在研究精神分裂症的家族病史方面，美國遠遠領先英國；至於連恩擁護的「人際互動」法，也未有進一步突破。實情的確是如此，因爲連恩的觀點是將精神分析視爲兩人間的私密經歷，以《分裂的自我》中的詞彙來說，雙方都同意其中一方是正常的。但是，這個論點早在女分析師芙瑞妲・佛洛姆－芮克曼的故事中，引發過驚人迴響：這位女士曾描述她在一次「例行性」的分析療程中，鼓勵一位年輕男病患在她面前自慰，此舉震驚了心理治療界。因此要令同一群人對相同的觀點

34 譯註：Psycholitic therapy 是兩大「迷幻藥物療法」之一，此派療法主張進行多次診療，每次施予少量迷幻藥物，目的在於放鬆病患的部分理性意志，但仍維持意識清醒，醫師藉由病患描述迷幻藥產生的種種幻覺，來觀察病患的心理狀態，認爲此法能突顯患者的心理癥結。另一派療法 Psychedelic therapy 則主張一次施予大量（兩百毫克以上）迷幻藥劑。

有所反應，可得花上不少力氣。

或許是面對台下這些經驗豐富的人物，連恩在演講中相對顯得被動溫和，察覺不出他有任何想要震驚或擾動人心的企圖。此事就如同其他事件，都是連恩學習的機會，讓他了解到，以當時的背景，他的想法其實已位在公認最前衛的觀點之列。第二場演講前段，有一處明顯指出連恩當時仍在黑暗中摸索，正在尋求全新、陌生的方向：

我將嘗試進行一種理當不可能之事，就是，試著用文字和句法表達那些還未因語言創造出差異的經驗。語言是用來描述事物的輪廓，因此，在事物輪廓尚未生成之前，我們便無法直接使用語言，或以明確的方式來描述事物的形態。但同時，若我不用口哨哼出這些東西，或用肢體舞出這些東西，我就勢必要用語言來解釋語言，某種程度上，我必須用語言說明，語言真正訴說的是表面目的以外的事。不過，要進行此事，我得避免表現得像精神分裂，因為有的人會以更直接的方式表達，卻被當作精神病患，我要試著將這些東西確切說出來，不過，也可能無法順利完成。我有兩種方法，但我都有所顧忌，因為若我過於直接表達那些東西，你們會認為我瘋了，但還算有趣；若我太過委婉、迂迴，你們會相信我正常，可是乏味透頂。不過，只要各位不會認為我在賣弄聰明就好。

連恩在紐約期間表現得無懈可擊，他的行程繁重辛苦，面對的是棘手、要求極高的聽衆。該回倫敦了，該回去巴爾賽斯公園路和金斯利會所了，該繼續準備另一系列的演講、電視節目和面對病患了。

金斯利會所與社區的關係

金斯利會所漸漸成爲大衆關注焦點，很自然地，人們會好奇裡頭發生了什麼事。很不幸地，金斯利會所從未贏得當地勞工階級的信心，人們普遍還是有「我們這國、他們那國」的心態，金斯利會所試圖與其所在的社區融合、親近，卻徒勞無功。他們曾安排當地居民與金斯利會所的住戶碰面，不過前來的居民寥寥無幾，而他們對自身和對當地孩子們的擔憂，似乎也未能適當傳達。因爲，你要如何向普通的碼頭工人解釋這個收容所，這裡不是醫院，裡面沒有醫師，也沒有所謂的「病人」？而且，就這些居民所看到的，這裡住滿了可能相當危險的瘋子，該怎麼讓他們了解，此處計畫做的事情對當地社區不會構成威脅？

《經驗的權力關係與天堂之鳥》出版

針對精神分裂症成因，甚至對於其本質的論戰，似乎一直在避免「一決高下」。聲稱精神分裂症與環境無關的人（環境包括家庭關係和任何切身環境）會提出精神分裂是出於某種化學失調的相關證據。像連恩這種「激進派」的精神科醫師同樣也能提出自己的證據資料，指出病症的問題是在於人際關係。這兩派永遠不會衝突或交集。只能單純地選擇其中一派，捨棄另一派。但連恩開始向另一派提出詳盡的質疑，時候到了，連恩該一次攤牌，毫不含糊地表明他忠於哲學意涵上的瘋癲（相對於臨床醫學上用「精神分裂」一辭），但強調其起源背景和相關的本質，就是向整個社會所指的「正常」提出挑戰、質疑醫學的公正性，並依靠個人經驗而非客觀分析——簡單來說，就是全面、徹底地挑戰現存的醫學以及在主流體制中行醫的精神科醫師。爲了這個目的，連恩在一九六七年初出版《經驗的權力關係與天堂之鳥》（*The Politics of Experience and The Bird of Paradise*），出版的時機正好，R. D. 連恩的讀者在心態上已做好準備，已能夠接受一本不以沉著、學術的觀點來陳述重要議題的書。這本書完全以另一種方式呈現，道出哲學家／先知之語、應用心靈智慧之道，也宣告著永恆不變的眞理。

《經驗的權力關係與天堂之鳥》並非爲了出書而寫，其中只有一小部分是新的手稿，其餘多集結自一九六二年起的授課內容。某種程度上，這是一本「R.D. 讀本」——連恩集結過去五年最精采的言論（或最具爭議性的）。不過，這些集結零散講稿而成的文章，仍針對瘋癲的本質提出一致的哲學觀點，概念上多參考尼采和馬克思，鮮少取自精神醫學的臨床經驗。很快地，這本小書的導言部分開始受全球各地的博士論文引用：

我們都是劊子手和娼妓——不論你身處何種文化、社會、階級、國籍，也不論你的性格有多正常、道德感多強或有多麼成熟。

我們是困惑不已且瘋狂的生物，對真實的自己和彼此感到徹底陌生，也對精神和物質世界毫無理解——瘋癲，我們甚至僅能從一種理想化的角度對它匆匆一瞥，而無法真正實踐。

我們一生下來，疏離就在等候我們。我們應要成為人類，但是必須處於一種疏離的狀態，而這種狀態並不是自然形成的。疏離是我們當下的命運，唯有人類對彼此做出殘虐暴行，方能行至於此。

就連《英國精神醫學期刊》——一本會盡力迴避 R. D. 連恩的刊物——也在一九六九上半年刊登一篇〈連恩的瘋癲模型〉（Laing's Models of Madness），作者共有三人：米瑞安・席格勒（Miriam Siegler）、漢佛瑞・歐斯蒙（Humphrey Osmond）和哈瑞特・曼恩（Harriet Mann），他們希望瓦解《經驗的權力關係》中的論點，同時破壞 R. D. 連恩的可信度。這篇文章是由國家精神健康研究學院贊助，內容結論如下：

向連恩尋求協助的年輕人當然得知道他的立場、他把病患當成什麼、他採用什麼模式、以何種身分說話。他在這本書中提出的三種模型，彼此緊密相關，他因醫學背景而取信於大眾，但這其中卻毫無醫學模式。若連恩想當個心靈大師或哲學家，他絕對會成功，但飽嘗精神分裂之苦的年輕人最好還是依靠醫師，只有醫師會竭力治病。

這本書的後半部是《天堂之鳥》，當初曾訂過另兩個書名「入口與出口」和「劍魚與明月」，兩者都遭捨棄。《天堂之鳥》修改過數次，其中最著名的段落是：「我願極力點燃你內心之火，極力驅使你遠離你那不幸的心靈，極力告訴你我願意讓你明瞭。」這段廣受引用的文句，定案前的最後版本是：「我試著觸動你，親愛的讀者，我正試著通往你心裡。」此話暗藏著絕望之情、期望引起衝擊、企圖在形式上跨越界線展露輕蔑，不再只是扮演智慧之聲。至於後期刪去的內容，只能猜是過於誇張，連連恩本人都這麼認爲。這裡還有個極端的例子，保存在一篇打字的原稿當中，最初一度被捨去，晚些又重新添回：

你要如何把一個空的插頭插入空洞？如何把空無一物注入啥也沒有？如何走進消失的世界？沒有屎、尿、私處髒垢、高潮、類黏蛋白、黏液、軟或硬，或甚至眼睛的淚液、耳朵、屁眼、陰部、老二、鼻孔，人類或鱷魚、陸龜或後代的聖約完全終結，這些都無法把洞填滿。這走過一切，包括最終絕望的一攫。走入過去，我向你保證，駭人的事已經發生了。

連恩想用這些話表達什麼？這番言論只是因爲蘇格蘭威士忌、加州草和捷克迷藥就自動迸出嗎？或者連恩眞的瘋了？幾乎可以確定寫《天堂之鳥》時，連恩服了各式各樣的迷幻藥，挑一般人安穩窩在被窩中等待破曉的時刻寫作，這是連恩不爲人知的一面。《天堂之鳥》完全跳脫正統風格，目的希望衝擊中產階級的心態、動搖已穩固確立的秩序、驚醒那些沒有自知之明的蠢蛋。連恩的母親因此飽受驚嚇，這或許是她頭一次看到書裡印著髒字，她羞愧得無地自容，從此抬不起頭來，因爲不論她是否讀了連恩的書，她都會從當地的評論和流言中，得知連恩一九六〇年代對家庭和社會的眞正看法。

赴美參加國際羅徹斯特會議

此時已是連恩發展全新、脫離主流概念的晚期階段，但他仍積極參加主流精神醫學各大盛事。一九六七年三月，《經驗的權力關係與天堂之鳥》發行之後，連恩前往美國參加第一屆國際羅徹斯特會議（International Rochester Conference），地點在紐約市郊，會議主題爲「精神分裂症的根源」，連恩在會中發表論文〈一則家庭、社會背景與精神分裂症起源的關聯研究〉，這回，連恩像是回到同輩的同儕團體之中，身邊的夥伴是美國體制的精神科醫師。從當天合影的照片中，可看出連恩穿著他最好的西裝，身邊的同行們也同樣盛裝，不過比起未滿四十、外貌年輕的蘇格蘭精神科醫師，他們就顯得蒼老許多。

R. D. 連恩的思想體系

不過，儘管這些研討會是正式場合，連恩仍拚命提出他的另類觀點，此時他已經相當得心應手了。他可大致接受使用「精神分裂症」一詞，不過立場必須是「精神分裂症是一種狀態的名稱，是多數精神科醫師認為所謂精神分裂病患罹患的病症。」連恩仍試著從大衛・庫柏在紳雷醫院進行的「反醫院」實驗中擷取教訓，仍舊強調個人顯而易見的非理性行徑，會在家庭的非理性互動中有跡可循。所有的行為都其來有自，絕大多數最直接的源頭就是家庭。

到了此時，連恩的想法發展到「全面體系」（Total World System）概念。對於認為治療就是由穿著「白袍」的專家施予藥物治療的精神科醫師來說，雖然這些觀點似乎「離經叛道」，但這種對抗醫學體制的前衛思潮陣營正一步步崛起，尤其在年輕一輩的醫師或美國大學校園中蔚為流行，熱愛閱讀的一般學生也甚能接受。

「R. D. 連恩」變成一個思想體系的代名詞，思想核心是挑戰既有的秩序，誰有權利稱另一個人瘋癲？難道這個社會就不瘋狂嗎？若非如此，正常、公義的社會會做出柬埔寨那種暴行嗎？越南不熄的戰火，一直讓美國與年輕國民漸行漸遠，在英國也是如此。對自由主義者來說，R. D. 連恩是荒野裡的聲音，是名背叛「實際現實」、「實際意識」、尋找「眞我」的精神醫師，彷彿連恩在外界政治觀點兩歧之時，以極爲坦承、公開的方式進行他的心靈探索，「反體制」陣營有很好的理由相信自己會贏得勝利——愛與和平會戰勝暴力與無知。連恩似乎能完全理解這種心情，的確，他的文章、著作、講座、報告、電視節目和精神自由的聲望可說起了很大作用。唉，但體制不久後必會開始打壓、宣示主權，讓所有人知道它才是老大，不僅過去由它掌控一切，未來也是。但這不意味這場戰爭徹底失敗。在年輕一代的心裡，他們認爲前輩們完全搞錯了，可是，這能算新聞嗎？

舉行「自由解放辯證大會」

連恩在一九六七年四月初從美國回來後活動不斷，充滿新鮮刺激的事。首先，在他位於巴爾賽斯公園路的小公寓裡，該年最大的盛事是成立現象學研究學院（Institute of Phenomenological studies）——此爲對外的正式名稱，連恩、大衛・庫柏、喬・柏克和里昂・瑞德勒藉著成立學會，準備舉行「自由解放辯證大會」，確定將有左派名人強大陣容列席，包括貴格瑞・貝特森、大衛・庫柏、約翰・蓋拉西（John Gerassi）、艾倫・金斯堡、厄文・高夫曼、盧希安・高德曼（Lucien Goldman）、保羅・古德曼（Paul Goodman）、裘勒士・亨利、R.

D.連恩、赫伯特・馬庫色和保羅・史威奇（Paul Sweezy）。這個大會最令人驚訝的是，對外宣傳名單中完全不見女性講者，尤其這場活動應全與社會歧視有關。參與者屬意在倫敦北部肯頓鎮（Camden Town）一棟巧妙命名爲「圓廳」的巨型建築物中舉辦大會，他們印製、發放上百份宣傳手冊，就像十八世紀的革命手冊一樣，大力疾呼該活動「與全人類息息相關」。

在活動文宣方面，怪異地參雜了尼采以降至法農時期激進主義用辭，而當中蘊涵的革命精神，若精確來說，其實多是大衛・庫柏的影子。確實在這段特定期間內，連恩和大衛・庫柏像是兩大精神領袖在競爭，旁觀者常驚嘆於兩人間激烈的鬥爭，其中一次發生在研討會前幾週，若細讀新左派報刊中的一系列文章，便可嗅出火藥味。在一九六七年六月十六日星期五的《新政治家》（*New Statesman*）中，連恩和大衛兩人都在爭奪精神領袖地位，當時距大會不到一個月，連恩僅以微幅領先；在該期刊物中，兩人共評論了五本書，其中三本在今日被許多人視爲該領域中的重要著作。連恩針對傅柯的經典著作《瘋癲與文明》寫了出色的評論，略勝大衛・庫柏四篇評論一籌——拉岡的《文集》（*Écrits*）、湯瑪士・史克夫（Thomas Scheff）的《精神患病》（*Being Mentally Ill*）、K.索迪（K. Soddy）和R.H.阿倫菲德（R.H. Ahrenfeld）主編的《心理衛生與當代思潮》（*Mental Health and Contemporary Thought*）以及亞伯拉罕・李文森（Abraham Levinson）的《心智遲緩兒童》（*The*

Mentally Retard Child）。但是，連恩在文中批評大衛爲傅柯的書寫的導論「太短」了，他無法不藉機強調他的優勢，對連恩來說，精神醫學的教科書應爲了傅柯的思想而全面重寫。但不打緊——大衛很快會扳回一城。千萬別忘了，連恩和大衛兩人彼此崇敬，情感相當深厚，就像彼此互屬，會令他人覺得被排除在外。

就如同世上的每一件事，大會做好了萬全準備，卻仍免不了有閃失，厄文・高夫曼在籌備後段時退出，他們請羅斯・史貝克替他上陣，並緊急躲到英屬曼島（Isle of Man）發想合適的講題。

連恩和史托克利・卡爾麥可（Stokely Carmichael）處不來，出於某種原因，連恩認爲必須壓制史托克利，但在喬・柏克的印象中，連恩用的方法讓人不太舒服。日間活動結束後，常在會後臨時決定繼續辯論，某次，連恩便用「號碼」稱呼史托克利。連恩心裡認爲，從史托克利的姓氏——卡爾麥可——可以合理假設他的家族早期是連恩蘇格蘭祖先「維京人連恩家」的奴僕。此外，史托克利發言時，連恩總是在一旁搧風點火，因爲「史托克利實在很臭」。很顯然地，不知是出於人爲或是神祕因素，有貓在史托克利飯店房間床上拉屎，於是史托克利身邊總是有股噁心的貓屎味。兩人碰面時，連恩總是忍不住要提這兩件事，連恩雖然樂在其中，但其他人可不這麼認爲，覺得連恩的行徑頗爲幼稚；然而，從沒人想要告訴連恩這點，由此可知他的個人魅力如何，不過，這其實與他的威權更有關係。

連恩在大會的第一天，七月十五日星期六上午，發表〈顯而易見〉（The Obvious）一文，當時一名聽眾艾恩・辛克萊（Iain Sinclair）在《柯達・曼特拉日記》（*The Kodak Mantra Diaries*）一書中記下大會首日情景，自然沒漏掉連恩新式風格的演講：「字詞飄逸、語句彼此纏繞。他的想法中最振奮人心之處，像是一陣令人微醺的風。他驚險地在強硬和知趣退讓中來回擺盪，但從頭到尾都堅守自己的論點。演講靈活生動，他說起話來就像有了翅膀。」

大會進行了兩週，在連恩演講之後，貴格瑞・貝特森講「特意目的對抗自然」（The Conscious Purpose Versus Nature）、裘勒士・亨利講「戰爭的社會與心理準備」、約翰・蓋拉西講「美國的帝國主義與革命」、保羅・史威奇講「資本主義的未來」、保羅・古德曼講「客觀價值」、盧希安・高德曼講「文學評論與教條」、史托克利・卡爾麥可講「黑色力量」、赫伯特・馬庫色講「富足社會的自由」，大會由大衛・庫柏壓軸，講題絕妙地訂爲「超越語言」。對所有參與者來說，這兩週相當漫長也相當愉快。

可預見地，這個大會受到廣大矚目。有一支影片因應美國教育市場而製作；有一組挪威的拍攝團隊前來；還發行一系列收錄重要演講的黑膠唱盤。與大會相關的所有文字紀錄中，最犀利的應屬羅傑・伯納（Roger Barnard）一九六七年八月三日刊登於《新社會》的長篇文章，文中對整個大會做出評論：

對這類自行成形的社會集會，我提出下列兩點建議：
(1) 必須先揭露當下體制的不公，並
(2) 發展一套全新、可行的運作之道。國際「自由解放辯證大會」完全符合第一點，但尚未觸及第二點，乃其失敗之處。

連恩被烙上「反精神醫學」標籤

雖然《新社會》指出大會的缺失，但大會仍以自己的方式大舉前進。大衛・庫柏將大會過程寫於《解放世代——自由解放辯證》（*To Free a Generation - The Dialectics of Liberation*）一書，內容收錄所有重要演說，在美國出版。此書在歐美擁有大批讀者，帶來無可計量的衝擊及影響，但也讓連恩和大衛・庫柏爭論多年。大衛・庫柏在導論中寫道：「發起大會的團體中，有四位精神科醫師與其各自領域中的激進改革密切相關——他們幾乎已脫離原本立場，以『反精神醫學』自居。這四人是 R. D. 連恩醫師和我，以及喬瑟夫・柏克醫師和里昂・瑞德勒醫師。」

連恩在大衛的這篇導論中犯了兩個錯誤，首先，他沒堅持在出版前看過；他並不認為自己「反精神醫學」，也未如文中所稱，他其實不認為成為家庭問題中代罪羔羊的成員，必會精神分裂。這是大衛的觀點，也是大衛表達「反抗」的獨特手法。不過，傷害已經造成，大衛已爲連恩烙上反精神醫學之名，連恩對此大爲光火，但並未立即採取有效行動表明立場，此舉更爲不智。連恩似乎認爲只要還有立場宣稱「我沒這麼說過，我也不認爲我反精神醫學」，被他人誤解也無妨。簡言之，連恩還想藉此身分分一杯羹，但後果是忠誠的左翼分子視他爲反精神醫學與相關理論的頭號分子。到了一九六八與一九六九年所謂的「革命」時期，這本書漸漸說服了讀者，連恩漸漸備感壓力，因爲他得爲了自己並不投入的行動搖旗吶喊。追隨者們希望他寫一篇立意明確的專文，闡述精神醫學的權力策略，但無疑地，在他們最需要連恩之時，他們感到連恩就要抽身撤退了。R.D. 的追隨者期待有明確立場，連恩覺得非寫本自傳闡明己意不可了。

連恩的新生活

圓廳大會相關活動告一段落，此時非常適合爲連恩的生涯中劃下一道分界，尤其因爲這象徵連恩生命中某一階段的終點。當時一觸即發的是比較廣泛的政治運動，與精神醫學較無關，但激進的精神醫學在其中扮演微小卻相當重要的角色。在私人層面上，茱妲預計九月產子，連恩私下要面對更多壓力和責任，此時最好「收心」，別去領導任何激進的政治運動，或成爲當中的主要分子。連恩非常認眞考慮他的立場，他究竟想成就什麼，又已達成了哪些目標——他在這個階段深刻內省，結果決定要搬到「遠離這一切」的地方，至少一年。不過他還是有新家庭和第一任家庭要養，包括兩個妻子、五個小孩，還有一個在肚子裡；此外，他過去十年拚出的天下，讓他現在正炙手可熱。

連恩生活的根本哲學是「基督教——馬克思——自由主義」式的，從他先前無數次隨意對友愛兄弟協會的運作準則所提出的意見中，就可見端倪。他因此在某種程度上節制，無法享受資本主義社會體制下的生活；但他同時也偷偷地用盡辦法享用頂級美食、美酒、坐頭等艙、喝沛綠雅氣泡水、財源豐足無虞、上好餐廳、出國度假等，享盡他所斥責的中產階級生活。他被牢牢困住了，有人稱之爲虛僞。

連恩與權力運作

一九六七年九月九日，連恩和茱妲的第一個兒子亞當出生，在這前幾天，連恩才在電視的黃金時段露臉，他上BBC第一頻道的「你來見證」（Your Witness），他前一次上電視是三月參加BBC第二頻道的「深夜整隊」（Late Night Line Up）節目。連恩開始握有史無前例的影響力，人們任何事都想聽聽他的意見——藥物、瘋癲、宗教、權力運作、生小孩、越南、愛與暴力——似乎不限範圍。舉例來說，一九六七年十月十九日，他赴聖克里斯平醫院（St Crispin Hospital），爲牛津大學委員會的醫學研究研究所上了一堂「重」課，主題是「精神分裂的心理治療」；當天晚上又參加牛津聯盟（Oxford Union）針對大麻的辯論會。隔月，他又上黃金時段的電視節目「文集」，在「老虎，老虎」（Tyger, Tyger）詩文專題中短暫現身。他似乎到哪都受歡迎，他在專業領域中活躍的地位、強烈的個人魅力、知識聲望，加上神奇地與六〇年代反叛意識同出一氣，都讓他聲勢更漲。不過，他也變得愈來愈焦躁難安。雖說連恩與某些不明確的政治運動有關，但他太過安逸，沒有認真看待權力運作。他完全不想加入任何政黨，總是誇耀自己從未投過票，也拒絕與任何國會成員發展友好關係；他對握有「眞正」權力的人，總是很快表露出不屑與戲謔的態度，至少在私下是如此。

在連恩的日記中，最後一次提及與「權力關係」相關之事是在一九七〇年三月二十三日，標題是「我與權力運作的關係」。在此篇日記中，他至少對自己承認了權力運動「遠比我想的更浩瀚，只能說它是存在的，此外我實在一竅不通。」

「從昔日的年輕人邁向明日的老者」

連恩在一九六七年十月七日慶祝四十歲生日時，也草草在日記中寫下「從伊卡洛斯（Icarus）變成戴達勒斯（Daedalus），從伊底帕斯變成萊爾斯（Laius），從小搗蛋變成和藹老人或是大家最愛的叔伯。從門徒變成心靈導師，從以撒變成亞伯拉罕，從單純的兒子變成父親、變成失敗的長者一員……從耶穌變成其養父約瑟夫，從昔日的年輕人邁向明日的老者。」

令人訝異的是，當年與連恩親近的友人，絕大多數都仍記得這句「從昔日的年輕人邁向明日的老者」，彷彿連恩早在一九六七年時就明白，在登上巔峰、觸及最高點的頂端、浸淫在光輝無比的成就感之時，會因理解到前方只有走下坡一途，哀傷也會隨之襲來。他好像已經把話說盡了，若要回到討論理論上的「正常」和「瘋癲」家庭，他已厭倦難當。要完成《正常、瘋癲與家庭》第二冊已經漸漸變得遙不可及，也因此，不太可能重回塔維斯托克診療中心和人際關係研究所。至於遲遲未能完成第二冊的眞正原因，是因連恩深深覺得「正常」家庭無聊透頂，在連恩難得願意就「正常」家庭提筆的某篇文章中，確實可見其中藏有濃厚的矛盾色彩：

正常家庭——因其不對外界發出任何不幸的聲音，或許最好改稱「沉靜」家庭，確實毫無聲音顯示特殊喜悅或悲傷的跡象。進行 IPM（人際關係研究，〔Interpersonal Method〕）時，他們常答「我們沒想到這些」，而這些答案顯示，他們幾乎完全受制於第二後設層，於是把我們大多數人內在訓練得像同花順似地，毫無自己的聲音——這怎麼可能——或許他們是真的沒想到這些，他們毫無毛病，也發現 IPM（他們從未想過這件事）竟出奇地簡單，遠比那些思考過這些事的伴侶來得簡單，我們雙方都驚奇不已。如果你開始思考這些事，這個測驗就會顯得更難。

放棄「家庭」的研究

放棄這本書與和第一任家庭離異之間，兩者究竟何爲因、何爲果，就像鷄生蛋、蛋生鷄般無解，他顯然已對研究家庭意興闌珊，一九六九年雖出版了《家庭的權力關係》，不過內容是集結一九六八年於加拿大廣播公司主辦的「梅西公民講座」（Massey Lectures）演講內容，內容是針對一九五八年和一九六三至六四年進行的研究，完全沒有添加新的想法。若看連恩在一九六七年末列出的發想計畫，就可知道他已經丟開了「所有關於家庭的玩意」：

一、關於世界的基礎知識。二、世界的內在地圖。三、圖像式的傳記／自傳。四、原始圖樣的放射與公式。五、阿波羅的七弦琴。六、世界上的原始符號。七、生命之火——神祕主義樹木之書。八、日與月。

金斯利會所的尾聲

當時金斯利會所也持續發展，事實上金斯利會所的故事逐漸變成瑪麗・芭妮絲的事蹟，到了此時，連恩偶爾在公開場合提及金斯利會所時，話題都不脫瑪麗和她退化的行徑。瑪麗躍為金斯利會所的主角一事，可從連恩在一九六七年十月二十一至二十二日在巴黎大學文理學院的演講獲得證實，當時講題為「重塑心靈：金斯利會所的若干經驗」，連恩藉瑪麗的例子描述金斯利會所的運作方式，該次演講確實將他們採用的方法闡述得相當清楚，從瑪麗身上看到的經驗都是真實的，這個演講中談的不再是「存在意義上的死亡」，而是真實的死亡。諷刺的是，他們從瑪麗事件獲得寶貴經驗，但很明顯地，這種恐怖經歷絕不能成為家常便飯，因為誰有辦法承受這些？幫助心智極度退化的人所需投注的時間和精力（不支薪），讓照顧者完全無法有任何規律的作息。尤其，下回大家可不見得這麼幸運，所有人就算沒隨著年紀長智慧，也都添了歲數，喬・柏克想要走出自己的路，莫堤・夏茲曼也是，他目前正在進行他的第一本書《謀殺靈魂》（*Soul Murder*）。他們不再續租金斯利會所了，建築物本身早在一九六八年就已經殘破不堪、滿布塗鴉，反映出該處乏人照料。

經過一九六七年漫長的酷暑，令人期待的光輝革命毫無發生的跡象，不打緊——還有一九六八年。當時最重要的政治議題是歐美兩地學生愈來愈騷動不安，巴黎學子以馬庫色為首，史托克利・卡爾麥可率領美國年輕黑人，問題是，R. D. 連恩可會起身代表激進的英國青年捍衛自由與革命？篤信連恩會率兵上陣的人徹底失算了，他仍維持低調，計畫找個能讓他思考、冥想、清空雜念、寧靜的地方休憩一年。他不要戰爭，他在尋找平靜——內心平靜，不過，有些心結得先化解。

〔第十四章〕
革命落幕

連恩不表態

一九六八年時局動亂之際，連恩接受羅德·史托克斯（Rod Stokes）採訪，針對「世界情勢」發表幾個看法，準備刊登在〈我們當前的瘋狂〉一文中。連恩不希望鼓動群衆情緒，也不打算走上街頭，事實上，他很明確地避免表態，當他被問及：「你認爲這些施壓團體對整體局勢可有助益？你認爲過去六個月來，這些團體面臨的壓力與美國總統詹森（Lyndon Johnson）的決策有關嗎？」連恩回答：「這種問題我們都該避而不答……」

不論在人前人後，連恩都採取這般含糊的態度，讓許多讀過《經驗的權力關係》的人大感困惑，當初那個滿腔革命熱血、思想前衛的人上哪去了？令人吃驚的是，連恩非常刻意與一九六八年的重大議題保持距離。該年五月，除了《週日時報》雜誌報導連恩之外，當紅的《學生雜誌》（*Student Magazine*，藉地下刊物《IT》重新出刊）也登出一則短篇訪談，顯示連恩既不支持也不反對使用LSD，對於世界局勢相關議題也絕不明確表達立場。不過，連恩倒是藉著這個機會，進一步說明《經驗的權力關係》中幾段特別受人推崇的段落：

> 我在《經驗的權力關係》中提及我們都是娼妓和劊子手時，我是想要傳達，所謂世上的破壞性行動和其他反常事物，並不僅限於各國間的衝突。現在這些衝突逐漸消弭，雖說在衝突徹底化解之前，可預見還會增加死傷人數，但我們不能只是因為沒有立即解決的辦法，就拒絕負起責任。我們應該將注意力轉向更徹底地控制我們生存的社會體系。

連恩關心的議題

連恩和「大衛弟兄」相反，大衛在「反大學體制」陣營中（位於倫敦蕭瑞迪奇，距金斯利會所約六點四公里），總是樂於引發各種紛爭，但連恩心中從不嚮往革命，他一心向著和平，不是暴力，他也終究是個心理學家和哲學家，不是街頭鬥士。他在《學生雜誌》的訪談中提出的有趣新議題與世界局勢無關，而是有關「人類出生的權力運作」，這是連恩整個一九七〇年代和一九八〇年代早期的思考重心，最初是因茱妲在醫院生下亞當，激發了他的想法。

連恩在一九六八年的各種演講也不公然涉及政治，從他參與的會議和他演講的內容中，便可看出他關心的議題。他最後參加的幾個公開研討會中，其中一個是一九六七年在漢普斯德舊鎮大廳的「佛教與心理衛生」座談會；一九六八年初，他還對心理治療師協會進行幾場「祖父母與曾祖父母」的演講，以及在塔維斯托克人際關係研究所一場科學會議中，發表「對退行理論的重新評估」。此外，還有一九六八年五月首度在國家社工訓練學會爲家庭社工調查員協會舉辦的「社會情境中的干預行爲」講座，這個講座不僅日後持續舉辦，更以各種形式發表，最後一次是以精簡的版本刊登於《新社會》，刊登日期是一九六九年九月十一日。的確，就連連恩一九六八年夏季赴希臘帕特摩斯島度長假時，心裡盤據的也是內省、心靈層次相關的事。聖約翰當年在居於帕特摩斯島期間寫下《新約聖經》〈啓示錄〉，連恩受此啓發，希望自己能有相同作爲；此外，他在同年七月寫了一篇題爲〈一篇自傳的要素〉的文章，該文篇幅以A五尺寸計算，長達五十六頁之多，內容涵蓋他從出生到十七歲的生活，此文也成爲他將近十五年後完成的自傳作品《智慧、瘋癲與愚昧》之中的第二章。

梅西公民講座

一九六八年八月連恩假期結束後，他回歸的生活僅剩下友愛兄弟協會、在巴爾賽斯公園路六十五A號的家、於溫波街二十一號的分析工作，以及金斯利會所和格蘭村路的社群——塔維斯托克和開放之道已遠離他的生活，他也專心準備十一、十二月要爲加拿大廣播進行的「梅西公民講座」。

「梅西公民講座」是紀念加拿大前總督文森・梅西爵士（Right Honourable Vincent Massey），每年由加拿大廣播公司（類似英國BBC廣播公司第四頻道）主辦的系列講座，自一九六一年起，針對大衆關切的主題邀請各界權威發表具原創性的研究與實驗結果，連恩受邀參加第八屆講座，負責五場演講：「家庭、失效及臨床上的陰謀」、「家庭情節：典型範例與投射作用」、「家庭與現實感」、「超越潛抑：規則與後設規則」、「折射之相：世界概貌」。

這些講座內容集結成《家庭的權力關係》出版時，爲符合市場取向而將講題稍加改爲：「家庭與失效」、「家庭情節」、「家庭操作」、「規則與後設規則」、「勾勒地圖」，這些講座構成該書的第一部，再加入先前三場講座成爲第二部——「家人與家庭」、「社會情境中的干預行爲」，以及「家庭與社會背景與精神分裂症的關係研究」。他雖早在一九六九年一月就爲這些講稿撰寫導論，不過一直要到一九七一年三月才加上最終定案的序和引述柏拉圖《法律篇》的文句——這是連恩在動身前往印度和斯里蘭卡前，專心處理的要事之一。

連恩的父親住進老年精神病房

連恩自一九六六年夏季起，直至一九六九年，幾乎從未與格拉斯哥的親人聯繫。連恩的二女兒蘇西一直固定向他報告大家的近況，但總是女兒開啓這種聯繫——連恩從未主動。連恩的父親大衛於一九六八年底開始老年癡呆，他某次特別整裝外出郊遊，卻忘了穿褲子，之後就被送進列文戴爾醫院的老年精神病房。艾蜜莉亞、安妮和孩子們（當時年紀約十歲至十六歲）固定挑在週日到醫院探望大衛。

連恩決定回格拉斯哥一趟時，未料到情緒會大受打擊。久未聯繫，他和所有人都變得疏遠，他的母親更恨他入骨——至少在某方面是如此——因爲他在《經驗的權力關係》中毫不掩飾地用了髒字，鄰居們會怎麼說？此外，分居的事也不光采（他和安妮直到一九六九年才正式離婚），他不僅在外生了個孩子，還讓五個小孩「無父」。更糟糕的是，連恩從沒來看過他可憐的老爹！莫怪艾蜜莉亞會對自己唯一的孩子失望透頂。

連恩一九六九年一月三至四日待在格拉斯哥，他前去探望父親，對此，艾蜜莉亞感到格外難過：大衛根本記不得連恩是誰。連恩短暫與父親相見，感觸極深，眼前景象久久無法散去。面對父親，看著他過去高貴的面容，此時僅剩虛弱的軀殼，像個腦部受創的小嬰兒般需餵食照料，這時，連恩那些超脫家庭聯繫、擺脫罪惡感、以自由之名讓漠然變得合理的理論，絲毫起不了任何撫慰作用。他將此次與父親「交手」的經驗，在數年後出版的新書《你愛我嗎？》（*Do You Love Me?*）中設爲開場情景，該段「浪子回頭」原是一段杜撰的父子相見故事，但只要將書中的「彼德」改爲「連恩」，將其職業「音樂家」更爲「醫師」，整段故事幾乎是當天的實況，連事發地點都同樣設在列文戴爾醫院的老年精神病房。看著父親完全無法自主的模樣，連恩痛徹心扉，大衛甚至不記得自己有個親生兒子，在他記憶中，連恩僅是「和我太太同住的小子」。

《心結》出版

一九六九年四月，連恩寫完另一本書，此書無關乎任何政治、精神醫學、家庭、精神分裂症、神祕主義或人類生育，這書是關於人類的「心結」。連恩在這個時期分外感受到金錢壓力，當時，因某個小小轉折，他突然發現雖賺進更多的錢，得到的回饋卻愈來愈少了。那時勞工局對所謂「富人」課以重稅，連恩所有的版稅進帳後就躋身富人之列，因此他必須賺進更多收入，好維持生活水準。

《心結》是符合市場取向、一般大衆版的《人際知覺》，連恩當時是在四種條件的發酵下，開始動筆寫作：他已厭倦精神分裂和家庭的主題，也徹底脫離所有政治運動，同時，他需要賺更多錢，而這樣的書有機會讓他走出精神醫學領域，通往更有創意的境界。要達成他當時的目標，最好的方法就是妙趣橫生地描繪人與人之間的溝通，他藉「傑克」和「吉兒」兩個象徵人物剖析男女間的互動，點出人人各自困在自己的情感裂縫之中。

就一本小書來說，連恩花了很長時間寫作《心結》，他非常用心寫這本書——遠比其他許多書都來得用心，他至少寫了八份手稿，鉅細靡遺地分析、修潤。這對連恩也是一場極大賭注，他沒寫過這樣的東西，而且不論如何必會面臨一場苦戰。有些段落明顯地與先前的作品有關，有些似乎是全新的東西。連恩雖然多年來不斷用備忘錄、零星想法、草稿、筆記和至理名言等籌備《心結》的內容，但一直要到一九六九年春天才具體整合成册，一九七〇年初才正式出版。該書最初是由連恩的老東家塔維斯托克出版社發行精裝本（他是該出版社編輯），幾個月後發行平裝本。

此書大獲成功。連恩因此在心底向自己證明，脫離激進的精神醫學和走過六〇年代之後，他仍有自己的一片天，此時他仍有把戲可變，金斯利會所的傳奇也仍會繼續下去。

連恩決定撰寫金斯利會所的故事

走過一九六九年後，金斯利會所的故事就要畫下句點。產權管理人確定要在一九七〇年五月收回建築，雙方也就建築物殘破不堪的狀況，爭論友愛兄弟協會應付多少賠償金。確定所剩之日無多後，連恩決定該是爲金斯利會所撰文的時候了，一九六九年三月十九日晚上九點十分，在巴爾賽斯公園路一個寧靜時刻，以及同月在金斯利會所時，連恩都在日記中試著以漫談的方式寫下開場：

> 多年來，艾倫・伊斯特森和我一直提及要實現「它」。「它」的意涵從不明確，或總是隨機性地意指任何事情。沒有一件事能徹底代表它，但只能藉著完成這些事，才能實踐它。我們得做點什麼，像是前往遠方島嶼，那兒的紛爭應比其他地方來得少，或在鄉間設立處所，或到希臘小島，或在威爾斯或蘇格蘭或南法多爾多涅區買座村莊。我們有時像年僅六歲的小孩，有時也會像六十歲的老人。

不過金斯利會所的故事從未完成，至少未如連恩、席德・布瑞斯金、里昂・瑞德勒和保羅・席爾（Paul Zeal）一九六九年時計畫的樣子。誰有心力重新回想、經歷這一切？此外，所有金斯利會所相關著作中的關鍵人物是喬・柏克，不是R. D. 連恩或友愛兄弟協會，當時喬正忙著教瑪麗・芭妮絲算術，無暇顧及此事。

《瑪麗・芭妮絲——走過瘋癲的兩則紀述》出版

《週日觀察報》（*Sunday Observer*）早在一九六八年七月刊登一篇文章「瑪麗・芭妮

絲如何以四十二歲之齡重新成長」，此後瑪麗便受到大眾關注。隔年四月十一日星期五，瑪麗在肯頓藝術中心開了畫展，她靠自己的繪畫天分成了名人，而她和喬・柏克合寫的《瑪麗・芭妮絲——走過瘋癲的兩則紀述》則在經過漫長累人的編輯工作之後，終於在一九七一年初出版。

對於金斯利會所的回顧與省思

一九六九年十月和十一月間，連恩、里昂・瑞德勒和席德・布瑞斯金曾一度坐下細數金斯利會所的歷史，保羅・席爾偶爾也參加。他們計畫將這些討論內容錄下、謄寫出來，就可出版一本關於金斯利會所和友愛兄弟協會的書。很不幸地，他們花大量時間討論的內容都涉及誹謗和專業機密，因此不適合以出版或任何方式再製。只不過，二十年後讀到這些資料，會讓人覺得討論的目的多在重新評估各個主要人物的職責，而不在於記錄金斯利會所過去五年的詳細歷史。從這些討論中擷取任何片段，都必然會變得斷章取義，且淪爲討論者的片面之詞。此外，隨著討論一週週進行，可感覺到他們彼此的對話變得更眞誠、自省和謙遜，最後，在一九六九年十一月十七日的最終紀錄中，連恩表明：「那蠢地方現在這種樣子，我絕不會住。若要我住，就一定要改，因爲那是個糟透的垃圾堆。」他最初希望金斯利會所能夠提供一處安全的環境，讓人們精神分裂發作時，能夠擺脫電擊、鎮定劑和任何壓制行爲，但他認爲「就我所知，金斯利會所過去四年半到五年的時間，從未實現這點。」

席德・布瑞斯金接著丟出幾個名字，測試這些是否只是連恩一時情緒激動之語。但連恩堅持他的說法，並認定金斯利會所的經歷並未證明他最初的理論。其中一項常出現的問題是，加入的社會治療師除了幫助他人之外，也極有可能「失控作弊」。

金斯利會所落幕

除此之外，金斯利會所碰巧隨著六〇年代的落幕引起一些爭論，有人認爲這個實驗僅是精神醫學及社會歷史中的一環而已。就連連恩相識多年的美國友人羅斯・史貝克，也在美國發表一篇名爲〈金斯利會所：一個隱喻〉的文章，內容詳盡描述金斯利會所結束前某晚的「最後晚餐精神」和「布勒哲爾式的氛圍」，羅斯・史貝克並非帶著惡意或妒意寫下這則可笑的故事，而是基於他多年來處理瘋癲家庭的經驗，以及熟悉在藥物和電擊大肆流行之前州立精神病院的程序，而以委婉的憂心和豐富的智慧描寫當時情景。他對人們誇張的行爲不以爲然（連恩精心打扮，穿著女裝出席，說：「如果沙特做得來，我也行。」）。就連伊安・史保林這種生性較幽默的人，都打算承認這些瘋狂行徑「全都在演戲，是爲了要取悅遊客。」

一九七〇年五月三十一日後，友愛兄弟協會正式離開金斯利會所，對 R. D. 連恩與許多人而言，這段生命中非凡的時光就要落幕，友愛兄弟協會也同樣來到某個重要階段的尾聲。這段期間內，革命先是降臨，爾後退去，若要追究輸贏，金斯利會所絕非勝方。連恩只是徒增年歲，但沒長智慧。

〔第十五章〕神祕之旅

阿奇威社區

金斯利會所結束那週，死忠派成員遷至倫敦西北區阿奇威路（Archway Road）上兩棟相鄰的建築物中，離連恩與茱妲的住處不遠，他們的孩子除了兩歲的亞當之外，四月起還多了娜塔莎。如人們日後所知的，阿奇威社區或多或少是金斯利會所的延續，不過連恩現在不太需要操心阿奇威社區的基礎運作狀況，重責大任已順利交付給美國醫師里昂・瑞德勒，他是喬・柏克醫學院時期的朋友。瑞德勒不僅擁有產權，也實際握有大權。

這個新的友愛兄弟協會社區不似金斯利會所那般理想主義化，也相對更好。這裡不再需要發瘋，不再需要仿效瑪麗・芭妮絲，不再有「收留所有人」的不成文壓力，他們的經驗馴服了理想。一九七〇年二月，連恩接受L.J.寇巴（L.J. Comba）訪問時，闡述了新的理念：

我希望看到一個組織運作起來，不管它會受到何種限制（只要是可以運作的，就算受限也無關緊要），但它要確實能成為當今主流的精神病院程序之外的另一個選擇。在實際操作中，這會是一個收留最嚴重精神異常患者的地方，而不是只是嚴重情緒失常，這些患者終將被送至精神病院。這是一個「最終底線」之所：唯有在你全身赤裸、失禁、瑟縮在軟墊室角落的地步時，才會進入精神病院：精神病院是你最後才要去的地方，你一到了那裡，就知道已是終點了。

友愛兄弟協會與阿爾伯斯分裂

雖然金斯利會所一關閉，阿奇威社區立刻接著運作，但金斯利會所仍不免被視爲因運作失敗而關閉，美國精神醫學圈尤其如此認爲。此外，當時喬・柏克正開始籌備自己的機構阿爾伯斯（Arbours），此事也被視爲連恩權力衰退的指標。而連恩陣營的人（尤以連恩最甚）枉顧莫堤・夏茲曼一九六八一整年努力凝聚金斯利會所成員的感情，認爲莫堤叛變加入了新分裂派系。連恩向來將意見不合視爲背叛，喬和莫堤於是被視爲叛徒，讓他們大惑不解。如今友愛兄弟協會與以喬和莫堤爲首的阿爾伯斯清楚劃下分界，你非選邊站不可。

友愛兄弟協會注入新血

友愛兄弟協會此時也注入一批新血——社區治療師麥克・約肯（Mike Yocum）、保羅・席爾（擁有布里斯托大學法律學位）、約翰・希頓（和連恩早在一九六四年於開放之道相識，原爲眼科醫師，後來轉而投入現象學）、克里斯・歐克雷（Chris Oakley，擁有劍橋大學學歷，是 R. D. 連恩的崇拜者）和他的妻子海雅（曾在耶路撒冷的希伯來大學接受教育）。此外，還有個粗獷直率的蘇格蘭醫師——休・克勞福德（Hugh Crawford）、法蘭西斯・赫胥黎（Francis Huxley，受敬重的人類學家、作家，爲赫胥黎家族成員），以及忠心耿耿的席德・布瑞斯金。至少在某個層面上，友愛兄弟協會依舊順利地繼續運作。

以〈友愛兄弟協會報導〉挽救友愛兄弟協會聲譽

然而，在連恩和席德・布瑞斯金眼裡，顯然該做點什麼，好平息關閉金斯利會所帶來的負面影響。爲了這個目的，他們著手籌備一篇〈友愛兄弟協會報導〉，並計畫在金斯利會所關閉前刊登。可是不出所料，這篇報導對醫學機構起不了作用，也未獲得媒體關注。五年來飽受爭議、奮力宣傳的漫長歲月，報導理應不只一千五百字和四個醫學表格。《新社會》在七月第一週對這篇報導做出簡短評論，點出友愛兄弟協會面臨的實際問題：「協會不懂得如何向外人自我介紹，或者，協會本身是眞的讓人難以理解。」

財務問題引發紛爭

若說有特定因素會引發內部紛爭，就非財務問題莫屬。連恩是徹頭徹尾的個人主義者，厭惡妥協基本原則，他只願意應協會要求演講，否則就算對協會迫切需要的資金毫無貢獻，他也能穩若泰山。他寧可其他人外出，爲他做下賤的工作。席德・布瑞斯金形容連恩的金錢態度是：

不單單是他的弱點，他總說我們該一起籌錢，但對我種種的賺錢計畫，他卻百般阻撓。我心知肚明，連恩在許多方面表現得很大方，但他卻對其他人發起的計畫心生妒忌。

連恩回歸家庭生活

崇高理想、類似良心的譴責以及個人好惡——這些似乎都不論對錯、一次次地阻礙連恩獲得收入。這是連恩最大的弱點之一，也是他最終在一九八〇年代面對友愛兄弟協會新規定時落敗的關鍵。此時，他已仔細盤算了約一年，他想徹底脫離這一切。他想脫離瘋癲、脫離他的病患、脫離友愛兄弟協會。這一切他已經受夠了。

連恩和他的家人利用一九七〇年做足準備，他已將《心結》完成，將在一九七〇年九月出版，《家庭的權力關係》將在英國再版，他只需再引用幾句柏拉圖《法律篇》的文句即可。溫波街暫時停診，他重新回歸家庭生活。

友愛兄弟協會轉型

到了一九七〇年十二月，友愛兄弟協會已確立組織定位，成為一個慈善機構，專門為原需進精神病院的人提供另類治療與住處。此時，協會也決議有必要劃分明確的組織層級，正式招生註冊、收取學費、提供訓練課程、定期研討會與講座。這個任務並不簡單，最初曾討論到區分「A」團體與「B」團體。有些人似乎根本沒意識到有兩個團體，其他人則不清楚自己屬於哪個團體，也不知團體間的根本區別。若真有個A團體，成員便是連恩、里昂・瑞德勒、席德・布瑞斯金、約翰・希頓、休・克勞福德和保羅・席爾。當時除了他們之外，非核心的成員有克里斯和海雅・歐克雷夫婦、傑若米・里斯（Jerome Liss，喬・柏克與里昂・瑞德勒的友人，頗具領導魅力），其他尚包括許多未具明確目的或理念，在友愛兄弟協會來來去去的人。在這個時期，友愛兄弟協會在經營阿奇威社區時，社區治療師麥克・約肯變得日趨重要。金斯利會所結束後，協會內部掀起一股清晨進行哈達瑜伽以及禪坐的熱潮。

「精神領袖之爭」結束

友愛兄弟協會因這股專注於個人和肢體上的新潮流，與喬・柏克、艾倫・伊斯特森和大衛・庫柏在理念和目標上加深對立，他們三人仍對家庭制度持續進行抨擊。一九七〇年時，「精神領袖之爭」終告一段落，喬・柏克和大衛・庫柏各自擁有追隨者，艾倫也多少因出版《春之葉》（*The Leaves of Spring*）獲得一票支持者。

連恩的宗教理念

不過，連恩總是保持領先一步。舉例來說，美國知名雜誌《大西洋》（*Atlantic*）在一九七一年一月刊登詹姆士・高登（James Gordon）的文章〈是誰瘋了？誰又正常？──R. D. 連恩：找尋新式精神醫學〉，篇幅長達十五頁，約一萬五千字，並於封面放上連恩的相片，周圍搭配糾結繩索的圖樣。高登一九六七年畢業於哈佛醫學院，當時擔任愛因斯坦醫學院精神科總醫師，此文針對連恩從《分裂的自我》到金斯利會所的理論和實務面，進行徹底測試和批判性的評鑑。這篇精采的文章刊登於一九七一年一月，但他於一年前就著手研究撰文，當時金斯利會所正開始走下坡。全篇文章對連恩的宗教理念隻字未提，不過連恩與高登會面後數週，他在一九七〇年三月十八日錄製 H. H. 霍斯金牧師製作的 BBC 廣播節目「宗教信仰可有未來？」，在二十分鐘廣播演講中（三月二十七日星期五播出），連恩描述自己是「受十九世紀唯物主義、科學、理性主義和人道主義侵蝕的中下階層蘇格蘭低地長老教徒」，並提及幾位影響他的知識分子——達爾文、海克爾、伏爾泰、彌爾（J. S. Mill）和赫胥黎。此次廣播所播出的一段話，能將連恩的神學信念和在金斯利會所的眞實生活（心靈重塑的概念）連結起來：

> 若非從小認真看待宗教命題的話，一個人的心智未經激烈改變，幾乎是不可能做到《新約》所稱的徹悟，無法徹底改變心智。若不能如此，一個人與宗教命題的關係只會像自然學家一樣，像在比較和分類不同植物、蝴蝶、螞蟻和其他動物似地。

雖然連恩不願投入宗教，但他曾一度明白表態：「上帝是種精神，崇信祂者，應要崇信祂代表的精神與眞理。我相信這才是重點。」

或許是因爲朋友和同事（里昂・瑞德勒和約翰・希頓明顯除外）都相信，連恩除了短暫著迷東方思潮之外，很難會有堅定的宗教信仰，因此連恩覺得需要遠離他們。以喬・柏克爲例，他認爲要連恩成爲信衆是天大笑話，但連恩是極其認眞地在追尋「更高境界」。他非常喜歡學生時代以及離家之前和父親辯論神學的時光，他的心太過複雜也所知甚多，無法忽視上帝存在的可能。他在《智慧、瘋癲與愚昧》中承認，自己抱持強烈的懷疑態度，是出於懷疑自己抱持的種種想法是否僅是來自早年接受父親與主日學校灌輸的教育。

但在連恩的神學觀背後，抱有一股不自覺的好奇，令他一生不斷在這個問題上打轉——人生首要目的爲何？根據《智慧、瘋癲與愚昧》，難以想像這個問題在他極年幼的階段就出現了：

我當時四歲，在念小學的前一年被送進主日學校。我們在主日學校唱聖歌、讀《聖經》，銘記最精華的段落和西敏斯特教理問答，唸禱文。

問：人生首要目的為何？

答：人生首要目的是榮耀上帝、永遠以祂為樂。

若我們願意相信，這個問題早在四歲就出現了，就此伴隨連恩一生。他帶著這個疑問到斯里蘭卡和印度，希望找到答案；若我們不信，至少根據他的記憶，確是如此。

連恩的斯里蘭卡靈修

前往斯里蘭卡和印度之前，連恩急切地想把所有事務處理妥當，但這得費不少工夫。他決定離開數個月前就停止在溫波街二十一號執業，不再接受新病患，其他法律事務就依律師建議處理。此外，他還需出售巴爾賽斯公園路的公寓，也需有免疫證明和各種申請單。最後他在一九七一年二月中旬時做好準備，可以大致規畫在三月下旬前往斯里蘭卡。

一九七一年三月三十日星期二，上午十一點半，連恩、茱妲、布蘭達（負責打理家務換取住宿）、亞當和娜塔莎離開巴爾賽斯公園街六十五A號前往倫敦希斯洛機場，搭下午三點四十五分的班機前往斯里蘭卡（當時的錫蘭）可倫坡。連恩替自己規定幾個事項：不帶書，不寫作，拋開他非常喜歡的古鋼琴，不帶多餘的衣服，不帶藥物。他一生都在等待這個重大的靈性之旅，不願有任何干擾。

雖說連恩希望盡可能徹底脫離物質世界，包括書和寫作工具這類塵世之物，但才抵達一週，他便忍不住翻開日記爲後代寫下一、兩句話。連恩似乎沒爲這趟旅程安排太多計畫，一家子在可倫坡南方的拉文尼亞山旅館住上幾天後，他們駕著吉普車開了六個小時至坎迪一家旅社，之後又前往班達拉波拉旅舍——離坎迪約四十分鐘車程。

當時斯里蘭卡正逢內亂，坎迪也發生暴動，四月九日班達拉波拉（Bandarapola）鄰近地區對所有居民實施二十四小時戒嚴，當時連恩一家抵達斯里蘭卡還未滿兩週。當下雖然害怕，不過事後在其他場合回想起來，這個美好假期有個相當刺激的開始。

班達拉波拉旅舍的設備不算太差，雖然在一片廣大的椰林栽植地中，這是附近唯一有人煙之處（到最近的馬塔樂村尚需二十分鐘車程），但連恩很快決定要去更偏遠的地方，他隻身前往斯里蘭卡中部肯杜柏達（Kanduboda）的一個佛教靜修處，一待就是六個星期。

連恩在六月二十六日寫了封短信給茱妲，告訴她他要回到班達拉波拉，當茱妲收到信後，終於放下心中的大石，她曾幾度懷疑連恩是否會就此拋棄塵世「披上袈裟、捧起缽」。總之，他回來了，並很快開始過著以禁慾與打坐爲主的生活，雖然之前的病患和不請自來的朋友像朝聖般地來見連恩（不論他在何方，最終都會被找到），多少打斷了他的作息，但他開始不受拘束、打坐、少量進食、學梵文和放鬆，以下是他記錄的「標準作息」：

凌晨三點～五點	起床、打坐
六點半	揀米
六點四十五分～約八點	打坐
約八點～九點	早餐
九點～十一點	讀《中部經藏》、游泳

約十一點～十二點　打坐
十二點～下午一點十五分　午餐
約一點十五分～三點　閱讀
三點～五點　打坐
五點～六點　下午茶
六點～八點　打坐
八點～九點　晚飯後，與其他人坐在一起
九點～十點　打坐
十點～約三點　睡眠

連恩一家在斯里蘭卡期間幾乎都待在班達拉波拉旅舍，他們不時在島上觀光，也曾暫住在朋友的夏日度假小屋中，小屋位於東北海岸的翠可瑪里村，俯瞰科提亞海灣。

連恩的印度靈修

到了九月初，連恩覺得動身的時候到了，他決定要一路從斯里蘭卡前往印度，不過確切目的地還未決定。就如連恩在日記中記下的，他考慮過馬德拉斯、加爾各答、德里、果亞或孟買。九月二十三日連恩全家先飛往馬德拉斯，再前往新德里，最後在雪景旅館落腳——約離德里二百公里，走到喜馬拉雅山腳下的阿摩拉村要一個小時——他們旅居印度期間一直住在此地，直到一九七二年四月返回英國。來到印度，連恩決定要更進一步修行，最後他前往阿摩拉村西南方四十八公里處一個叫奈尼泰的地方，追隨一位老智者甘果垂・巴巴（Gangotri Baba）。

一九七一年十月七日生日連恩滿四十四歲，數日後他在日記中記下曾探訪一位名叫馬夫堤・傑爾・歐烏丁（Mafti Jal al-Ud-din）的智者，紀錄留下了他們討論的內容，連恩列出數個主題：「一、人生首要目的爲何？二、正確的生活之道爲何？三、如何擺脫墮落，避免污染心靈、侵蝕智慧？」智者對此回答：「若你希望幫助人類，最好的方法就是捨棄一切、披上袈裟、捧起缽。」連恩似乎不滿意這個答案，他在日記中寫下：「我若能找到對的人，就是上天的恩賜。或許根本沒有對的人，也或許我根本無法認出他。」

外界對於連恩靈修的看法

在倫敦和其他地方，傳出許多關於連恩在東方的謠言，約克大學的心理學家兼自由派的馬克思主義者彼得・塞吉威克（Peter Sedgwick）爲了即將出版的《連恩與反精神科學》（*Laing and anti-psychiatry*）一書，先針對連恩寫了一篇批判性分析，命名爲〈R. D. 連恩：

自我、症狀與社會〉。他認爲連恩只是暫時、不著邊際地投入神祕活動，但他最後匆匆撤回此說，在書本送印之前，他還有時間加上一段附錄，寫作日期標示爲一九七一年十二月：

我曾認為連恩只是短暫、不著邊際地投入神祕活動，但從他最近的發展來看，我的結論顯然錯了。連恩一直遲遲未能真正實現神祕冥想，為了全心投入，他目前已前往斯里蘭卡，完全脫離西方世界和精神醫學。

紐約雪城大學人類學系主任亞吉哈・巴瑞提（Ageha Bharati）教授赴斯里蘭卡實地考察時，曾與連恩見面長談，他在信中提到（他在一九七一年十一月寫信給我，我因此獲益良多），連恩「實際上已斷絕一切與英國和精神醫學相關事物，他不只依照南傳佛法靜坐——這五個月來，他每天打坐十七個鐘頭——他還在斯里蘭卡中部位在肯杜伯達的禪修中心待了六個星期，該處一位高僧告訴我，連恩得天獨厚，他做得比修行多年者、斯里蘭卡信徒和外國人都更好。」

分享靈修之旅

連恩帶著許多在斯里蘭卡和印度的奇聞歸國，其中最震撼的應屬他隨著一位老智者在印度山洞裡待了四個星期。返國幾個月後，他將這個故事告訴《紐約時報》記者伊瑟瑞爾

• 紳可（Israel Shenker）：

我在山上待了一個月，跟著一位印度聖者，他一直住在深谷上的石洞當中。他任由毛髮生長，多數時間全身赤裸，用頭髮裹身取暖。我整日與他坐在一起，融入日夜交替的節奏，看著日落月升。我在此最大的收穫是無法形容的，我甚至毫不打算將之付諸言語。我終日不做事，只觀照自己身體的各種感知。感覺肚子空了，結腸塞滿，飢餓來了又去。食物是我最難以戒除的癮，要花上一週才能擺脫這種狀態。

另一回，他也向《波士頓環球報》說了類似的事：

我到印度實踐一句箴言：「找對地方。」我在斯里蘭卡的男子禪修寺進行兩個月密集的僧侶修行，之後在喜馬拉雅山域的峭壁下，與一位印度導師靜坐一個月。我做的事愈來愈少，最後我什麼也不做，包括不再心懷愧疚地去計算自己做了什麼，因為我什麼也沒做……

我開始只是站、盤腿而坐、走路、進食、呼吸，除此之外不做任何事。對於慾望，我學到只要毫無所求，也就無從失去。我放慢步調，逐漸達到內心平靜之境，並全然沐浴其中，這令人煥然一新。我就是漸漸什麼也不做，甚至也不打坐。

連恩在各種場合都常提到斯里蘭卡和印度之行，奇怪的是，他經常描述得像是一整年都待在禪修寺，或是一直和某些外貌睿智的年長智者住在森林／叢林裡，兩人就「沉浸在寂靜之中」。但其實他只有兩個階段全然投入修行：第一階段是在斯里蘭卡肯杜柏達修行六週，他在佛教靜修寺修習佛家禮教；第二階段是在喜馬拉雅山域整天與老智者「廝混」，他在此實踐自己習得的道理。

在斯里蘭卡待了六個月後，他又在印度待了六個月，之後便離開充滿印度教徒、蘇菲教徒、錫克教徒、穆斯林、塔米人、大象、老虎、森林、絕美的日落、日出、月升……的神奇世界，回到乏味的英國，從不可思議的奇妙世界，回到現實生活，回到他在漢普斯德狹小的公寓、友愛兄弟協會、穿鞋、穿襪的生活，回到西方世界及其他種種。赴斯里蘭卡和印度的這一年，是連恩此生僅有一次的寶貴經驗，但必須爲此付出代價。

〔第十六章〕心靈大師重返塵世

連恩一家返回英國

連恩一家在一九七二年四月二十日離開印度，距他們前一年三月前往斯里蘭卡，這一年間發生了不少事。這一年來，連恩不僅刻意與倫敦的事物保持距離，甚至斷絕西方世界的消息；他讀了很多書，但僅限於東方神學與哲學，他有許多事需要補足追上。此外，回到倫敦後不久，連恩嚴重喪失自信，一九七二年五月他在日記中寫下：

> 我得保有勇氣——或是任它而去——所有事都無法確定。我失去了動力和信念——我不想做任何事，但我也不願無所事事。這像在開始一段全新生活，但我寧可不要這樣。我已落伍、超脫[35]，超脫至虛空。

連恩靈修期間的大事

一九七一年三月至一九七二年四月赴斯里蘭卡和印度休憩期間，在連恩自認（許多人也這麼認為）他所屬的領域發生幾件重要大事。大衛・庫柏的書《家庭之死》（*Death of the Family*）一九七一年六月在英國出版，瑪麗・芭妮絲和喬・柏克合著的《瑪麗・芭妮絲——走過瘋癲的兩則紀述》以及連恩的《家庭的權力關係》都在一九七一年十月上市。艾倫・伊斯特森繼《正常、瘋癲與家庭》和一九七〇年出版《春之葉》之後，也闖出一番名堂。而當初一九七一年集結數篇文章以特別號方式出版的《連恩與反精神醫學》，一九七二年由企鵝出版社發行平裝版。

肯・洛區（Ken Loach）執導的「家庭生活」一九七一年十二月至一九七二年一月在英國上映（於美上映的片名為「星期三的孩子」），戲劇化地描繪一位小女孩受家庭生活迫害導致精神分裂。影片引起不同評論，影評們的解讀不一，有的認為肯・洛區的靈感是來自劇作家大衛・梅瑟（David Mercer）的舞台劇《兩個心靈》（*In Two Minds*），也有人認為是受 R. D. 連恩的《正常、瘋癲與家庭》或大衛・庫柏的《家庭之死》影響。事實上，大衛・梅瑟的確將一九六七年寫下的《兩個心靈》舞台劇改編為「家庭生活」電影劇本，不過梅瑟不只受連恩影響，也受大衛・庫柏影響，梅瑟在認識連恩之前就與庫柏相識了。

雖然連恩與「家庭生活」實際上毫無關聯，但人們很快地聯想到連恩，影片本身也明顯地與「家庭是造成精神分裂的主因」這個概念連結起來。從倫敦最大的娛樂指南《休憩》（*Time Out*）週刊一九七一年十二月號的標題故事中，明顯可見兩者的關連：「這部片是根據近期精神醫學／政治的研究和假設拍攝，這些觀點經精神科醫師 R. D. 連恩和大衛・庫柏的著作發揚光大……」

在美國，一經讀者歡迎且富盛名的《生活》（*Life*）雜誌報導後，連恩在大眾心中便有了心靈大師的形象。一九七一年十月，《生活》雜誌下了斗大標題「深諳瘋癲的哲人」，刊登〈R. D. 連恩的驚人面貌——飽受爭議的精神科醫師和作家〉，文中將連恩與當年另外兩名美國「救世主」並論：「就如馬歇爾・麥克魯漢（Marshall McLuhan）和堤摩西・利瑞，R. D. 連恩從學者專家變成哲人與先知。」文中也提到《經驗的權力關係》平裝版賣了四十萬冊，已成爲「校園經典」。不過，報導中最驚人的是約翰・海恩斯（John Haynes）拍的一系列照片，《生活》雜誌的廣大讀者群可見連恩穿著內褲、用手肘全身倒立，擺出只能歸爲高級瑜伽的姿勢；讀者也看到連恩光腳坐在小地毯上，像心靈大師一樣遁入內心世界；還能看到這位年輕、極英俊的哲學家／詩人像個森林精靈似地，蹲坐在倫敦漢普斯

35　譯註：連恩日記用 depasse 一字，此字非英文，可能是筆誤或其他語言。作者照實摘錄原字，因中譯困難，故先以法文譯出，另以註解說明。

德荒原裡某棵樹上，連恩眞的「深入」美國了。

同樣在連恩離開期間，《君子》雜誌刊登了另一篇長篇文章，作者是連恩一位音樂友人彼得・梅善（Peter Mezan）。連恩在一九七二年後半年發現，這篇超過一萬六千字的論文，大大影響了衆人對他的觀感，尤其在美國。文章斗大的標題橫跨六頁之多，連恩發現自己被「貼上無數標籤」：「繼佛洛伊德和榮格之後，現在有了 R. D. 連恩，當紅心理醫師，反叛者，瑜伽修士，哲學家之王，或許，是現代醫神的化身？」彼得・梅善在一個絕佳時機將連恩推上現代精神大師的地位，連恩該做的，就是實現這個封號。

席德・布瑞斯金退出友愛兄弟協會

這段期間內，衆人各自修正了原先對連恩的觀感，但不僅連恩確立了公衆形象，友愛兄弟協會也有一番成長，協會已買下倫敦北部的房子（一般人多稱這些建築爲「樹叢」〔The Grove〕），並做爲友愛兄弟協會之家使用。一九七一年九月五日，席德・布瑞斯金協助舉辦一場衆星雲集的慈善晚會，地點在希爾頓飯店，當天參加這場盛會的名人有：知名演員米高・肯恩（Michael Caine）、蘇西・肯道爾（Suzy Kendall）、彼得・庫克（Peter Cook）、杜雷・摩爾（Dudley Moore）、約翰・克利斯（John Cleese）、作家艾倫・班奈特（Alan Bennett）與其他名人。當晚活動募得的金額——三千英鎊——幫助友愛兄弟協會買下唯一一棟不動產。席德認爲連恩應會爲此高興，但也考慮到他可能因堅守淸心寡欲而反對。儘管晚會帶來極大助益，但連恩這一年來僅食堅果、樹莓、米飯和水果，認爲貪婪華麗的活動實在不堪入耳。席德認爲自己對友愛兄弟協會貢獻良多，實際上卻不智地讓自己失勢，隔年春天席德開始受到孤立和排擠——休・克勞福德表現得最明顯——終於迫使他在一九七三年三月退出協會。友愛兄弟協會未因此失去約翰・希頓實屬幸運，當時希頓曾不滿席德蒙受的待遇而威脅退出。

阿爾伯斯協會獨立運作

但對連恩而言，眞正引爆點是協會逐漸接受阿爾伯斯協會。阿爾伯斯協會最初是由喬、蕾貝卡・柏克夫婦、莫堤・史卡茲曼（Morty Schatzman）和薇薇安・米列（Vivien Millet）一手創立的，當初克勞福德和希頓運用他們的影響力，將喬和莫堤逐出友愛兄弟協會，一九七〇年春天，阿爾伯斯協會便在莫堤和薇薇安的家裡開始運作，連恩對此極爲不悅。連恩就像他自己經常提及的占有慾強的母親，難以接受他人宣示自己是獨立個體，此外，顯然他也擔心阿爾伯斯終會併吞友愛兄弟協會。

傳統精神醫學界的反擊

連恩也該注意到，自印度返國後，他愈來愈堅持精神分裂的定義，但他的見解卻與存在主義、現象學、治療或分析毫無關聯。連恩和身邊的人對精神醫學界中需要「強迫給藥」的看法，一直抱持異議；支持用藥物治療精神分裂症的人馬六〇年代一直忍受著他們認為莫名奇妙的心理學術語，此刻，他們想要奪回五〇年代時的主導地位。伯明罕全聖醫院的諾曼・因拉醫師（Norman Imlah）一九七一年十月於《週日時報》刊登一篇文章，指出在他的精神科病房使用氟奮乃靜（Fluphenazine，由硫代二苯胺衍伸的注射鎮定劑）後，復發情況降低了百分之九十。當時，已經偶有瘋癲或精神分裂的相關文章，內容不再提及R. D. 連恩、友愛兄弟協會或大衛・庫柏了。二十一號別墅已成為歷史，金斯利會所也成為歷史，R. D. 連恩也不再被視為精神科醫師了。就連《時代》雜誌為了宣告 R. D. 連恩回到英國所刊登的文章〈假日工作〉（busman's holiday），連恩在文中給的建議也絲毫無關現代精神醫學：「連恩想起十六世紀法國外科醫師帕雷（Ambroise Paré）的名言：『我為他包紮，上帝治癒他。』他表示，精神醫學應採用這種哲學。」

R. D. 連恩產業崛起

R. D. 連恩現在從事靈修事業，有些人開始關心他以前說過什麼，反而不怎麼在乎他現在說的話，還不厭其煩地討論他所指爲何、「言下之意」又是什麼。舉例來說，彼得・塞吉威克一九七二年五月於英國第三電臺發表演說，內容是關於 R. D. 連恩的同情心和新左派的政見。一種以 R. D. 連恩爲主的新興產業正在崛起，彷彿 R. D. 連恩已經作古似地。甚至早在一九七二年，倫敦芳塔納出版社（Fontana）便將 R. D. 連恩與貝克特（Samuel Beckett）、D.H. 勞倫斯、喬治・盧卡奇（George Lukacs）、卡爾・波柏（Karl Popper）和羅素一併規畫於現代大師書系，邀請加拿大戴爾豪斯大學（Dalhousie University）的艾德嘉・弗瑞登伯格（Edgar Friedenberg）教授撰寫一本關於 R. D. 連恩的精采小書。當時，R. D. 連恩產業正如日中天。

惡作劇三人幫

連恩自印度返國後，至少有一段時間徹底吃素，他很快變成行家，熟悉糙米、扁豆、冷湯、義大利麵和任何符合佛家生活的食物，那段時間餐桌上已完全不見紅肉。南非人亞瑟・巴拉斯卡斯（Arthur Balaskas）一九七二年在倫敦北部的聖約翰伍德街經營一家素食餐廳，大受民衆歡迎，他在一九七〇年間透過妻子敏娜認識連恩和茱妲，餐廳離巴爾賽斯公園路不遠，連恩便爲了素食固定上門光顧，也與亞瑟建立起近二十年親密且實質互助的友誼。[36]

連恩也曾干涉亞瑟對金錢的看法。七〇年代早期天然食品開始流行，亞瑟的餐廳相當受歡迎，但他也花了大把時間在數錢；此外，由於餐廳生意忙碌，吃重的身體勞動讓他深受背疾所苦。連恩有解決辦法，他要亞瑟躺平，讓身體放鬆伸展，專心控制呼吸，先由一個鼻孔呼吸，再換另一個。他也叫亞瑟開始練習瑜伽，包括調息（呼吸）和哈達（身體）瑜伽，並告訴亞瑟，若他依照這些指示，他的生活會愈來愈充實，最終他會更成功、更快樂，並要他自問，數鈔票本身眞有這麼愉快嗎？亞瑟將連恩的建議謹記在心，也和連恩、法蘭西斯・赫胥黎變成惡作劇三人幫，就像卡洛斯・卡斯塔尼達（Carols Castaneda）筆下的印地安巫士，連恩就像唐璜、法蘭西斯就像唐哲那羅，亞瑟是那受教的學生。他們三人有過幾年非常歡樂的時光。

連恩陷入財務危機

返國之後，連恩在一九七二年五月第二週致電他的美國出版商安德烈・席夫林（Andre Shiffrin）時，接獲最大噩耗。連恩滿心以爲自己早將一切安排妥當，他可以和家人毫無收入地度一整年假，他以爲各地的版稅足以讓他不愁吃穿，但他錯了——而且錯得離譜。和安德烈通話後，他寫下：「我發現，除了我託管的錢和七一年九月到今年六、七月到期的版稅之外，我沒有任何錢在他那裡了。所以，去年一整年我花了十萬美元，我以爲我還有錢生活，現在一無所有了。」連恩陷入嚴重財務危機，於是決定該做點什麼，好在短時間賺進大筆金錢，他馬上趕在年底之前，安排赴美巡迴演講。

紀錄片「療養院」上映

但還有其他事得先解決——彼得・羅賓森（Peter Robinson）根據阿奇威社區的日常生活拍的「療養院」（Asylum），將在紐約和倫敦放映。「療養院」是部「彩色劇情紀錄片，紀錄是根據 **R. D.** 連恩的理論和實務發展的實驗性社區生活。」該片先於紐約巴黎戲院上映，隨後於一九七二年十月七日星期天，在倫敦高登街十五號的大學戲院[37]上映（靠近尤斯頓路），當天正巧是連恩四十五歲生日。影片僅簡略提到連恩，主要劇情圍繞在里昂・瑞德勒和大衛・貝爾（David Bell）的關係上（大衛・貝爾是金斯利會所的死忠派成員

---

36 巴拉斯卡斯除了在七〇年代的瑜伽節目示範演出之外，也出了幾本關於各式瑜伽的書，包括《身體生活》（*Bodylife*, 1977），連恩爲之寫序。

37 譯註：倫敦的大學戲院 Collegiate Theatre 爲倫敦大學學院（UCL）所有，於一九八二年更名爲 Bloomsbury Theatre。

之一，約兩年前，羅斯・史貝克曾在文章中生動描述過這號人物）。這部紀錄片流露溫情與人性，在美加兩地獲得高度讚賞，舉例來說，《多倫多環球郵報》（*Toronto Globe and Mail*）評之爲「近乎駭人地深入……少有電影注重這般重大、知識性的事件。」此片也爲友愛兄弟協會帶來大筆收入——在紐約放映的實際收益高達五千七百英鎊。

連恩結識亞瑟・楊諾夫

「療養院」在倫敦上映時，連恩首次遇見美國西岸作家亞瑟・楊諾夫（Arthur Janov），他的《原始尖叫》（*The Primal Scream*）是極爲暢銷之作。連恩記下楊諾夫是「最謙虛愼行的人」，但認爲他「鑽牛角尖」——意指所知甚少，卻極爲深入。楊諾夫提倡以恣意尖叫進行治療，要盡力尖叫到「出生尖叫」的程度，就能宣洩緊張、壓抑的情感、挫折感、憤怒、憎惡等所有情緒，否則這些負面情緒便會讓人類內心潰爛。連恩頗有同感，甚至有深刻的親身經歷，但他也冷眼地判斷這其實是有利可圖的手段，這種治療需要的就僅是適當空間，讓人們能夠「徹底放鬆」——這只是故技重施。但這就是楊諾夫的招數，實情就是如此。

連恩發表關於分娩的演說

「療養院」在倫敦上映後三天，連恩首度在返國後向英國群衆講課，地點在尤斯頓路的友愛教會（Friends' Meeting House），英國《泰晤士報》亦於十月九日刊登維多莉亞・布里坦（Victoria Brittain）對該場講座的評論〈瘋癲熱潮的結束〉。數日後，十月二十八日，連恩赴英國皇家醫學會參加國際婦產科身心醫學會英國分會的開幕集會，發表一則關於分娩的精采演說，他提倡對接生進行分析，並主張嬰兒在出生前和分娩過程中，比大多數成年人更敏銳靈活。連恩不僅不久前在斯里蘭卡和印度目睹了嬰兒誕生，他也聲稱記得自己出生時的過程，再加上他在分析中聽到各式各樣的故事，促使他重新敘述自己最初誕生和剪臍帶的經驗：

> 我記得當下有如身體爆裂、疼痛劇烈、全身激起強烈的生理反應、無力抵擋任何分裂，這讓我在能夠呼吸之前幾乎窒息，我的身、心、靈都亮起紅燈，處於危急狀態。很突然地，我所熟悉的一切，在短短幾秒鐘內——這幾秒鐘是用來拿剪刀和鑷子，切斷與母體的連繫——驟然消失了。這緊接著出生之後發生，像從煎鍋中直接跳入火中。我絕不想再出生一次。[38]

38　摘自戴娜・布魯克（Danae Brook）著的《自然分娩》（*Nature Birth*, 1976）。

連恩的觀點在當時雖被視爲「離經叛道」，但當天多數出席者都相信新生嬰兒會有痛覺，包括查令十字市立醫院的婦科顧問和國際婦產科身心醫學會主席諾曼・莫里斯（Norman Morris）教授。莫里斯也提出自己女兒對出生時的記憶，以此支持連恩的論點。這些講座就像替連恩年度重頭戲「洗冷水澡」——他將在三十五天內巡迴美國進行三十二場演講，連恩深知這簡直會要人命。

連恩巡迴全美舉辦講座

連恩在一九七二年十一月五日至十二月八日間巡迴全美舉辦講座，這是他經歷過最疲累的巡迴行程。連恩善用人脈，與何許人樂團（The Who）的經紀人克里斯・史鄧普（Chris Stamp）展開聯繫，還透過經紀人團隊中的基特・藍伯特（Kit Lambert）輾轉結識加拿大人丹尼・郝普林（Danny Halprin），丹尼有如一塊未經琢磨的璞玉。克里斯同意會替連恩在演藝圈中牽線，安排丹尼擔任連恩的導遊、好友、夥伴和保鑣，替他保管行李、開路及調停大小事務。這是個明智的抉擇，丹尼・郝普林在各方面都是旅遊的好伙伴。

十一月四日，連恩和丹尼在倫敦希斯洛機場碰面，入關之前，丹尼認爲最好先坦白：「連恩，在一切開始之前，有件事該讓你知道。」連恩沒答腔，等著聽噩耗。丹尼說：「該讓你知道我吸海洛因上癮，但我今天開始戒。」連恩聳聳肩，這還不算太糟。

連恩在紐約待了幾天，先安頓妥當，迎接十一月十一日在杭特學院（Hunter Colledge）的第一場演講。他很快地習慣成爲衆所矚目的焦點。十一月八日星期三，他與諾曼·梅勒（Norman Mailer）一起上紐約第十三頻道的節目，隔天又上狄克·卡維（Dick Cavett）現場脫口秀節目。在紐約期間，彼得·羅賓森和電影組員一路跟著連恩，中途他們離開一陣子，後來在巡迴期間又加入連恩和丹尼的行程。

連恩在紐約的第一場演講

在杭特學院的首場演講不太順利，《村聲週報》的記者格蘭妲·亞登絲（Glenda Adams）下筆毫不留情：

> 全場座無虛席，R.D. 連恩的表現也不同凡響。這位革命性的精神科醫師、所謂精神分裂者之友，讓我們許多人開了眼界，不過，他讓全場觀眾為之風靡的，其實只在治癒狄克·卡維的信念而已。而 R.D. 連恩在搜刮他們的錢時，甚至還取笑他們。

亞登絲完全不喜歡這場演講，她的炮火持續猛攻，報導最後是這樣畫下句點的：

當晚傳授的信條是：在地上光腳和盤腿而坐一個小時是好的，戴眼鏡不好、上唇僵硬不好、有機材料是好的、住在紐約不好；只要適得其所，屎也是好的。

R. D. 連恩對這批觀眾使出下流手段，很明顯地，他選穿褐色衣服，但是那種褐色很過分，你根本無法察覺臭味。[39]

連恩後續的全美巡迴講座

在紐約的演講雖不至於是災難，但得立刻修正才行，就連丹尼也認爲連恩第一場的表現不夠水準。不過接下來的巡迴講座中，連恩馬上振作起來，他們繼而前往紐約石溪、波士頓、水牛城、費城、巴爾的摩、維吉尼亞、坦帕、紐奧良、鹽湖城、洛杉磯、柏克萊、芝加哥、聖地牙哥，最後再回紐約。

這些演講很快有了固定模式。不是用張椅子架設「講台」，就是什麼道具都沒有。丹尼通常會在布幕後觀察是否有可疑觀衆，確保一切穩當；連恩通常會上台先演講一個小時，休息十分鐘，再花三十到四十五分鐘回答問題。丹尼留意到觀衆間逐漸發展一種特殊模式，由於連恩身上強烈的心靈大師特質藉由《君子》、《大西洋》、《生活》雜誌和數不清的文章、訪談及電視曝光廣爲傳播，因此，台下主要爲年輕學子的聽衆將連恩視爲神明般唯命是從，滿懷敬畏之心觸摸他，將他視爲神蹟。他們最大的夢想就是與智者一起赤腳席地而坐，同抽一根大麻。後來，觀眾總趁中場休息時儀式性地在椅子或地板上放置一堆大麻，這成了規矩的一部分。而連恩總能夠在下半場開始之前，神不知鬼不覺地將這些貢品收進口袋裡，令丹尼嘖嘖稱奇。這些獎品絕對都是「好貨」，都留待連恩和丹尼演講結束後，回到寧靜的旅館裡，再慢慢享用。

抵達巴爾的摩時，連恩所到之處引起的騷動愈來愈大。巴爾的摩《觀察者報》（*Spectator*）的評論版中，記錄了這番景象：

> 遠從杜蘭尼山谷路開始，手寫的告示「R.D. 連恩講座已售完！」沿路標示至古徹學院（Goucher College）校園，在校園停車場又再出現告示，彷彿單張告示無法阻擋那些一心要入場的觀眾似地。
>
> 克勞茲哈爾禮堂外，人群亂鑽、拚命推擠金屬大門，保全人員偶爾打開一個小縫，讓攝影機探出來，拍攝這些群眾。黃牛叫賣，人們喊價，現場雖以年輕人和嬉皮居多，卻仍可見一些年長者困在人潮中。有個白髮女士無助地望著四周，被擠得動彈不得。「天啊，」一位年輕人說，「這根本就像看滾石合唱團！」

39 譯註：意指連恩把自己打扮得像屎，而這票觀眾還擁戴他。

佛羅里達坦帕市是個轉捩點。連恩覺得愈來愈缺乏眞正的食物和純淨的水，他所到之處幾乎都是人工食物，水也受化學藥物和添加物污染。連恩失去耐性，說服一位計程車司機一起去找健康食物。幾個小時後，他們總算在坦帕市郊找到一家賣沛綠雅氣泡礦泉水的店，連恩一口氣喝光一手沛綠雅，一面大嚷：「我他媽的要脫水了。」

連恩酗酒的脫序行為

之後他們前往紐奧良，在那兒與彼得・羅賓森和電影組員會合。再下一站——鹽湖城——可把丹尼嚇壞了。茱妲曾告誡過連恩有酗酒問題，一九六九年在摩洛哥度假時，她曾見過連恩發狂。當時美國剛登陸月球，連恩對這種侵略外太空的行徑怒不可遏，他對著月亮像隻野獸般嚎叫，要阿姆斯壯和其他人「滾蛋！」丹尼雖受了警告，但沒料到會發生什麼狀況。

前往鹽湖城途中，機上頭等艙只有他們倆，一位空中小姐對連恩說不穿鞋襪違反客機規定，又因爲某些原因，連恩點了雙份伏特加。雙方繼續爭執，飛機在聖路易停下，機上人員告訴連恩，若他不拿東西把腳遮蓋起來，飛機就不起飛，連恩更加氣惱，又點了一杯雙份伏特加。後來，一位帶著孩子的女士藉稱讀過《自我與他人》，想和連恩聊聊而加入他們，但此時連恩已經喝到第三杯伏特加，丹尼愈來愈坐立難安。飛機接近鹽湖城時，連恩開始發出噪音，表明他不想下飛機。他嚷著：「我有不好的預感，而且很可怕、很可怕，丹尼！」丹尼提醒他還有演講，但連恩堅稱外面的空氣「有毒」。飛機落地後，連恩仍拒絕移動，丹尼為了哄這位醉醺醺的心靈大師，便對他說若那個孩子能夠安然下機，他也可以。當時機上除了連恩、丹尼、那位女士和她四歲的兒子之外，其他旅客全下機了；直到那位女士帶著她的兒子離開後，連恩才願意接受勸說，相信外面的空氣雖不乾淨，但不至於置他於死地。最後他終於下機，然後喝了更多酒，完全醉倒。

彼得・羅賓森在航站和他們倆會合，再一起前往旅館。丹尼在連恩套房對面的房間守著，連恩隔天一早要接受包括 CBS 和 NBS 等平面和電視媒體採訪。連恩打電話到櫃檯點了一杯大份伏特加，電話還沒掛上，他立刻改點兩杯。他很快喝光，之後毫無來由地痛揍丹尼。丹尼一面責罵一邊尖叫，胡亂地回了幾拳。

他們倆愈打愈凶，連恩還試圖拆下房內威尼斯式的窗簾，不斷大吼：「我會逮到你，王八蛋！」那時已經半夜三點，連恩似乎完全失去理智。丹尼覺得自己能做的就是極力安撫、勸服連恩，但絲毫不起作用，丹尼只好打電話叫電影組員，之後來了一位年輕小姐，幫忙說服連恩把全身包起來，躺在地上睡覺。丹尼最後讓連恩呼呼大睡，但知道四個小時後，他得再叫醒連恩。

到了早上大約七點半，丹尼試著叫醒連恩，令他訝異的是，連恩醒了，起床，淋浴，並在幾分鐘內打點妥當。之後連恩在沙發上坐了一個半小時，受大約二十位記者拷問，從頭到尾都優雅地掌控全局，丹尼整個看傻了。這是發生在鹽湖城的事。

之後他們前往洛杉磯，住進比佛利山莊旅館最豪華的房間，眾人起鬨，慫恿連恩點數桶香檳，又找了些人來狂歡，最後留下巨額帳單。

連恩發表對美國的看法

連恩的演講愈來愈精采，他漸漸熟悉現場狀況，更謹慎地聆聽問題，內容也變得更有趣。再下一站是芝加哥醫學中心，此時，或許連恩發覺以格拉斯哥老派的方式出場比較自在，於是開始積極猛攻，不再把自己塑造成溫柔、不忍傷害一草一木的慈悲佛徒。該是解放的時候了，他趁問答的時候發表他對「自由者之國」的看法，芝加哥醫學中心通訊報《伊利諾大事》（*Illini*）記載了詳盡內容：

我到美國後，一直在旅館、機場、機上和計程車中過夜，一個月下來，我受夠了這種生活。我已經一週沒喝水了，真正、實在的水，就是，水。我是說我不喝這裡的牛奶，那是死的、均質過的、殺菌過的，這根本不是牛奶了。我也發現很難找到真正的水果，這裡的水果都沒什麼味道且皆經化學處理；我也不知該怎麼形容各處買到的麵包，我會說像在吃鞋底或是棉球似的肉塊。大部分人吃的東西實在無法引起食慾，空氣也沉悶、毫無生氣。

某位勇敢的醫學系學生讓反骨的連恩在眾人面前跳脫不切實際的空談，顯露他格拉斯哥粗獷的本性。該學生指控連恩根本沒準備，只是在閒聊，講的幾乎都是「他那套垃圾」。連恩建議，不想與他隨興交流想法的人，該反覆聽他那些「有意義」的錄音帶就好，「而且，在你沒聽錄音帶之前，你他媽的憑什麼有臉這樣要求我？」連恩口爆粗言，台下聽眾一片愕然。

連恩診視患者

繼續前往聖地牙哥前，連恩受邀診視一位被診斷為精神分裂症的年輕女孩。這女孩全身一絲不掛，只是反覆前後搖晃身子，醫生們想知道連恩的看法。連恩未先知會大家就脫光衣服走進女孩的病房，在她身邊坐下，隨著她的節奏一起搖晃。約二十分鐘後，女孩對連恩說起話來——這是自她入院數月以來，從未出現的狀況，所有醫生都看傻了。事後連恩佯裝一臉無辜地問：「難道你們都沒想到嗎？」

連恩的「毛病」

結束聖地牙哥的演講後，他們回到紐約舉行最後一場講座，對象是專業醫師，地點選於著名的阿爾岡昆大飯店（Algonquin Hotel）。出乎意料地，發生了「緊急事件」，連恩衝進丹尼房間，說他覺得不舒服，需要看醫生。他們搭計程車前往麥迪遜大道的診所，他們沿著公園大道直行，左轉後司機說因為塞車，他們最好下車走路。途中，他們偶然注意到一位女士，連恩說之後還會再遇見她。而當他們走到診所時，那位女士也在診所裡，丹尼覺得難以置信，但連恩對此完全不為所動。連恩當時左手只能無力地垂在身側，丹尼在診療室外等他，連恩看完醫生後，拿著處方籤朝丹尼揮舞說：「我有痛風！」然後在麥迪遜大道上放聲大笑。他到藥房開藥後，立刻把藥倒進排水溝，兩人搭計程車回阿爾岡昆大飯店。連恩對丹尼說，他不知道這是什麼「毛病」，這「毛病」以前曾犯過，但他還是不知道究竟是什麼。

巡迴結束返回倫敦

回到飯店後，他們繼續辦當天的正事，向「美國心理醫師」發表演說。連恩全程站著，告訴聽眾拋棄自我的必要，講唯物主義、斯里蘭卡、禪學、神祕主義和佛學眞言。隔天，連恩和丹尼拋下滿腹困惑又滿足的聽衆，搭機飛往希斯洛機場，巡迴結束。

連恩上電視節目「有話要說」

回到倫敦數日後，連恩受邀參加泰晤士電視台的節目「有話要說」（Something to Say），進攝影棚與莫里斯・卡斯戴爾斯教授會談。這個節目雖僅在大倫敦地區播放，但對那些沒親眼見過「R. D.」的人，連恩的表現帶來不少影響。日益壯大的「連恩派」群衆，原本期待連恩會痛宰卡斯戴爾斯、徹底辯垮他、奚落他，但這都沒發生。連恩並未挑起任何爭端，也沒占上風，他們採平等的態度討論精神分裂症，雙方顯然都敞開胸懷接受另一方的觀點。連恩給人的感覺像個圓融的反叛者、像個經驗世故已經凌駕憤恨的激進分子，就連主持人約翰・摩根（John Morgan）質問連恩反對用藥和電擊的立場，連恩也稀鬆平常地答道：

> 我反對的原因和許多人誤認的立場是不同的。我希望人們知道有需要紓解他們經歷的痛苦時，自己可以選擇是否要接受電擊。

這般柔和的言論確實出自連恩之口，若說這是因爲他還未從美國之行中恢復體力，未免過於簡化，但這的確不是典型的連恩風格。

於西敏大廳的講座

連恩邀請丹尼參加幾週後於一九七三年一月在西敏大廳舉辦的講座。在友愛兄弟協會的紀錄中，顯示整場活動全都屬於友愛兄弟協會，先前十月份於友愛教會舉辦的講座，獲利也全進了友愛兄弟協會口袋。雖說海報上註明的講題是靜坐，但連恩已經不再在乎他該做什麼、不該做什麼。當連恩發現台上有架無法移動的鋼琴，他索性就坐下表演幾首他最愛的喬治•蓋希文作品，只要累了，他就站起來隨興講些東西，這惹得一位坐在大廳後排的女士朝他大喊：「連恩醫師，靜坐的目的究竟是什麼？」連恩走到台前喊道：「沒有目的！」停頓幾分鐘後，他說：「女士、先生們，謝謝各位。」然後下台。這時，丹尼突然能眞正了解連恩了。

經歷重生儀式

丹尼在巡迴講座中，了解連恩不少事：他親眼目睹連恩既出色不凡，卻也有平庸的一面；他知道連恩有難以置信的復原能力，他也開始打從心底相信「連恩對眞理求之若渴」。連恩亦然，這趟巡迴演講令他獲益良多；在這趟旅程種種的怪誕奇遇中，他經歷了一場重生儀式，是透過助產士伊麗莎白•費爾（Elizabeth Fehr）一起完成。連恩極少使用他人的「方法」，但他會爲重生破例，不過，這令已有裂痕的友愛兄弟協會加速決裂。

〔第十七章〕愛的權力關係

流年不利的一九七三年

整體說來，連恩在一九七三年流年不利。他自學生時代起就能流利寫作，此刻卻遇上極大瓶頸，他所關心的主題也離他的專業愈來愈遠，同時，他還不知下一步該何去何從。《家庭的權力關係》是連恩赴斯里蘭卡前出版的書，但完全無法指引他未來方向，他完全沒興趣研究家庭了。放一整年假開始出現顯著影響：他的身體雖驚人地健康，但心靈卻似乎變得呆滯，而且極度缺乏他過往最傲人的原創靈感；此外，他也需經常面對沉重的經濟壓力，這全是前所未見的。

《心結》重新引起注意

不過，連恩仍可朝一個大有可爲的方向發展。先前在一九七〇年九月出版的《心結》，當時在英國雖未引起轟動，但此刻因被英國廣播公司第三電台改編，人們又重新注意到它；而《廣播時報》（*Radio Times*）宣傳「心結」廣播節目將在三月二十七日星期二播出時，此書又獲得一次曝光機會。由於報導需將整部作品的精華濃縮成一句標題，連恩因此又再獲得另一個封號，這回他被描寫成「認爲瘋子可不瘋的人」，而當初《心結》的第一篇書評中，連恩被描述爲「認爲我們所有人都瘋了的人」。[40]實在無法確定這兩個不相干的例子是否反映廣大讀者的意見，但這些描述的確點出連恩的大部分信念。是他說瘋子的心智正常、正常人的心智瘋癲，他說家庭令人陷入瘋癲，說世上沒有瘋癲這回事，他說社會瘋了，他是個瘋癲的精神科醫師……

友愛兄弟協會創始成員分崩離析

到了一九七三年四月初，友愛兄弟協會已沒剩幾個最初成員，最初協會成立時（例如一九六四年後期），成員有連恩、席德・布瑞斯金、大衛・庫柏、艾倫・伊斯特森、克藍西・席格、瓊安・康諾德和雷蒙・布萊克。一九七三年三月二十一日，席德・布瑞斯金奉獻了近十年歲月後，正式引退；雷蒙・布萊克經歷這一切讓他幾近瘋狂，最終幻想徹底破滅，同樣在一九七三年三月正式引退。艾倫・伊斯特森因認為連恩精神不穩定，早就離開協會，他在一九六八年九月四日的會議中戲劇性地求去，要求會議紀錄記下自金斯利會所開始運作以來，他一直對營運方式感到不滿。瓊安・康諾德也早就離開另尋發展；克藍西・席格則是感到遭受背叛，憤怒地離去，但他還能清醒地將這些事件寫成小說。大衛・庫柏在一九七一年正式離開協會，後來成了個有酗酒問題的心靈大師，一直竭盡他所能發起暴動和煽動群衆情緒。格蘭村路的其中一位「守衛者」班・邱吉爾，則是在一九六九年離開。

友愛兄弟協會的新風貌

友愛兄弟協會新一代的主導人物包括四位醫師——休・克勞福德、約翰・希頓、里昂・瑞德勒和 R. D. 連恩，他們四人分屬組織內最高層級，自稱為友愛兄弟協會有限公司管理議會成員的「會議召集人」，在他們之外尚有會員和相關人員。但這種類似法定的稱謂反映了組織內實際的層級關係。實際上，協會裡分三個層級：上層、中層和下層，所有人都知道誰屬上層——上層全都是醫師，接著輪到實習生，最後是學生和病患。

40　洛伊・佩羅特（Roy Perrott）一九七〇年九月二十日刊於《觀察家報》的書評。

就友愛兄弟協會來說，「實習生」的概念是個沉重議題，有些人認為這是大衛・庫柏決定另謀發展的原因。協會裡有許多實習生：海雅・歐克雷、保羅・席爾、麥克・約肯，還有自一九七三年至一九八〇年擔任協會幹事的麥克・湯普森（Mike Thompson）。許多人跟著加入協會。一九七〇年至一九七三年間，友愛兄弟協會變成相當活躍的訓練中心，主要為貧困的人提供住處、照顧病患、提供各種治療，或是定期舉辦研討會、以社區治療為主的讀書會、現象學講座、禪學、詮釋學、辯證哲學、哈達瑜伽、《薄伽梵歌》、《壇經》，以及溫尼考特、佛洛伊德、榮格和連恩的理論學說，皆由友愛兄弟協會成員或邀請特別來賓（如邀請瑪麗・芭妮絲講述瑪麗・芭妮絲）主講。友愛兄弟協會最初成立是希望為難以適應日常生活的人提供有效實際的建議，然而目前的運作模式實已遠離初衷。

接下來十年，友愛兄弟協會都依此模式運作，人際網路也漸漸成型，以倫敦西北部及附近的居民為主，主要範圍在漢普斯德至基朋、肯頓鎮至美達谷、海格（highgate）至阿奇威之間。連恩依舊是所有活動的頭頭，到了一九七四年，他甚至還冠上「主席」頭銜。

連恩與茱妲感情生變

一九七三年春末，連恩歷經嚴重情緒打擊，所幸安然度過。他發現茱妲與一位電視節目製作人有染，傷透了心，幾乎整個夏天都借酒澆愁，嗜酒如命。他躲到某位前任祕書鄉間的可愛小屋調適心情，地點在康沃爾郡，他盡情痛哭，不斷地寫下他和茱妲的感情，但此刻兩人的關係已如一張薄紙。在一九七三年八月號的《滾石》（*Rolling Stone*）雜誌的照片中，已不見那個纖瘦、英俊、睿智、靜坐一年返國的連恩了，反而是個浮腫、雙層下巴、目光呆滯的酒鬼。

在連恩這段瘋狂飲酒的歲月裡，他回格拉斯哥探望先前的家人。雖然他在九月份已和茱妲重修舊好，但他十月二十六日回羅斯金街時情緒依舊相當激動。幾週前他的兩個女兒凱倫和費歐娜趁連恩不在倫敦時，從格拉斯哥南下，做出相當過分的事，她們通知警察到巴爾賽斯公園路，（不實地）指控茱妲藏有違禁品。連恩怒氣未消，進了羅斯金街的家門後沒多久，就毆打當時十七歲的凱倫，毫不留情，直到保羅和我出手制止，所有人都驚恐不已。多年後，連恩追究他和凱倫的關係為何如此疏遠時，此事被當成主因，但連恩發誓他完全不記得這件事。

赴加拿大巡迴講座

連恩試圖彌補一九七三年的不順遂，於是安排一九七四年二月赴加拿大迷你巡迴兩週。這回陪他同行的是巴瑞・雷諾茲（Barrie Reynolds），當年三十歲，是多倫多某間公關軟體生產有限公司的董事長。這趟行程中，連恩和美國精神分析師哈洛・希爾雷斯（Harold

Searles）參與了一部後來廣爲放映的影片「方法」（Approaches）的攝製。影片中，一位稱作「珍」的女孩分別接受希爾雷斯醫師和連恩醫師診療，在看診過程中，珍向兩位醫師抱怨頸部疼痛。希爾雷斯大膽地給予精神分析詮釋，但她同樣對連恩抱怨時，連恩站起身揉揉她的後頸。不同醫師，用不同招數。

另一方面，加拿大之行象徵重返一年前的美國巡迴——成爲鎂光燈焦點和舉辦密集講座。他受城市電視台、CTV 的「晨間加拿大」、CBC 電視的「週三」和「邁入三十」訪問；他在爆滿的禮堂和講廳講課，也與約克大學和多倫多大學校園報的年輕記者共抽象徵和平的長桿菸斗；而連恩向信眾們講述與靈修大師住在喜馬拉雅山麓峭壁中的經驗時，他一直住在最好的旅館房間。可是他的魅力漸漸消失了，某報報導他在多倫多大學會議廳爆滿的講座，寫道：

> 當我們離開他位於高樓的套房時，他正小口啜飲法國維希礦泉水，緩慢地抽著菸，明顯地進入冥想。我問一位十九歲的年輕小記者，凱西，問她訪問連恩的感想如何？「很失望，」她說，「他好像在對空房間說話。」「沒錯！」另一位二十二歲的記者雪莉深表贊同，「不過我想那就是他所謂找到他個人內在的棲息所了。」

連恩與茱妲完婚後的新生活

一九七四年，連恩從印度回來已有兩年，仍然沒有再出新書的跡象。不過他已有穩定收入，足以考慮置產。他自認夠熟悉戴文郡和康沃爾郡一帶，可以冒險一試，於是在靠近艾克塞特郡（Exeter）處，買下占地三英畝的巴特沃席磨坊（Batworthy Mill）。這地點也離第二任家庭的友人大衛和莎菈・沙爾門（David and Sarah Salmon）一家夠近，可以來這裡度週末。這兒只是讓他們一家能遠離倫敦「景物」，躲到鄉間休憩的地方而已；連恩也看上倫敦伊頓路（Eton Road）上的牧師住宅，該處就在巴爾賽斯公園路住處的街角，他自一九六六年搬出金斯利會所後，就一直住在巴爾賽斯公園路。連恩現在這個家庭急速成長（亞當現在六歲，納塔莎也三歲了），他四十六歲，年紀夠大了，他覺得該是時候計畫遷離出租公寓、搬到附近更寬敞舒適的喬克農場（Chalk Farm）。總括來說，連恩在一九七四年情人節與茱妲完婚後，他處處積極地走向人生另一頁。

兒子們與父親的相聚

幾個月後，連恩邀我哥哥保羅和我出席我們首次的「R. D. 研討會」。蘇格蘭治療工作坊的先驅人物溫尼福特・羅許佛斯（Winniford Rushforth）醫師，雖已年邁但仍機靈敏銳，邀請連恩某個週末爲基馬諾克地區的學生演講。儘管我們的母親反對，但這是個從專業領域近距離了解自己父親的機會。

不過那個週末開始得不太順利。或許連恩心中因爲長久以來「撇下」兩個年齡最長的兒子，飽受罪惡感嚙咬，於是決定讓整件事有個好的開始。星期五晚上他本來該到法提瑪旅社（Fatima House）用晚餐，但他在格拉斯哥西端遲遲無法招到計程車，大部分司機都不願長途開到荒涼之地，還要幫他尋找「位於基馬諾克某處的法提瑪旅社」，一路上根本可以不費吹灰之力找到許多旅社。

我們午夜後才到旅社，所有人都睡了，沒人抱希望能見到偉大的連恩。但他到了，還拖著兩個兒子，酩酊大醉，嘴裡唱著〈二十四個處女〉。計程車司機總算解脫了，他來時不僅得一路忍受後座三個醉漢，回程還有連恩嘔吐物的刺鼻氣味相伴。

連恩大聲猛敲旅社大門，直到終於有人從被窩出來，查看究竟爲何如此吵鬧。我們全部跌跌撞撞進入旅社後，連恩注意到大廳最底端有個眞人尺寸的耶穌與十字架雕像。他大嚷：「我正想和他說說話。」然後開始擁抱雕像，狀似親密。此時已有不少客人走出客房，聚集在大廳裡，發生什麼事全都一目了然——R. D. 連恩來了，而且在發酒瘋。然後，連恩像是要極盡所能地向全世界、尤其是法提瑪旅社的房客挑釁，他開始在雕像的屁股上流口水。保羅和我再也忍俊不住，歇斯底里地笑倒在地。眞有他的！

隔天上午，連恩就「罪與贖罪」講了一堂嚴肅又發人深省的課，晚飯後，他在鋼琴上彈〈二十四個處女〉。他的歡樂情緒極有感染力，當晚的勁歌、熱舞、狂飲持續到星期天清晨才告一段落。我們戲劇化地抵達這裡後，待了三十六個小時離開，連恩安撫了所有人，尤其是溫尼福特・羅許佛斯，羅許佛斯非常寬宏大量，也像基督徒一樣懂得感恩。

這是我和連恩關係的重大轉捩點，有機會了解他是個什麼樣的人後，某個程度上，他對保羅和我也夠信任了，我們得以到巴特沃席磨坊與他和他的第二任家人共度暑假。連恩過往從不輕易讓自己失態，但這次事件成了往後眾多事件的開端。

連恩與二女兒蘇西的互動

連恩的二女兒蘇西不甘心被我們超前，決定在同年十一月到倫敦與連恩共度幾日。蘇西在我們之中一向是最包容連恩的，對他最坦率、最依賴他。當她南下倫敦時，她住在連恩的祕書約翰・雷利（John Reilly）那兒，雷利記得蘇西從巴爾賽斯公園路回來時，哭得不能自已。她極盡所能，卻無法親近連恩，覺得徹底被拒絕了。她終究會知道唯一親近連恩的辦法就是至少得和他喝上一瓶威士忌——但他很少和女人喝這麼多酒。不過，她還獲得些許安慰，《週日時報》以專題報導名人的兒女——〈名人之後〉（Heirs to a Name，一九七四年十一月二十四日），邀請理察・懷特豪斯（Richard Whitehouse）受訪談論他的母親瑪莉，崔西・泰南（Tracy Tynan）談父親肯尼斯，馬克・柯林斯談父親肯能・柯林斯（Canon Collins），康妮・艾森克（Connie Eysenck）談父親 H. J. 教授，麥斯威爾・艾特肯（Maxwall Aitken）談父親麥克斯（Max）爵士，馬克・薩奇（Mark Thatcher）稍微談論母親瑪格麗特，多明尼克・佛洛伊德談國會議員父親克萊門特，約翰・杜安（John Duane）談父親麥可，還有馬丁・阿米斯（Martin Amis）談金斯利。蘇西講了很多關於父親的事，最後說道：「對他而言，我們五個是最棘手的，他無法習慣我們長這麼大了。我們為他惹了太多麻煩，他可以解決其他人的問題，但對我們的問題就束手無策。」

連恩的「重生」經歷

到了一九七五年，連恩的心力專注於幾件特定的事：他是友愛兄弟協會的「主席」，他雖未將全部時間花在協會上，但協會的事務占去了一些時間；他收費看診（這令許多人大為不解），試圖在自訂的截稿期內寫完好幾本書，此外，他正經歷「重生」。一九七四年秋天，連恩接受克勞德・史坦納（Claud Steiner）和史班斯・梅漢（Spence Meigham）採訪，一年後以〈激進治療的問題〉一文刊登，文中記錄連恩的「重生」經歷：

去年冬天，我參加了每週一次晚上舉行的集會，約有四十到五十人參加，大家建立了一個簡單的儀式，我們稱之為「重生」。我們愈來愈覺得這個儀式很簡單，一個人站在中央，一群人圍著他，當他說「去」，所有人就會進入各種短暫的興奮狀態和類似出生的過程，會喊叫、呻吟、尖叫、翻滾、扭曲身體、撕咬、拳打腳踢……天知道那是什麼。接下來可能會面臨許多肢體上的反應，也可能會釋放許多能量並重新分配能量。我該提到活動還包括按摩、身體雕塑、即興遊戲等等，這些全都是我們日常文化中的一部分，像戴面具、跳舞……幾年前我在這裡遇見楊諾夫，羅文（Lowen）也來過，有不少我共事過的人都讓他治療過。有些人深受各種宣洩能量的方式吸引，而我們為數龐大的參與者之中，實在不乏人才。我們沒用任何特殊技巧，但我們極其投入，其中我又尤其喜歡「音樂、節奏和跳舞」，就像諺語形容的那樣。每當晚上我到我們其中一個住所時，大家通常都在放音樂、打鼓、唱歌、跳舞，通常我離開時，大家還在玩。

他隨後又強調，「我們也吟詩。」

舉家遷至伊頓路

一九七五年四月，連恩的三女凱倫生下第一名男孩馬克，之後繼續定居在格拉斯哥，茱妲也在同年六月二十四日產下第三個孩子麥克斯，連恩的家庭變得非常龐大，他花了好幾年才適應「祖父」這個新身分。

加入重生運動後，連恩和茱妲繼而加入提倡自然分娩的團體——雖說在麥克斯的生產影片顯示，自然分娩是漫長、痛苦且會危及性命的。連恩的生活大部分是以倫敦的第二任家庭爲主，他幾乎都住在家裡，並在家中寫作，此時再多添麥克斯，家裡就變得太擠——又該搬家了。

從巴爾賽斯公園路走個幾分鐘，就是安靜、屬於高級區段的伊頓路。一九七四年，伊頓路上的全聖教會出售牧師住宅，當時伊頓路二號建物年久失修，但坪數非常吸引人——三個樓層與地下室共有八個房間，前後院都相當寬敞，廚房很大，有兩間浴室。伊頓路的房子是連恩父母永遠無法想像的，這兒有許多樓梯、開放式空間、木製遮陽板、大大小小的壁爐——還鄰近倫敦兩個地鐵站，且位於倫敦西北區黃金地帶的中心。這棟房子只有一個小陷阱，由於先前屬於教會的宅邸，由一位著名的驅魔牧師管理（尼爾・史密斯牧師，據說驅魔超過五百次），屋內瀰漫一股令人毛骨悚然的氣氛。連恩在一九七四年夏天買下房子後，便和茱妲多次先到房子徹底檢查曾經重新裝修過的地方，漸漸地，連恩開始認爲這裡鬧鬼。有一次，像在證實他的疑慮似地，他一走出房間，天花板就跟著崩塌了。連恩決定讓「他們」嚐惡果，某晚他回到伊頓路，叫「他們」「滾開，別再回來！」根據他的印象，結果屋內的氣氛戲劇性地變了，事情就這樣落幕。

連恩的二女兒蘇西病逝

一九七五年初，連恩第一任家庭的二女兒蘇西二十一歲，已經訂婚，準備結婚。不過年底她大病一場，診斷是單核細胞白血病（monoblastic leukaemia）。格拉斯哥的醫師判斷只能接受藥物和放射性治療，她顯然沒剩下多少日子。面對噩耗又加上心碎，安妮和連恩開始出現嚴重爭執，他們倆以往總是針鋒相對，但這次簡直是戰爭。安妮不認爲告訴蘇西眞相會有好處，但連恩持不同看法，他覺得有必要告訴她，他在一九七六年初寫信給我，告知他的企圖：「我很確定她一定要知道狀況，如果其他人不說，就由我來說。」

連恩特地前來格拉斯哥，不顧醫師、安妮和蘇西的未婚夫羅迪的強力反對，告訴蘇西她患了某種血癌，目前尙無藥可醫，她能活著就是奇蹟，但也沒剩多少日子了——大概只有六個月。當時大家很氣連恩，他展露父親的威嚴，但在告知蘇西眞相後，他幾乎是立刻返回倫敦，一切留給其他人善後，尤其是安妮和羅迪。不過，說出眞相後不久，大家顯得輕鬆起來，蘇西很快就出院了，因爲醫師也認爲醫院無法再幫上什麼忙。蘇西回到未婚夫家，在家人的溺愛中抱著尊嚴死去。這是連恩的第一任家庭十年來首次團結起來，縱使極爲短暫。

蘇西的葬禮結束後，就在格拉斯哥葛斯文納飯店舉行宴會；餐會過後，大夥兒便開始瘋狂飲酒。到了當晚尾聲，我在母親肩上哭得不能自已，不久後，我感覺到有人用力抓住我的左臂，真的很痛，奮力地把我拉開。對方是個高大、肥胖、樣貌醜陋的女人，她是個社工人員，被分派到蘇西的「案子」。她對我說：「安德烈，現在振作起來，你哭夠了！」在我「振作起來」之前，連恩全力衝向她，抓著她夾克的領子，猛力拉她撞牆。他奮力朝她大吼：「我發生了什麼事（猛撞），你他媽的懂什麼（猛撞），他媽的社工（猛撞），他媽的沒有權利（猛撞），來他媽的插手（猛撞）家務事！」接著，她就被粗暴地攆出會場，這事讓我開始以全然不同的角度重讀《家庭的權力關係》。之後連恩和我搭同一班飛機回倫敦，招了輛計程車回巴爾賽斯公園路，他對當晚事件怒罵不休，直至次日清晨方止。

〔第十八章〕

分娩與重生

遭起訴非法持有LSD

連恩搬進伊頓路不久，房屋隨即遭竊，便向當地警方報案。可是令連恩大爲震驚的是，警方很快又再度登門，目的並非告知調查結果，而是逮捕連恩，以非法持有LSD起訴他。先前警方「例行」清點失竊物品時，他們未具正當理由強力撬開一個上鎖的櫃子，發現裡面有九十二劑LSD-25。連恩完全不知根據英國一九七一年通過的「藥物濫用法」（Misuse of Drugs Act），規定僅有特定人士能持有藥物，此時他已不屬於合法持有人，於是他遭非法持有A級藥品起訴。到了隔年七月，此案才委託地方行政官送交刑事法庭審判。連恩很聰明，盡力僱用最好的律師：透過事務律師大衛・奧芬巴赫（David Offenbach）委派訴訟律師傑佛瑞・羅伯森（Geoffrey Robertson）出庭。連恩的律師提出檢方無法證實連恩是在一九七一年法案通過後才持有這些LSD，於是抗辯連恩是在醫師仍能合法持有藥物時取得這些LSD。地方行政官主席曼娜・塞吉威克（Manna Sedgwick）接受這項論述，雖然判決已定，但檢方仍堅持此案的訴訟費用應全數由連恩支付。《每日電郵》在七月二十八日報導這則戰事的結局：檢察官撤回告訴後，五百英鎊的訴訟費用落在R. D. 連恩頭上。

為史東豪斯案出庭作證

連恩自然對此事起了疑心，認爲是有心人士在幕後操作，因爲四月份房屋遭竊時，另一場官司正如火如荼進行。當時國會議員約翰・史東豪斯（John Stonehouse）——前勞工局郵務大臣在英國詐死，後來卻在澳洲現身——當時他遭詐欺罪起訴，由倫敦中央刑事法庭審理。史東豪斯到巴爾賽斯公園路拜訪連恩，希望他出庭作證。一九七六年七月二十日《衛報》的報導中，記下連恩出庭作證的情況：

稍早，史東豪斯先生傳喚第五位精神科醫師，隆納・連恩醫師，他著有《分裂的自我》。

連恩醫師說明他在去年十月與今年三月為議員看診，他讀了議員的著作《理想主義者之死》，也讀了其他醫師的診斷過程。連恩醫師遇過許多病患試圖矇騙精神科醫師，認為史東豪斯先生的陳述是可信的。

連恩醫師表示，史東豪斯先生屬特殊案例，因他的兩個人格仍以臍帶相連，但一般的雙重人格都未能察覺另一人格存在。「若這種狀況成立，在精神醫學中會屬於部分精神失常（partial psychotic breakdown）。」

不出所料，評審團並不採納連恩的證詞，不接受被告以精神異常抗辯。連恩非常後悔為史東豪斯出庭作證，也不斷懷疑他遭遇的竊案和史東豪斯案有關。此外，他其實不相信史東豪斯的陳述，經過令人備感疲累、羞辱的交叉質詢後，他在日記中寫下：

——史東豪斯：若非行徑如罪犯的病人
就是行徑如病人的罪犯
倘若，罪犯的行徑如病人，他就是病了；
何不反過來說他兩者兼具，是病了的罪犯，
是犯了罪的瘋子。

《殘酷的現實》出版

連恩的第九本書《殘酷的現實》（*The Facts of Life*）在他和家人搬進伊頓路不久後於美國出版。同時，理察・伊凡斯（Richard Evans，德州休斯頓大學心理學教授）所著的《R. D. 連恩：其人與理想》（*R. D. Laing: The Man and his Ideas*）也送印了。巧的是，安東尼・克萊爾（Anthony Clare）教授批判現代精神醫學的新書《分歧的精神醫學》（*Psychiatry in Dissent*）剛於英國上市。《殘酷的現實》出版時間是一九七六年十一月底，安東尼・克萊爾針對此書和湯瑪士・薩斯的新書《反精神醫學：受剝奪心靈的典範》（*Anti-Psychiatry: The Paradigm of the Plundered Mind*）一併寫了書評，於《新評論》刊登。這四本書同時出版，又再掀起一波媒體報導 R. D. 連恩和反精神醫學的熱潮，這熱潮自一九七六年末持續延燒，一九七七年《新評論》集結該刊文章，出版了一本厚重的選集《反精神醫學：一場論戰》（*Anti-Psychiatry: A Debate*）。

早在一九六七年，大衛・庫柏在《自由解放辯證》導言中讓連恩成爲衆矢之的時，連恩就覺得整個「反精神醫學」論戰冗長無聊。一九七五年他更不打算舊調重彈，希望里昂・瑞德勒能在這場混戰中挺身而出，替他、薩斯、庫柏、伊斯特森和安東尼・克萊爾釐清理念，這場論戰已經持續延燒且令人倒胃口了[41]。有的人倒發現薩斯、連恩、伊斯特森、瑞德勒和柏克之間微妙的競爭關係甚為有趣，一九七七年四月十日《觀察家報》（*Observer*）報導：

近幾個月來，文學雜誌《新評論》在精神醫學的運用與濫用上出現驚人論戰，每每占去數頁篇幅。其中湯瑪士・薩斯醫師激烈抨擊同業連恩醫師的異端觀點，這在精神醫學中的重要性可媲美六〇年代文學界著名的李維斯—史諾（Leavis-Snow）論戰。

《殘酷的現實》評價不高

但連恩對整個事件感到矛盾。此外，安東尼・克萊爾也嚴重挑戰連恩的尊嚴，他對《殘酷的現實》的書評中，認為此書「無趣，眞的非常無趣，我很遺憾地說。」用「無趣」來形容連恩的作品，這還眞是頭一遭。《殘酷的現實》有三大重點，首先，連恩首度嘗試自傳式的書寫，因此書中充滿他的家庭祕史。再者，他試圖將他工作生涯裡兩大部分串連起來；他試著在知識層面上提出一個理論，希望是切切實實從他多年面對嚴重精神病患的經驗中得來，並結合出生前經驗對成人造成的影響，不過，這個理論在精神分析領域中稱不

41　瑞德勒堅持是他主動提筆撰文的。

上創新。第三，同樣是根據自身的實際經驗，他試著說明重生工作坊極有潛力產生療效。可是似乎沒人把這些當一回事，連恩自己也有殘酷的現實要面對：這本書寫得很差、研究鬆散、不受歡迎，並且所有人一致認爲，對五年前能寫出《家庭的權力關係》的作者來說，這本新作簡直令人大失所望。

反精神醫學概念勢微

《殘酷的現實》之所以會招來惡評，原因之一或許是在這個節骨眼上，書的形式、內容完全不符大衆對 R. D. 連恩的期望——大家所期待的書是能廣泛並詳盡分析當下精神醫學和反精神醫學，並針對電療、藥物和身體限制的臨床基礎、存在——現象分析的效果、評估社區照料和相關前衛療法的經濟效益（像是重生團體）等，詳盡回答各種問題。但連恩對這種書絲毫不感興趣，更何況，其實一直以來就只有大衛・庫柏是「反精神醫學鬥士」，只是在激烈論戰的過程中，大家早就遺忘這點；就連激進的義大利精神科醫師法蘭科・巴沙吉利亞，早在一九六八年就宣稱自己擁護的是「非精神醫學」，不是「反精神醫學」。湯瑪士・薩斯不是反精神醫學者，艾倫・伊斯特森也不是，連恩數年前早就捨棄這個概念，喬・柏克在致《新評論》的信中，也特別澄清這點。至於認爲傅柯是個反精神醫學者，實在太荒謬了，他的《瘋癲與文明》是針對思想史撰寫的系列著作之一。即便到了一九八〇年，大衛・庫柏和傅柯都住在巴黎時，他們倆不僅鮮少碰面，也不想見面，與謠言完全不符。連恩和傅柯至一九七五年十一月才首度碰面，此後，一直要到一九八三年經我牽線才又再度見面，我在一九八〇至一九八一年間曾追隨傅柯學習，同時與大衛・庫柏發展出深厚的友誼關係，但傅柯認爲庫柏不論在智識面或儀態上，皆流於粗鄙[42]。

整個反精神醫學概念竟遭最初的提倡者捨棄，甚至連大衛・庫柏也棄它而去，似乎沒人願意接受這點。庫柏一九七二年十月自阿根廷寄信給連恩，這也是最後一封仍「稱兄道弟」的信了，他提到自己的生活「言語無法形容地刺激，絕美、激昂，最重要的是危險——這是我一直想要的——一種『不具心結』的生活，就像是在徹底稱不上浪漫的囚房石地，假肋被自動步槍槍托抵著。」

連恩赴美參加神學研討會

一九七六年八月連恩再度赴美，此次是應駐教會牧師布魯斯・拉森（Bruce Larson）醫師之邀，參加紐澤西普林斯頓大學的神學研討會，爲期一週。連恩帶著當時十九歲的長子保羅同行，這是他頭一回因公出國時帶孩子相伴。

結束令普林斯頓的神學家印象深刻的一週後，連恩和保羅飛往紐約，然後，連恩開始

42　傅柯與「反精神醫學者」的會面細節，記錄在迪迪爾・艾瑞朋（Didier Eribon）一九九一年出版的傅柯傳記中。

狂飲，像在補償前一週規規矩矩的行徑。保羅因有專人帶他進入曼哈頓中的白人「禁區」，像是哈林區、布隆克斯區和西班牙哈林區，而實地上了一堂「政治課」。連恩隔天早上得參加電視節目「早安美國」的現場錄影。

保羅和黑人保鏢回到中央公園南端的聖摩瑞茲飯店六樓豪華套房，發現連恩和一位在費城執業的美國精神科醫師吉恩・納美契（Gene Nameche）正一起狂飲。吉恩想討論寫榮格傳記的事，但連恩的心思被其他事情占據，他很氣吉恩用榮格的計畫當藉口到格拉斯哥訪問他母親，他對吉恩發飆：「你他媽的笨蛋，吉恩——你完全、徹底、他媽的笨蛋！你竟敢這樣對我媽，王八蛋！」吉恩為了盡他所能地挖出連恩的一切資料，曾去拜訪艾蜜莉亞，還送了一盒發霉的巧克力。連恩認為吉恩「他媽地無恥」，他怒不可遏，當時吉恩深感內咎（帶淚），請求連恩原諒，可是，連恩才在熱身階段而已。連恩認為口頭無法傳達他的怒氣，於是猛力賞吉恩的臉一記右鉤拳，接著又是一頓拳打腳踢，最後拿起義大利大理石咖啡桌朝吉恩頭部砸去。這些無可理喻的過度反應，只能用受到酒精影響來解釋，連恩接著說：「一個人要是開始砸電視機，就非送到精神病院不可。」一語畢，他拿了一大塊咖啡桌碎塊砸電視，但是碎塊彈開來，電視絲毫未傷，可是，入院原則是電視機必須要損壞，於是就演變成剩下的咖啡桌「全部上陣」。最後，電視機終於乖乖就範，還發出巨大爆炸聲——聲音大到引來飯店的武裝警衛拔槍衝進房間。連恩立刻酒醒，說：「我在為一位精神病患看診（意指吉恩），我會賠償一切。」他告訴警衛是吉恩砸了電視。可憐的吉恩，他不像連恩可以在逆勢中立刻清醒，連恩向警衛說：「這個人〔指著吉恩〕有嚴重的精神病史。」警衛檢查吉恩的身分證件，但證件顯示他是精神科醫師，連恩繼續說：「你們懂了吧？他的妄想非常徹底——他甚至準備了假證件。」於是，吉恩・納美契被警衛銬上手銬，押離飯店。吉恩不久後就脫身了，此時連恩和保羅早就搭機回國了。吉恩非常寬宏大量，最後以笑話的方式看待此事，他的榮格研究也永遠未能完成。

拍攝影片「R. D. 連恩看格拉斯哥」

保羅沒過多久後又參加連恩的另一場歡宴——在格拉斯哥拍攝一週電影，導演是加拿大製作人約翰・麥克葛瑞維（John McGreavy），劇組中還包括獲獎的攝影師查爾斯・史都華（Charles Stewart），麥克葛瑞維當時正為電視觀眾拍攝一系列影片，以「在地名人」的角度看歐洲各大城市。連恩獲得的酬勞是拍攝一週八千美元——這不僅讓他現金可以周轉，也足以讓連恩願意賣命工作。劇組人員（保羅也被納入當「協調人員」）通常清晨六點開始工作，有時一直拍到凌晨。為了增加影片的廣度和深度，影片也訪談了蘇格蘭詩人休・麥克迪爾米德（Hugh McDiarmid）、貿易公會主席吉米・瑞德（Jimmy Reid）和福音傳道者傑克・格拉斯（Jack Glass）；不過「R. D. 連恩看格拉斯哥」（R. D. Laing on Glasgow）

並未獲得英國電視公司上級的青睞，大約兩年之後，這部影片僅在倫敦地區播出，並避開黃金時段。

連恩參加紀錄片「分娩」拍攝

拍完麥克葛瑞維的影片不久後，連恩又獲邀參加另一部紀錄片「分娩」（Birth），紐西蘭籍的海倫・布魯（Helen Brew）說服連恩擔任片中要角，該片主旨是「以批判立場檢視西方社會的分娩過程」。布魯一九五〇年曾於紐西蘭發起「父母中心運動」（Parents' Centre Movement），加強爲人父母者的心理衛生教育，此外，她也對市立醫院如何處理女人分娩深感興趣，由於她本身擁有母親、演員及製作人三種身分，於是決定拍一部影片，大膽、直接地描繪西方世界的分娩過程有多麼激烈。雖就各方面來說，這部紀錄片應能獲得預期中的效果，先震驚英國觀衆，繼而再引發某些運動，但實際上卻沒有太多人希望此片在英國放映。或許是這部影片的尺度使然，影片本身非常成功，播放之處都引起小小的轟動。影片最早在倫敦的紐西蘭高級專員公署播放，當天出席的嘉賓有耶胡迪和海普席芭・曼紐因姊弟（Yehudi and Hepzibah Menuhin），事後媒體報導當天觀衆的反應絕佳，連恩的評語也適度地引發輿論，以下他所說的這段話，在影片播放之處都必引起一片嘩然質疑：

我想，不會有其他的事件會像分娩相關的種種過程一樣，在人類社會或任何文明的結構中占有核心地位。如果以人類協助這個過程的作為來評斷人類的文明，在我看來，這屬於人類文化中的災難。

「分娩」毫不保留、妥協，影片表達人類幫助分娩的過程是基於一項錯誤的假設，誤以爲新生嬰兒並無完整知覺。連恩表示，這部片顯示新生嬰兒在出生過程中，就有如未經麻醉進行割禮一般，其實經歷了極度的身體痛楚，這讓他每每觀影必淚眼婆娑。該片在國際各大影展播放時，如愛丁堡、雪梨和墨爾本、坎城、米蘭電影市場影展、米蘭和國際青年電影論壇等，許多觀衆也有相同感受。「分娩」獲得一九七八年墨爾本影展的最佳電視電影獎，同年也在紐西蘭獲得最佳紀錄片 Feltex 大獎。即便「分娩」在國際間佳評如潮，卻仍無法打入英國大衆市場，連恩認爲當權機關（即皇家婦產科醫學院）「太害怕」這部影片在英國全國性的電視頻道播放，於是「百般阻撓」。海倫・布魯不屈不撓地爲這部影片奔走，希望能讓更多人觀賞，她直到一九八三年仍在遊說英國BBC廣播電視公司播放影片。當時我的女友黛博拉・佛斯布魯克（Deborah Fosbrook）在 BBC 採購部門工作，對海倫的積極努力印象深刻。連恩對英國媒體播送內容的詳細條款和規章不甚了解，因此永遠無法理解爲何早在BBC籌畫第四頻道之前，「分娩」會違反商業與英國大衆傳播產業的權益。這部影片極爲震撼、感人，只不過，想要就此顛覆大衆對醫療的看法是不可能的，這部影片所能貢獻的，其實是爲早已聲勢強大的自然生產運動增強火力而已。

菲德列克・列波爾（Frederick Leboyer）對這個議題採取積極的態度，特別前往倫敦觀賞「分娩」。他的書《無暴力分娩》（*Birth without Violence*）大受歡迎，他的聲勢正看漲，亞瑟・巴拉斯卡斯的第二任妻子珍奈的著作也同樣引起轟動。連恩此刻所投入的，是一種母親親身才有的經驗，而且這個運動早已自成一格。這或許正是連恩計畫中的另一本書《分娩的權力關係》遲遲未能出版或完成的原因，在這個議題上，他不僅遠遠不及列波爾、歐登特（Odent）、席拉・琪辛格（Sheila Kitzinger）、珍奈・巴拉斯卡斯（Janet Balaskas）、莎菈・沙爾門（Sarah Salmon）以及衆多積極奉獻的助產士，也比不上日益龐大、喧鬧騷動的憤怒母親大軍。這些母親們被剃去陰毛、被迫接受局部麻醉、雙腿放在病床腳架上高高抬起，而且對一般醫生來說，一場高爾夫的計畫甚至比媽媽們生產時的正常生理功能還來得重要。

友愛兄弟協會舉辦系列講座

連恩藉機將影片納入拓展友愛兄弟協會事業的策略之中。友愛兄弟協會於一九七七年六月底和七月第一週預計舉辦一系列講座，地點在倫敦大學教育學院的羅根大廳（Logan

Hall），位於倫敦市中心貝福德大道上。當時友愛兄弟協會是由連恩、法蘭西斯・赫胥黎、里昂・瑞德勒、休・克勞福德和約翰・希頓五人領軍，六月二十八日講台上會掛上「我們如何看待精神醫學」的旗幟，五人各自上台發表演說，「分娩」安排於次週放映。《新社會》對連恩的演講做出平淡無奇的評論，令連恩火冒三丈：

> 連恩坐在一側，儼然像兩週前《新社會》頭版刊出的照片。他的穿著有些過於保守（為了反擊醫學界的批評？）：整齊的西裝、袖釦、晶亮的黑皮鞋、素色領帶，還有似乎用了吊襪帶的襪子。他身邊的同事們格調截然不同：開敞的襯衫、花俏的鞋、輕便西裝、落腮鬍。若說人真的要衣裝——或說衣物至少可以代表一個人——當場瑪莎百貨（Marks and Spencers）的服裝就可以打敗一票人。
>
> 盛裝或亂裝，可能都是他們想要表達的一部分。

「分娩」讓連恩在自然生產的激烈論戰中占有一席之地，整個運動的餘波一直從七〇年代末延伸至八〇年代初期，當中有一段時期連恩關注的不只是醫學的分娩步驟，還包括重生治療的程序，當時友愛兄弟協會勉爲其難地決定支持，重生治療也逐漸發跡。

《你愛我嗎？》出版

一九七六年底，連恩終於完成了他自斯里蘭卡和印度返國後的第二本書《你愛我嗎？》，原先設定的書名是「孔雀為何尖鳴？」（Why did the Peacock Scream?），全書完成後於一九七七年出版，當時正值反精神醫學論戰之時。此書緊接著《殘酷的現實》之後出版，評論家的砲火自是不斷，書中內容更進一步朝「娛樂性」發展，連恩時常當著朋友與家人的面，大聲朗誦書中文句，故意引人發笑。只不過，連恩仍完全是因瘋癲和家庭的論點聞名，他現在希望被視為詩人，而不只是個激進的精神科醫師；不過，書中某章內容僅有：「那是吻嗎？／或是噓聲／來自谷底深處？」就憑這種內容，想讓大西洋兩岸的知識分子相信這些不是垃圾，談何容易？雖說好壞的評論皆有，但大多數人的反應都類似詩人丹尼・阿卜斯（Dannie Abse）在《週日時報》上發表的看法：「我們可不想看到一位出色的精神科醫師瘋狂大跳踢踏舞（像個門外漢），跳到褲子都掉下來，不管他有多另類都一樣。隨隨便便的哲學論調可彌補不了。」

其他人可不見得這麼客氣，艾森克教授（H.J. Eysenck）是精神分析的宿敵，尤其仇視R.D. 連恩，非趁機攪和不可：「對我來說，我寧可去讀墨爾本公共衛生部撰寫的下水道系統報告，至少那不會偽裝成別的東西。」

一九七七一整年，所有評論都是類似論調，最苛刻的或許是《新社會》的評論。《新社會》選登的評論完全打亂既定的文字結構，這場文字酷刑最後的結尾是：

和苦難。死結？不。
比較類似一團污漬潰爛。
所有男人都是豬人，女人似乎
如此美好，如此美好好好，好到，嗯
啊狗屎。不，應該是像我稱自己的那種
大便。生命？不好。好吧，
我真的要，不，我真的試著
不
要說的是
你到底能不能愛我
這種老傻瓜？

《你愛我嗎？》改編為舞台劇

這篇評論比自己的書還糟，連恩總算稍感寬慰了。若在以前，他或許會全放心上，但此時他已是純熟的作家，這些批評僅僅顯示出，由於外界認定 R. D. 連恩是什麼樣的，或者應該是什麼樣的，所以他們不會允許或容忍連恩改變方向。何況，嚴厲的批評並未能徹底擊垮《你愛我嗎？》，知名的國家劇院演員及演員公司（Actor's Company）的靈魂人物艾德華・彼瑟布瑞吉（Edward Petherbridge）先前曾透過演員公司將《心結》改編成廣播劇，這回也受此書感動，欲將之搬上舞台。一九七七年夏天，連恩和我時常到滑鐵盧車站後面的老維克劇院（Old Vic Theatre，現英國國家劇院〔National Theatre〕）參加《你愛我嗎？》彩排，連恩其實不怎麼滿意呈現的方式，但令人驚訝的是，他把批評留給自己，毫不干預艾德華・彼瑟布瑞吉怎麼導這齣戲。對於戲劇未能適切發揮書中某些精采部分，連恩會在私下表露沮喪，他尤其認爲演唱〈聖詹姆士醫務室〉時，應要更熱情激昂。整齣戲雖連貫順暢，連恩卻甚爲失望，因爲他深知這齣劇永遠不會大賣。

長女費歐娜崩潰

一九七七年連恩主要心繫他和安妮的長女費歐娜，安妮和連恩兩人長久以來混亂不堪的決裂關係，對孩子們一直是重大打擊，而費歐娜身爲老大，承受的打擊最大，傷害最深。蘇西在一九七六年三月過世，所有人飽受痛苦與創傷煎熬，整個家庭近乎崩裂。

當時費歐娜私下處心積慮修補與男友高登的關係，但男方拒絕她，之後她「崩潰」了，有人發現她在格拉斯哥布萊耶斯路上的教堂外痛哭，把她送到嘉特納佛精神病院檢查。連恩再一次因費歐娜崩潰的原因和第一任家人爆發激烈爭執，我既絕望又憤怒地打電話給連恩，問他會怎麼處理費歐娜的事，他向我再三保證，說他會去探望費歐娜，盡他一切所能絕不讓費歐娜接受電擊。不過，關鍵時刻來臨時，他只說：「那麼，究竟羅斯金街和嘉特納佛——有什麼差別？」時值一九七七年春，當下所有家人的情緒異常高漲，彷彿過去的傷口被重新撕開，接下來的事或許可以理解，大夥兒都喝酒喝得更凶了。

一九七七年五月，《新社會》爲了主打大衛・柯恩（David Cohen）訪問連恩的報導，在頭版全版刊登連恩的照片。該篇報導的目的是爲了提高《你愛我嗎？》和大衛・柯漢的《心理學家論心理學》（*Psychologists on Psychology*）兩書的知名度，訪談中，一度提及《正常、瘋癲與家庭》被視爲抨擊家庭之作，連恩反駁：

你現在正當著我的家人訪問我。我很享受家庭生活，我認為家庭依舊是最美好的東西，它是完全自然、依據生理原則就存在的東西。我之所以抨擊家庭，是因為我認為許多孩子的權益受到某些惡劣方式的侵犯，或因大人沒意識到自己究竟做了什麼，讓孩子不斷遭受羞辱。

大衛・柯恩當時確實提到連恩「離開他現今仍住在格拉斯哥的第一任妻子和家人，可是他後來再婚了。」但可想而知的是，不會有人知道費歐娜的事，甚至到一九八九年連恩過世時，費歐娜的困境幾乎仍不為人知。連恩有絕佳理由隱藏這件事，因為他知道評論家們會幸災樂禍，也認為公開費歐娜的狀況對她不會有任何好處，因此，若說連恩無情地拋棄費歐娜，其實有失公允。隔年，連恩和我帶費歐娜到倫敦伊令區（Ealing）的友愛兄弟協會之家，希望她能長期入住。但這個方法顯然行不通，費歐娜一直以格拉斯哥為家，要讓她住到倫敦市郊近似半垃圾堆的地方，只讓她更無所適從。至於連恩伊頓路的住處，因為連恩、茱妲和三個小孩都住在那裡，因此不列入考慮。

作者與連恩同住的時光

但一九七七年九月茱妲帶著孩子們回德國探望父母時，我曾到伊頓路與連恩同住。連恩知道我還為「家人的事」感到痛心，極力想「彌補一切」，於是，當時我們倆每週至少會挑一天外出狂歡。頭一次，連恩提議去看「萬世巨星」（Jesus Christ Superstar），這部音樂劇當時在倫敦西端的皇宮劇院仍吸引大批人潮。不出所料，連恩預先為中場時間點了好幾杯酒：大杯威士忌、大杯彼諾酒、大杯血腥瑪麗，另有至少一品脫的淡啤酒全在中場十五分鐘內下肚。我們搖搖晃晃地回到座位看下半場表演，連恩咕噥說：「下一幕是十字架釘刑——千萬不許搞砸！」我們一邊等，一邊覺得窒悶透不過氣，這時，布幕升起了，當耶穌釘在塑膠十字架上、霓虹燈亮起、所有的東西都從地板門中升起時，合唱團合唱著繁複刺耳的流行樂，用令人毛骨悚然、哀鳴似的聲音唱出故事。連恩把頭埋在手中，開始哀號：「這是什麼玩意兒？我不敢相信，我不敢相信，不不不。」我們一直待到戲結束，好讓連恩可以教訓他們，連恩足足噓了十分鐘，積極表達他的不滿，其間還穿插幾句「一堆他媽的垃圾！」一週後，連恩挑的表演大有進步，不論是在皇家節慶大廳演出的丹・艾莉西亞・瑪珂娃（Dame Alicia Markova）製作的芭蕾舞劇「仙女們」（Les Sylphides），或是在皇家亞伯特大廳的亨利・伍德爵士逍遙音樂會，都令連恩感動得微微啜泣，這是他展現讚賞的方式。

在這短短幾天之中，連恩認為我徹底粗鄙無知——像「被黑暗包圍著的微光」，他認為我滿腦子只想著當律師，毫不關心其他事。為了對抗這沒完沒了的批評，我要他列出一份精選書單。面對這種挑戰，連恩絕不會認輸，他馬上拿出一些紙，隨手寫下：

《前蘇格拉底哲學家參考書》（*Ancilla to the Pre-Socratic Philosophers*，牛津，一九五六年，Blackwell 出版），凱斯琳・佛里曼（Kathleen Freeman）著。索福克斯的《伊底帕斯王》、《伊底帕斯在科羅斯》、《安蒂岡妮》（底比斯三部劇），企鵝出版社。尤里皮底斯的《酒神女信徒》，伊斯奇勒斯的《阿卡曼儂》。柏拉圖的《饗宴篇》、《理想國》、《斐德洛斯篇》、《法律篇》，亞里斯多德全餐，《法官戴奧尼西亞，神祕的神學》（*Dionysus the Areopagite, The Mystical Theology*），Macmillan Co. 翻譯，C.E. Rolt 出版（推廣基督教知識的學會）（此書或許是對「否定神學」傳統影響最大的最短著作）。普羅提諾全餐。史賓諾莎的《倫理學》。選讀柏克萊、休姆、洛克、霍布思的作品，馬基維利的《君王論》，康德的《純粹理性批判》，黑格爾的《心智現象學》（*The Phenomenology of Mind*）。齊克果的（一）《懼怖的概念》（*The Concept of Dread*）（二）《非此即彼》（*Either/Or*）（三）《致死疾病》。尼采《查拉圖斯特拉如是說》、《上帝之死》。里歐・奇斯托夫或謝斯托夫（Leo Chestov or Shestov）的《在約伯的天平上》（*In Job's Balances*）。巴斯卡（Pascal）的《思想錄》（*Penseés*）。

李探長來訪

在茱妲和孩子們回家前，李探長（Lee）前來伊頓路對連恩進行「社交探訪」，他正負責查緝英國境內最主要生產和供應LSD的地下集團（任務代號是「茱莉行動」）。在調查的過程中，警方逮捕了幾個人，包括連恩很熟的同事大衛・所羅門（David Solomon），他最終獲判十年徒刑。

李探長「基於好奇」來到伊頓路，他希望另一名已經免責的嫌犯——心理學家史提夫・亞伯拉罕（Steve Abraham）也在場，他想當面告訴連恩和史提夫，他們倆在早期的國際犯罪搜查中，一度曾被列爲主要嫌犯，不過李在調查過程中，發現製造工廠（位於威爾斯的農場）生產和國際銷售的藥物數量極其龐大，連恩和史提夫都不可能有任何瓜葛。

那是相當奇特的一晚，連恩、史提夫和我，三個人惶惶不安地等著李和其他警官七點出現，但他們晚了將近三小時，我們免不了胡思亂想。後來我們一輪一輪地喝起酒，李探長開始娓娓道來曲折離奇的茱莉行動，連恩也分享使用LSD在精神分析上的理論基礎。李一度問連恩他所指的「ego」爲何，連恩說：「這個嘛，（停頓許久）『ego』共有二十七種解釋。」之後便開始演講／自言自語起來。史提夫和我鬆了口氣，我們倆都心知肚明，至少半個小時內我們不會被問及任何沉重的問題。清晨六點，大夥終於覺得累了，尤其是連恩，大約凌晨四點時他曾到樓上廁所大嘔，現在他堅持要平躺在地板上做呼吸運動。

李和其他警官知道我們三人都累掛了，最後紛紛各自離開。李在茱莉行動後，改變了他對世界的看法。他曾「把罪犯扔進牢裡」，那些人在他眼裡都是絕頂聰明的；但經過一番深思反省後，他決定離開警界。李探長說他要將這一切寫下來，他也眞的寫了，《茱莉行動》（*Operation Julie*）甚至被改編爲電視劇。

「死前生命」專輯發行

雖然《你愛我嗎？》著作本身或舞台劇都未成功獲得迴響，但卻讓連恩備足進軍娛樂圈的氣勢。肯・霍華（Ken Howard）和艾倫・布萊克雷（Alan Blaikley）兩人是音樂家兼製作人，他們在一九七七年九月二十四日星期六下午來到伊頓路，話題一直圍繞在計畫做個電視影集或音樂劇。連恩當時滿腦子都是受孕和分娩，於是建議做場芭蕾舞劇，其中設計一場精子競相爭游使卵子受精的舞蹈；他積極地策畫細節，場面能如何混亂、如何推擠競爭和掙扎纏鬥，以及最終如何呈現「受孕的喜悅」。他計畫製作一整場關於性、懷胎、受精、前胚胎期的環境、童年早期、青春期、青少年、成年、老年和死亡的音樂劇。不過當天隨著時間緩慢地過去，肯和艾倫的態度愈來愈明顯，他們倆對連恩的提議興趣缺缺——連恩也不喜歡他們帶來的音樂樣本。不過接著幾週後，肯、艾倫和連恩的友誼漸深，也彼此尊重，三人合作的目的是在連恩的文字和他們的音樂之中找出共同點，結合兩者，他們的創想最後促成了一張黑膠唱盤「死前生命」（Life before Death）。這張專輯於一九七八年發行，由連恩朗誦或吟唱他的文字，肯和艾倫負責配樂。

連恩因此曾上起發聲課，他拜全球知名的歌唱老師喬治・庫奈利（Georges Cunelli）爲師，人們形容庫奈利是「用邏輯方法解決發聲問題的先驅」。雖然連恩公開演講時那種懶散的語調令許多人頗有微詞，但他讀起詩來其實有資深演員般的專業水準。他成年後養成一個習慣，在朋友或熟人面前大聲朗讀他的作品或別人的著作。他喜歡朗誦，也喜歡讓大家集中注意力，專心聽他或其他人想說些什麼；當他狀況好時，聽他說話眞是種享受。一九七八年連恩特別沉迷詩作的那段期間，他一再於人前朗誦某首詩——傑若・曼利・霍普金斯（Gerard Manley Hopkins）寫的〈風鷹：獻給我們的主耶穌〉（The Windhover: To Christ Our Lord）——甚至在某個時期他似乎腦裡只有這首詩。他每公開朗誦一次，其實在私下——可能是清醒、酒醉、疲憊或精神振奮時——已朗誦過千百次。對他而言，〈風鷹〉是首超脫凡世的詩，屬於更高的層次。

父親過世

一九七六、一九七七年發展的各種活動，自然延續下去，成爲一九七八年的主軸。《與孩子對話》（*Conversations with Children*）在一九七八年六月出版，屆時連恩也完成了「死前生命」的最後錄音。當時連恩手邊進行的工作有《分娩的權力關係》（但永遠沒能出版）和《與孩子對話》第二集（僅在海外上市），還包括一些十四行詩與格言，最後集結三十九篇出版。但在一切煩人的事漸漸平息下來之前，命運又再給連恩一次重擊。四月二十一日星期四下午五點十五分，恰好與他出生時間相同，連恩的父親在列文戴爾醫院的老年精神病患七號病房過世，享年八十五歲。連恩在日記中寫道：

我覺得我現在同時成了孩子們的祖父和父親，這兩個角色都仍存在，但合而為一了。死者藉著我們繼續存活，我覺得我成了他的代理人，就我記憶所及，他活著時我從未有過這種感覺。我之前常常在想，他若過世我會有什麼反應，其中令我驚訝的一點是，我完全沒有意識到，我早已與他密切合而為一了。我不介意，我很高興如此。我曾怕他、討厭他、看不起他，但漸漸地，尤其在過去十年中，我變得愛他、尊重他、崇拜他、尊敬他。我很遺憾他得經歷這些苦難，不過他從未徹底失去他的幽默感，也沒因此變得討人厭。我甚至不記得他曾懷有惡意（或許只有一次），他也從不記恨。他不是十全十美的聖人，我不認為是，但他基本上是個聖潔善良的人，雖說，他若知道我這樣描述他，肯定會發窘。

〔第十九章〕勇士之旅

連恩和友愛兄弟協會決裂的前兆

一九七八年已可以看出連恩和友愛兄弟協會決裂的前兆，儘管對外連恩、休・克勞福德、約翰・希頓、法蘭西斯・赫胥黎和里昂・瑞德勒五人仍表現得頗爲融洽，但連恩在三年後會完全失勢，此時其實已可看出預埋的種子。當時有幾間運作中的「友愛兄弟協會之家」特別活躍：屬於阿奇威社區的三處房舍（托林頓公園路〔Tollington Park〕一百三十五號、梅菲爾德路〔Mayfield Road〕九十五號、波特蘭路〔Portland Road〕七十四號——波特蘭路六十號爲行政管理中心）、樹叢、亞斯考特庭園（Ascott Park）和檜奇爾小屋（Crychell Cottage），連恩沒有直接管理這些地方。休・克勞福德負責波特蘭路、亞斯考特庭園和檜奇爾小屋三處，但他既非屋主，也不住在該處，里昂・瑞德勒有效地掌管阿奇威社區。

而友愛兄弟協會的「次要」成員羅賓・庫柏[43]、克里斯・歐克雷、海雅・歐克雷和麥克・湯普森等人自成一派，分擔許多工作，時常受連恩刻薄地挖苦。雖然友愛兄弟協會每週在伊頓路召開會議，但連恩漸漸只在督導層面涉入協會事務。連恩多年來不計酬勞地爲協會奉獻，認爲自己有權利退出友愛兄弟協會之家繁雜的日常事務，經常休假或出國旅遊：一九七八年，復活節時他和家人到瑞士達沃斯滑雪，五月份和茱妲赴巴西舉行重生工作坊，暑假到希臘一遊，並計畫好聖誕節要再來一次滑雪之旅。這些旅遊計畫某次與協會的活動衝突，於是造成雙方無可挽救的決裂。

友愛兄弟協會舉辦全日工作坊

連恩在一九七八年除了熱衷詩作之外，知性方面則鑽研分娩和重生。該年七月，他在《自我與社會》（*Self and Society*）雜誌的「分娩與重生」專刊中，發表一則長篇文章〈存在拓撲學〉（Existential Topology），文中「特別感謝溫尼考特」。八月十七日，倫敦高級區的希爾頓飯店舉行一場盛會，宣傳單上印著：「友愛兄弟協會於大舞廳舉辦全日工作坊，提供與卡爾・羅傑斯（Carl Rogers）、R. D. 連恩和其他名人面對面的機會。」（入場費十英鎊）。這場活動原是個吸金、重振旗鼓的豪華盛宴，但很不幸地，如許多人事前所懷疑，這種活動並不需要這麼大的場地。希爾頓飯店的大舞廳可容納八百人，但活動僅售出二百七十張票——勉強只夠支付行政和預約的開銷。卡爾・羅傑斯在美國是知名的治療權威，友愛兄弟協會說動他事先「資助」一千三百元美金，事後他寫信給協會祕書長麥克・湯普森，語氣雖彬彬有禮但做出苛刻要求，希望協會退回這筆費用，不過，協會也非常委婉地回絕。某些成員顯然難以接受協會企圖藉在希爾頓大舞廳舉辦演講來重振旗鼓，其中尤以海雅和克里斯・歐克雷夫婦反彈最大。自此事後，連恩在友愛兄弟協會的勢力變得非常單薄。

連恩舉辦重生工作坊

希爾頓飯店事件後十天，連恩在伊頓路一個大房間裡召集他的重生小組，希望加強行動。當時小組成員有亞瑟・巴拉斯卡斯、兩位非常友善的物理治療師約翰・史提爾克（John Stirk）和彼得・沃克（Peter Walker）、茱妲，以及第一次參加聚會的我。

會議一開始，大家先在連恩房間裡進行約一個小時的討論，連恩藉此詳細解釋重生治療的理論基礎：每個人的肌肉系統中，都藏有無數關於恐懼、疼痛、絕望、憤恨、悲傷和憐憫等相關的感覺與經驗。藉著經歷一次重新建構的出生經驗，由其他人模擬子宮，緊緊密合，人們可以衝破緊閉，這麼一來，這個經驗「不僅是重生，更是藉著肢體來了解自身存在的困境。」

43　羅賓・庫柏後來成為費城協會主要成員，現已過世。

重生變成連恩生活中相當重要的一部分，他頻繁地在伊頓路對街教堂的禮堂舉行工作坊，他的小組成員非常團結，但不完全是因爲重生集會的緣故。伊頓路變成一個活動中心，友愛兄弟協會在此開會，重生儀式偶爾會在訪談室中進行，還有晚餐派對、大家誇張地圍著鋼琴唱歌、督導會議——全都富有享樂意涵，連恩的工作、家庭生活和社交生活漸漸融爲一體。在此同時，連恩仍繼續他當時最主要的志業：試著用詩人般的收入過著帝王般的生活。

媒體對專輯「死前生命」的評論

一九七八年底，連恩全心鑽研許多議題，但跟精神醫學都沒有直接相關。黑膠唱盤「死前生命」幾乎乏人問津，只有《觀察家報》、《音樂週刊》、《國家學生報》、《同志新聞報》和連恩住處的當地報紙《漢普斯德和海格快報》這幾家報章雜誌報導連恩的最新嘗試。就連九月二十七日在麥可．帕金森（Michael Parkinson）的電視節目中播出短篇訪問宣傳，也幫不上忙。《觀察家報》是近乎諂媚地形容這張專輯：

霍華和布萊克雷獨立處理每首詩作，廣泛運用各種音樂類型、樂器，並與多位頂尖音樂家合作，專輯中包括幾首搖滾樂曲，既沉重又甜美；還有古典吉他、口琴、克里奧風的爵士小號、柔和悠揚的豎笛，加上模倣布萊克特／魏爾（Brecht/Weill）的風格，讓連恩顯得像是在夜總會表演的表現主義明星。

財務困境

從事後回顧，便可輕易發現連恩在七〇年代末期就漸漸脫離主流。自印度回國後，他所做的事都獲得某種程度的成功，可是書的銷售量漸漸與大眾對 R. D. 連恩的興趣一起下滑。若說《殘酷的現實》、《你愛我嗎？》、《與孩子對話》和「死前生命」是出自滿腔抱負的年輕作家／詩人／音樂家之手，銷售量似乎已經很驚人了，可是 R. D. 連恩的書可是曾經賣出數十萬册，對他而言，大眾對他一九七二年後的創作反應很慢，但確實損害他的自信心和財務償付能力。連恩現在已經習慣巨額的消費水準，他有間豪宅，喜歡旅遊和美食，共有七個孩子，其中三人仍在學，他還過著時髦、舒適的中上階級生活。他收支上的落差遲早會出問題，不僅他有自知之明，其他人也察覺到了。可是，他注定無法立即回到舞台中央。儘管經濟壓力接踵而來，他還是堅持把完成《十四行詩集》（*Sonnets*）放在第一位，深知不論他人如何讚揚他的詩作，這本書都不可能對他超支的財務狀況起太大幫助。這樣的憂心持續積累，著實令人情緒低落，他在一九七八年十一月二日星期四的日記中，寫下一小段文字反映他的內心狀況：「十月七日是我五十一歲生日，但自二十一歲起，我從不覺得自己有這麼老，直到現在。」

準備撰述另兩本書

而《分娩的權力關係》卻愈擱愈久。連恩察覺到，他投入提倡自然分娩招來周遭女性的敵意。對此議題，他其實沒有特別出色的觀點，列波爾、琪辛格、歐登特或珍奈•巴拉斯卡斯提出的論點就夠豐富了。此外，出版社對此書也不感興趣——R. D. 連恩的書已經無法保證會回復過往的銷量。連恩把興趣轉向另兩本書，一本是回憶錄，一本是針對經驗和科學進行專業的分析，前者會帶來收入，後者則能幫助他重建這幾年來失去的公信力。連恩意識到又有一場硬仗要打，而且這回風險極高，若短期內未能有顯著成就，他知道自己的生活、婚姻、健康都必會漸漸崩離。

參加「突變理論」研討會

一九七〇年代晚期，連恩參加研討會已不如當年受人矚目，他也不再是擔任主講的明星人物，漸漸地，邀請他的研討會以非主流的性質居多。但這些研討會仍相當有趣，如連恩參加一九七八年九月於薛菲爾德舉行的研討會，主題是「突變理論」（Catastrophy Theory），旨在廣泛的人類生活中，爲事件提供一套數學模式。這種理論的實際功能是針對個人與人際間驟然或劇變的行爲，作出預測。其中一名講者將理論應用於躁鬱症，他是名公務員，與英國內政部的心理學家一起研究將該理論用於監獄暴動的可行性，像是一九七二、一九七三年嘉爾翠監獄（Gartree Prison）發生的暴動。另外，戈登・帕斯克（Gordon Pask）教授搶眼地披著淡紫色、黑絲襯裡的華麗斗篷上台後，在桌上跳上跳下，雙手同時在空中畫圈，藉此向目瞪口呆的觀眾說明他的「必要與非必要分歧」（the essential and non-essential bifurcations）理論。連恩的即興演講徹底失敗，觀眾期待聽到突變理論應用於精神分裂症，可是連恩卻有點強硬地說，觀眾並不知道他們自己在說些什麼。

連恩很明白該如何在這種場合中找樂子：發表一份具爭議性的演說、回答幾個問題，然後直驅酒吧喝個醉醺醺。那晚連恩、戈登・帕斯克和我都醉了，大聲謾罵英國內政部眞厚顏無恥，竟到醫學／數學研討會中找可行方法協助他們控制獄中囚犯。不過連恩至少在戈登・帕斯克身上找到靈魂夥伴——他的分歧理論留存連恩心中有數年之久。

發表關於「心智生態」的演說

對連恩來說，一九七九年既乏味冗長，發展也不甚順遂。而喬・柏克和瑪麗・芭妮絲因大衛・艾德嘉將他們的書改編爲舞台劇，於一月十日在皇家宮廷戲劇院上映後，兩人又重新聲名大噪，彷彿更突顯連恩此時的聲勢已經沒落。連恩當時在參加紀念前一年方過世的舒瑪克醫師（E.F. Schumacher，《小就是美》〔*Small is Beautiful*〕的作者，一九七三年出版）的研討會，當天主講人還有阿莫利．羅文斯（Amory Lovins，當時正爲新書《柔性能量途徑》（*Soft Energy Paths*）巡迴宣傳），以及著名的伊凡．伊利胥（Ivan Illich）。連恩發表了一篇關於「心智生態」的激昂演說，主要闡述「失常的心智會導致失常的環境，失常的環境也造就失常的心智。」

參與「綠色環保意識」活動

連恩繼續玩票性地參與當時日漸抬頭的「綠色環保意識」活動，四月時，他參加同一時間在洛杉磯、多倫多和倫敦溫布利會議中心舉行的「全球人道盛宴」，這個全球性的集會旨在「拯救世界」，參與者有美國詩人艾倫．金斯堡、美國人本心理學家卡爾．羅傑斯、加拿大傳播學者馬歇爾．麥克魯漢、美國物理學家費里喬夫．凱普拉（Fritjof Capra）以及許多其他人物。連恩察覺到自己已經嚴重失勢，因爲宣傳手册上甚至沒把他列入「次要講者」，該是他奮力「奪回寶座」的時候了。

《十四行詩集》出版

過去一整年，連恩全心浸淫在詩作當中。或許因爲《你愛我嗎？》未盡理想，他想向全世界證明他有能力寫出體面、結構完整、嚴謹的詩，《時代文學副刊》（*The Times Literary Supplement*）於一九七七年七月刊登他三首早年寫的詩作，讓他大受鼓舞。《十四行詩集》於一九七九年出版，三十九首詩各有獨立的故事，能令人體會到連恩寫作的心智狀態與當下的時空背景。雖說此書出版後只是一片沉寂，甚至在某些情況下成了宿敵砲轟的目標，不過連恩欣然接受批評指教，因爲這又會引發另一番話題，開啓另一場歷程，帶來些新的東西。

《經驗之聲》出版

此書出版後，連恩靜下心來準備寫另一本書，好重建他這幾年失去的知識權威形象。這本書前前後後寫作、重潤共花將近三年時間，原先取名爲「經驗的宣言」，一九八二年出版時更爲《經驗之聲》（*The Voice of Experience*）。他希望能藉《經驗之聲》重回舞台中央，最後全盤落空，其實連恩在七〇年代末期聲勢就已逐漸衰微，這本書也救不了他。而當時他繼續投入重生活動，也不斷酗酒。

重生團隊的日內瓦之行

一九七九年七月，連恩覺得重生團隊已經發展成熟，能夠前往日內瓦了。此時這個團隊已有粉彩色的運動制服，所有成員都相當精瘦健康，非常搶眼。他們多次在伊頓路對面的全聖教會禮堂中舉行活動儀式（每次成功的程度不盡相同），團隊的活動大幅增加，包括各種形式的接觸治療，諸如「身體雕塑」（一人聽從其他人即興的念頭，指導某人擺出某些姿勢，多半是好笑的姿勢）、「夾道刑罰」（兩排人群夾道，一人通過其中，人們隨興對他做出各種舉動，從喝倒采、噓聲到鼓勵和歡呼都有）、「信任遊戲」（一人閉上眼睛，向前或向後倒下，前後的人要接住他，避免他摔落；另一種方式是衆人將一人拋至空中再接住）、「奔走」（參與者在彼此間穿梭，有如穿梭在市區尖峰時刻的人潮中）——這些都是眞正開始重生活動前的暖身活動，目的簡單，做起來卻相當辛苦。

日內瓦之行一開始並不順遂，很明顯地，連恩需要時時成爲衆人注意力的焦點，這是他性格中相當特殊也時常惹人厭的部分。若有其他人比他更出鋒頭，甚至是在不太正式的場合搶去他的鋒芒，連恩總會藉機「修理對方」。「日內瓦小組」包括亞瑟・巴拉斯卡斯、梅兒（亞瑟的姊妹，嫁給法蘭西斯・赫胥黎）、史提夫・甘司（Steve Gans，友愛兄弟協會的治療師及哲學家）、都督・馮・葛瑞夫（Dodo Von Grieff，茱妲的德國友人，早期曾待過金斯利會所）、茱妲、彼得・沃克、約翰・史提爾克、保羅・席爾、里昂・瑞德勒、連恩和我，大家在倫敦蓋特威克機場集合出發。但連恩對著大家大聲咆哮：「哪個該死的傢伙說要來蓋特威克？爲什麼不在希斯洛？」當時空氣裡帶有一絲危險的氣息。

重生小組在星期六晚上抵達日內瓦。主辦單位安排了晚餐，友愛兄弟協會的成員受邀在餐後演講。里昂・瑞德勒、保羅・席爾和史提夫・甘司先後拿起麥克風，代表費成協會即席請願。連恩既不高興，也沒認眞聽，他認爲這些演講糟糕透頂；之後，重生小組在飯店地下室舉行繁重的任務會報，他隨著情緒惡毒地攻擊發言者，毫無節制。他最愛用來羞辱人的一招是模仿對方：透過肢體語言、細微的音調起伏等模仿，他有辦法模仿得唯妙唯肖，簡直像職業模仿藝人。當晚，連恩的表演毫不留情，所有人眼睜睜看著這樣的表演，內心大受衝擊。不過，接下來的星期天一整天和星期一上午，工作坊進行得相當順利，整個小組星期一深夜拖著疲憊的身軀回家「分贓」。可想而知，自日內瓦回國後，這個團體就變得不一樣了，他們開始在四星級飯店舉辦大型工作坊，連恩的事業夥伴席歐・尼朋伯格（Theo Knippenberg）贊助資金，於倫敦市郊的薛波頓攝影棚將這些活動拍成影片。但顯而易見地，這一切尚不足以吸引商業投資，之後成員們漸漸退出團體或失去興趣，不過當團體仍在時，一直是非常有趣的。

R. D. 連恩逐漸淡出媒體焦點

一九八〇年代到了，卻未看出什麼轉機。連恩心知肚明，自《心結》之後，他就沒有成功之作了。《心結》在全球售出數十萬本，被改編爲廣播劇、舞台劇和電視劇，當時對我來說，宣布將在巴黎瑪莉・史都華戲院看到《是你上了鎖？》（*Est-ce que tu m'aimes?*）演出，是相當大的新聞。而一九八〇年一整年連恩都忙著完成《經驗之聲》，以及讀詩給一小群觀眾聽。R. D. 連恩愈來愈淡出大眾焦點，那年任何報章雜誌上都沒有關於連恩的醒目報導，他也未在電視節目中出現，這自一九六二年來可是頭一遭。《新啓程》（*New Departure*）雜誌編輯麥可・賀洛維茲（Michael Horovitz）[44]是連恩多年的好友，他在一九八〇年六月時寫信給《週日時報》，企圖將 R. D. 連恩近期的活動告知已驟失興趣的世人，他也針對該報某篇評論暗示英國不可能出現類似法國詩歌藝術節的活動，做出回應：

> 貴報孤陋寡聞的時事評論者或許會有興趣知道，上週末我在「三馬蹄鐵酒吧」，率領美國、加拿大和英國詩人，與大批觀眾分享詩作，反應熱烈。
>
> 接下來在七月二十日星期日，《新啟程》實境單元將在倫敦蘇活區的連恩・史考特俱樂部繼續進行「世界最佳爵士即興演奏會」系列單元，分別由 R. D. 連恩、傑夫・納特爾（Jeff Nuttall）、數位女詩人、羅・考克希爾（Lol Coxhill）和我輪流讀詩，再加上史坦・崔西（Stan Tracey）美妙地將文字融入爵士樂中。

朋友陸續過世

連恩一九七九年的生活當中，最重要的便是換了個紐西蘭籍女祕書——瑪格麗特・羅美妮—肯頓（Marguerite Romayne-Kendon）——直至終老，瑪格麗特也陪連恩度過生命最終幾年。隔年，連恩眼看著許多朋友和景仰的對象一一過世，他在八月三日的日記中記下：「沙特兩、三個月前過世了，之後是羅蘭・巴特，然後昨天休・克勞福德、喜劇演員彼得・謝勒（Peter Sellers）和藝評家肯・泰南走了。」隔月，名單中又添上義大利精神科醫師法蘭科・巴沙吉利亞。而該年結束前，還有幾人走完人生旅程：英國劇作家大衛・梅瑟、傑西・瓦特金斯（Jesse Watkins，雕塑家，《經驗的權力關係與天堂之鳥》中〈十日旅程〉的主角）、好萊塢動作巨星史提夫・麥昆（Steve McQueen）和約翰・藍儂。連恩描述一九八〇年是「死神豐收之年」。

休・克勞福德的驟逝，對連恩和友愛兄弟協會都是嚴重損失。隨著克勞福德過世，波特蘭住所七十四號、波特蘭住所二十號和亞斯考特庭園等三個友愛兄弟協會之家也結束了，只剩梅菲爾德路和樹叢繼續運作。並列爲阿奇威社區的三處住所於一九八〇年一月關閉。友愛兄弟協會幾乎崩解，連恩也近乎一蹶不振。

44 欲知更多兩人交情細節，見麥可・賀洛維茲在一九八九年九月二日於英國《獨立報》中刊登的R.D.連恩訃聞。

赴西班牙參加研討會

一九八〇年九月，連恩赴西班牙石寺男子修道院（Monasterio de Piedra）參加為期三週的研討會，該修道院寺址靠近札拉哥薩省，成立於十二世紀。為了這場馬拉松式的活動，連恩極盡努力讓自己振作起來，並讓在場傑出的來賓刮目相看，像是史丹・葛洛夫（Stan Grof）、琴・豪斯頓（Jean Houston）、羅洛・梅（Rollo May）和當時正在撰寫《轉捩點》（*The Turning Point*）的費里喬夫・凱普拉[45]。該次出席的人還有和連恩頭一次碰面的美國心理學家羅伯・羅素（Robert Russell），許多友愛兄弟協會的成員也到場了，包括亞瑟・巴拉斯卡斯，亞瑟和連恩的私交愈來愈深厚，他雖從來都不是友愛兄弟協會的正式成員，但協會的重大活動幾乎總是少不了他。

第二段婚姻結束

在一九八〇年代期間，茱妲和連恩的關係變得愈來愈針鋒相對，最終導致兩人在一九八六年離婚。在此次研討會中，茱妲與某位德國律師發生短暫的婚外情。同年後來連恩發現此事時，連帶與一九七三年春天時的痛苦和羞辱一併爆發，一發不可收拾。兩人開始頻繁爭吵、衝突不斷，連恩加倍酗酒，情況糟到極點。

《觀察家報》報導伊頓路的房間

一九八一年四月十九日，英國《觀察家報》在「我的某個房間」系列中報導連恩，這個系列希望藉由深入某人的工作室，帶讀者更進一步認識此人。該篇報導將連恩伊頓路的房間描述得幾近完美：玻璃咖啡桌、新藝術派風格檯燈、有「個性」的椅子、未使用過的橡木雕花壁爐、深褐色麻布壁紙、一張康藍傢俱的麻麥色長沙發、史坦威的小三角琴、許多手稿和無數堆疊成山的書。不過，連恩不論在人前或人後，都有點跟不上時代了。當記者問到他房裡里昂・瑞德勒送的非洲優魯巴鼓時，他說：「我已經擺了兩年，但還沒認眞玩過。不過，我不想去冒犯它，因爲我覺得某人祖母的靈魂可能附在上頭。」

友愛兄弟協會派系分裂

緊接著西班牙研討會後，一些友愛兄弟協會成員認爲連恩在研討會期間做得「太過火了」，他有太多次喝醉酒的不良紀錄。連恩深深覺得遭受背叛，他時常喝個爛醉，更糟糕的是，他的性情愈來愈暴戾。接連幾個麻煩之後，友愛兄弟協會決定到此爲止，海雅・歐克雷於一九八一年五月二十六日寫信給連恩：

45　費喬夫・凱普拉所著的《不尋常的智慧》（*Uncommon Wisdom*）中，有該次研討會的過程紀錄。

我謹代表友愛兄弟協會的成員與相關成員，通知您自管理協會日常事務之職以及所有委員會卸任。我們由衷希望您保留協會會員身分，若您願意接下榮譽顧問一職，我等必深感榮幸。

連恩一直要到隔年才正式卸任。這段時間內權力鬥爭絲毫未平息，友愛兄弟協會因此分裂成兩大派系，一派爲連恩、法蘭西斯‧赫胥黎和亞瑟‧巴拉斯卡斯，另一派則以約翰‧希頓、海雅和克里斯‧歐克雷夫婦爲首率領其餘協會成員。瑞德勒的角色相當尷尬，他既需效忠協會，同時又與連恩頗有交情，但他仍能適度扮演兩種角色。在這場鬥爭中，連恩自始至終毫無勝算，不過協會確實適逢動亂期，他能支撐這麼久，算是幸運。

酗酒問題日益嚴重

一九八一年九月，在比利時魯汶有另一場「人本心理學國際常規」的重要研討會，連恩依舊全力以赴（至少演講是如此），但一回到伊頓路，他又加倍酗酒。當時，所有認識連恩的人都關切他的酗酒問題，平時與他密切交往的人尤其憂心，他不斷在節制禁慾和放縱享樂之間擺盪，兩者程度相當。撰寫《經驗之聲》及時減輕他的自我毀滅行爲，但交出手稿後，他又有藉口可以再度狂歡。

脫離友愛兄弟協會

《經驗之聲》出版後，R. D. 連恩卻未能重出江湖，簡直有如雪上加霜。他仔細費心地將這本書寫了又重寫，希望能一次把他對科學方法、早期子宮內經驗的心理關聯以及將現象分析應用至雙親生活的專業批判觀點全部寫盡。書名的副標是「經驗、科學與精神醫學」，由此即可見連恩對此書寄予的厚望。但套句連恩的話來說，這本書「爆」了。不巧的是，彼得・塞吉威克同時出版了《心靈運作》（*PsychoPolitics*），書中納入兩章關於連恩的半傳記文章：〈激進之旅〉和〈回歸精神醫學〉，很諷刺地，《經驗之聲》竟被另一本描寫作者的書搶盡鋒芒。

一九八二年友愛兄弟協會年度大會的會議紀錄中，默默記下協會接受連恩辭去職務，雖說連恩還撐了好一陣時間——至一九八三年底——才真正接受自己戰敗，完全脫離友愛兄弟協會一切活動。

「勇士之旅」

當時連恩經常渾渾噩噩過日子，一九八二年十一月某個週末他受邀至都柏林，赴薩頓中學和三一學院舉行幾場演講。他也在蓋・比恩（Gay Byrne）的節目「極深夜節目」（The

Late Late Show）中做出驚人之舉。他自愛爾蘭回來後，便吹噓自己在節目中的表現，他那副醉醺醺的樣子似乎惹惱了主持人（以及一部分現場觀眾）。不過連恩覺得這整件事有點可笑，他因醉醺醺地上談話節目，所以大笑時淚流不止，甚至在愛爾蘭某些地區引起眾怒。他搭機回倫敦時，許多乘客對他歡呼，還有不知名人士請空姐送杯大份威士忌給他。這次事件後，他獲得一波粉絲來信，他因此甚感安慰，甚至有的內容挖苦地表示主持人對他太惡劣了。這事件鼓勵他用另一番心境面對——這是趟「勇士之旅」。他常以自己擁有「維京精神」來反駁那些直接表示酗酒對他無益的人，某個程度上，這是受亞瑟・巴拉斯卡斯和法蘭西斯・赫胥黎影響，不過他們後來倒是被連恩用新身分迎頭趕上。對八〇年代早期鮮少進入伊頓路大門的人而言，屋內的情況會顯得相當鬱悶且接近崩潰邊緣，每次晚餐派對後，都幾乎必以酒醉喧鬧收場。連恩這時處於盡情撒野、危險的時期。

R. D. 連恩的影響力式微

一九八二年連恩繼續四處旅遊、看診、參加研討會，偶爾與他的爵士夥伴們參加即興爵士演奏會，另外也試著開始動手寫作或完成幾本書。十月三十日星期天，他在倫敦溫布利會議中心參加「積極分娩國際研討會」，當天講者還包括彼得・鄧恩（Peter Dunn）、費斯・哈戴（Faith Haddad）、卡洛琳・弗林特（Caroline Flint）、美樂蒂・溫（Melody

Weng）、茱麗葉・芭克雷（Juliet Buckley）、碧翠絲・史默德斯（Beatrice Smulders）、潘妮・辛金（Penny Simkin）、米區・歐登特（Michel Odent）、珍奈・巴拉斯卡斯、耶胡迪・戈登（Yehudi Gordon）和席拉・琪辛格，連恩仍放映「分娩」影片，講述「分娩的權力關係」，只是此時已不怎麼能說服人心。該汰換新血上場了，R. D. 連恩在他所屬的精神醫學領域中，已不再具有影響力，而在八〇年代早期百家爭鳴的婦產科和激進的助產領域中，除非他能針對這個主題出版一本受重視的書，否則毫無機會建立個人聲譽。而這根本毫無機會。

勞瑞・泰勒專訪連恩

這時連恩雖嚴重酗酒，可是並不能說他已經「玩完了」。此時已是他人生相當後期的階段，他仍能與人進行令人心曠神怡、具深度內涵的對話，也能藉彈琴獲得快樂，和他相處起來也很有趣，不過唯一前提是他得保持清醒。若有需要，他的魅力和親和力仍能在人群中脫穎而出。約克大學社會系教授及知名社會學者勞瑞・泰勒教授（Laurie Taylor）特地前來伊頓路專訪連恩，於一九八三年一月三十一日星期一的《泰晤士報》全版刊登，泰勒顯然聽過各種版本故事：

他的狀態之好，令我有些驚訝。我向某些同事提到這次採訪，他們的評論都指出他已經「玩完了」，某人甚至用極其平常的語調說，他寧可相信連恩已經死了……我也有一小部分驚訝來自於他很健康，他的體型比較像是拳擊手，不像禁慾修道之人，他說起話來仍有點蘇格蘭腔，若身在擁擠吵雜的酒吧中，這種聲音會讓你確定這個人很健康。

李察・賽門專訪連恩

同一時期，約在一九八三下半年，連恩固定巡迴各國授課、舉行工作坊、接受採訪、閱讀和寫作，不過，旅行已不再新奇有趣，他寄給伊瑟爾姑姑的信上寫道：「旅行會令人心胸狹窄。」他累了、倦了，鬱鬱寡歡。一九八三年一月二十一至三十日他曾進行「迷你世界巡迴」，去了美國（洛杉磯和西雅圖）、挪威、芬蘭（赫爾辛基和伊瓦洛）、瑞典（斯德哥爾摩）和丹麥（哥本哈根）。美國刊物《家庭治療網路工作者》（*The Family Therapy Networker*）於一九八三年五——六月號頭版全版刊登一則長篇、內容廣泛的報導，或許精準描繪了連恩這段期間演講的特性，該篇報導由李察・賽門（Richard Simon）執筆，標題爲〈這些年來仍是 R. D. 連恩〉：

當時是一月底，R. D. 連恩坐在紐約市飯店的舞廳內，面對該年度「人本心理學會東區研討會」的六十位參與者，五十五歲的連恩，已不再像個憤怒的耶利米（Jeremiah），比較像個敦厚的英國紳士，他此時試圖滿足眼前龐大社會體系的需求。他費盡心力，熱切渴求觀眾。觀眾會希望椅子排成一圈嗎？他們想談什麼？觀眾介意他抽菸嗎？

最初二十分鐘左右，整個工作坊都在討論這些問題，漸漸延伸到討論休息時間，時間該多長？該何時休息？午餐休息九十分鐘夠嗎？

最後觀眾清楚表示他們並沒有特別期望聽到什麼——他們只是希望 R. D. 連恩自由發揮。於是 R. D. 連恩開始做他聲稱照慣例會做的「這種事情」——他開始「將腦中浮現的想法賦予聲音」。

接受李察・賽門訪問時，連恩表現得非常謹慎，這意味著他非常清醒，也代表他——在某個程度上——接受當時其他人對他的觀感：「現在，人們不知道我爲什麼變成這個樣子。他們覺得我大概是半退休或玩完了，但事實不是這樣，我仍在寫書，只是美國人不讀了。」

赴美參加歐傑基金會研討會

連恩五月又再度前往美國，此次是到洛杉磯附近的歐傑基金會（Ojai Foundation），此行宛如次年另一場盛大研討會的前奏曲。路易斯・麥克亞當斯（Lewis MacAdams）在

《洛杉磯週刊》（*LA Weekly*）（一九八三年五月十三——十九日）刊登一篇長篇報導，引言中透露洛杉磯群衆對連恩的看法：

本月稍早，當 R. D. 連恩走進歐傑基金會的研討會時，這位五十五歲蘇格蘭籍精神科醫師感到整個房間充斥著痛苦，這是我從未遇過的。通常，我們會認為聖人是像加爾各答的德蕾莎修女或創立天主教工人聯盟運動的桃樂絲‧戴（Dorothyt Day），她們會為無家可歸之人提供住處、平撫病痛、填飽飢餓和撫慰瀕死之人，但在這個時代裡，可能有另一種聖人——就像 R. D. 連恩。

另外兩段新感情

連恩決定前往蘇格蘭愛歐納島（Iona），認爲此行對他有益，到了該地後，他下定決心隔年還要再來一次。自他念大學起，愛歐納島就一直深得他心，每每來到這個荒蕪小島，他總能達到情緒和靈性的休憩。當時他的私人生活已破碎不堪，由於種種原因，一九八三年底他已離開茱妲，另與一名女子蘇‧桑可（Sue Sunkel）發展新關係，蘇是德國出生的治療師，後來在一九八四年九月十五日星期六爲連恩產下第五個兒子班傑明，這是連恩的第九個小孩。讓情況愈趨複雜的是，連恩還跟祕書瑪格麗特交往，到一九八五年春天，她甚至陪連恩出國。連恩確實投入了「勇士之旅」。

赴美參加第四屆人本主義年度大會

一九八四年五月四至六日，連恩赴美參加第四屆人本主義年度大會，地點在俄亥俄州哥倫比亞市的法賽中心。該場研討會名爲「憧憬與現實」，由俄亥俄州立大學主辦，希望能廣納國際觀點，將喬治・歐威爾《一九八四》的觀點應用於當今的人類生活。

當時位於加州的歐傑基金會已開始一系列研討會，不過連恩的演講是排在五月二十三日晚上。連恩參加這場「專爲人文學科和科學的教授與學生，以及有興趣探索人類心靈和靈性的人，舉辦爲期四週、包含各個領域的活動課程」，不僅在加州引起迴響，甚至在倫敦《旗幟晚報》（*Evening Standard*）的八卦專欄或是諷刺性雜誌《私密之眼》（*Private Eye*）中都刊出相關消息。這場研討會定名爲「喚醒美夢：勇士之道」，是由一位傑出女性瓊安・哈里法克絲（Joan Halifax）籌畫，她著有《黃教之聲與黃教巫醫：負傷的療癒者》（*Shamanic Voices and Shaman: The Wounded Healer*）一書，並與他人合著《當人性遇上死亡》（*The Human Encounter with Death*）。除了瓊安・哈里法克絲和連恩之外，另一名主講者是哈雷・史威弗迪爾（Harley Swiftdeer），宣傳單上形容他是「具黑人血統的醫學領袖」，擁有「美國原生巫醫之輪和醫藥祕訣的非凡知識」，他的演講有可能「提供一個基礎，讓我們了解各種神聖體系間的關係。」此外，其他參與講座和工作坊的講者包括鮑伯‧奧伯瑞（Bob Aubrey，日本合氣道教練，恰巧是我在巴黎時的教練）、喇嘛洽杜祖古仁波切（五歲時被認爲是「寧瑪巴僧寺和西藏學院的喇嘛轉世」）和法蘭西斯‧赫胥黎。贊助者包括「高齡一百零五歲的墨西哥惠喬黃教印地安人」唐‧荷西‧馬祖瓦（Don Jose Matsuwa），以及「因出席佛法之戰成名」或更常受稱爲「萬車僧人」的崇山大禪師。當地報紙刊登葛瑞格‧基爾戴（Gregg Kilday）的報導，描述這場活動的地點在「洛杉磯北邊約一百三十公里的沉靜農業區，法蘭克‧卡普拉（Frank Capra）一九三七年將詹姆士‧希爾頓（James Hilton）的小說《消失的地平線》（*Lost Horizon*）搬上大銀幕時，即在此地拍攝。」

連恩的名聲自然早他一步抵達，當地店家「野趣商店」就販售他數年前演講的錄音帶「心結與憂煩的權力關係」。此外，某部分因爲他在數年前極盡風光，也因爲他寫了《經驗的權力關係》，此次他仍是衆人焦點，讀者也因研討會的評論，想起七〇年代法國甚至曾販售「我對 R. D. 連恩瘋狂著迷」的汽車貼紙。

很明顯地，自研討會開始不久，連恩就在耍手段，瓊安‧哈里法克絲和史威弗迪爾開始指派連恩當他們的「黑優卡」（謀略家）。法蘭西斯‧赫胥黎清楚記得該次研討會的某件「大事」，某回演說結束，開始要「來眞的」了，參加者被告知可以隨意攻擊另一個人，不需事前警告，攻擊方式「毫無限制」。連恩覺得無聊，就溜到當地酒吧喝幾杯。他完全忘了活動還在進行，便毫無警戒地喝個爛醉，還覺得當時很適合在酒吧裡對著月亮嚎叫——狂聲嚎叫。有個極度清醒的參加者正在找連恩，打算依照遊戲規定攻擊他，還帶著專業登山客用的尖鋤。過了些時候，他在酒吧找到連恩正狂嘯著，他沒有事先警告就猛然撲上去，並用尖鋤如鍬那端的平面部分朝連恩的頭和身體猛擊，他接著堅持要連恩「解決他」，於是兩人便走出酒吧。很不幸地，連恩沒辦法好好揍他，他揮的拳都令對手不痛不癢，對方對這種疲軟的攻擊大失所望，接著襲擊者又發動另一波攻擊，把連恩打倒在地，連恩只能看著一個盛怒的年輕人，威脅要拿尖鋤刺穿他的睪丸，除非他立刻「永遠和魔鬼斷絕關係」。據法蘭西斯所述，連恩毫不遲疑地同意，之後便逃開並穩定情緒。隔天早上，他針對「悔悟」做出一場激昂演說，獲得所有人激賞。

連恩回倫敦後，在日記中記下：「這星期在歐傑基金會過得相當有趣。」

連恩酒醉鬧事

在公開場合中，連恩愈來愈勇於表露他的勇士幻想。連恩因爲有機會和鮑伯・奧貝瑞（Bob Aubery）合寫一本「勇士之道」，而大受鼓舞，過著毫無節制的生活，不過這本書又是另一本永遠沒能完成的著作。一九八四年九月十八日早晨，漢普斯德警局的督察通知我R. D. 連恩遭捕，我被要求以「R. D. 連恩的律師」的身分立即到警局一趟，當時我並不怎麼驚訝（此時我是刑事訴訟律師）。

我到警局後，執勤督察告訴我故事始末：連恩前一晚約十一點半時，經過漢普斯德英格蘭巷的巴關・希瑞・羅傑尼希中心（Bhagwan Shree Rajneesh Centre，後改名奧修），就在伊頓路轉角附近，他毫無原因就把一整瓶酒丟向窗戶，然後坐在人行道上，嘴裡咕噥著關於「橘色混蛋」[46]的猥褻語。他正式遭到逮捕，之後被帶回漢普斯德警局，整個人醉醺醺。他在警局被要求掏空口袋，被發現持有一些褐色的東西──「據測是印度大麻。」問他為何把酒瓶丟向窗子，他說「基於靈性相關因素。」

連恩在牢房裡呼呼大睡時，外頭起了一場爭辯，爭論他是否需被起訴，若需起訴，又是依什麼罪名。我和羅傑尼希的律師透過電話溝通，最後雙方達成協議，若我們保證負擔損毀窗戶的費用，對方就撤回告訴。但對方律師同時也希望連恩來中心進行一場「社交探訪」，讓他們解決他明顯的「靈性問題」，我代連恩婉拒了。至於是否起訴其他項目，就視警方檢驗那堆褐色東西的結果如何。

我和警方私下斡旋了幾週，最後警方決定接受檢察官提議，以持有印度大麻起訴連恩。我們約定某晚八點前往警局，我答應以連恩的律師身分陪同出席。但當我七點半到伊頓路時，頓時心都涼了，連恩整個人酒氣沖天，看起來糟透了。我當下的反應是要打電話到警局，編些藉口取消會面，但連恩不願這麼做，我們倆立刻爆發一場激烈口角。他不顧我的反對，沖了澡，穿上西裝、打上領帶，笨手笨腳地弄袖釦弄了老半天，然後我們在哈佛史塔克丘（Haverstock Hill）搭上計程車前往警局。

他照例又爲了是否付現或「部分付款」的問題和計程車司機爭論，最後我們終於下車進入警局。他進了警局後說：「我又來接受迫害了，親愛的朋友，我又來了！」督察馬上明白連恩喝醉，他表示自己感到深受羞辱，一位醫師竟喝個爛醉出席。此時連恩頹軟地靠在牆上，怒目直視著約十來個大感驚訝的警察。後來督察斷然放棄對此起訴，認爲要起訴一個明顯喝醉的人，法律程序太過麻煩，但此時狀況變得一觸即發，因爲連恩對著成群聚集的警員大嚷：「很好！那我就他媽地保持酒醉就好！」督察說明他有拘留連恩的權力時，又爆發另一次衝突，我介入打圓場，於是連恩得以離開，但條件是確定隔日將以電話方式再約時間，之後若連恩醫師再度酒醉出席，他將被拘留直到酒醒爲止。

我對這一切狗屁倒灶的事憤怒不已，並叫連恩下回出席時找另一個蠢蛋陪他。我們沿路走回去時，連恩完完全全感受到我的不滿，於是難得地給了我一個擁抱，並向我求好：「喔，好了啦。」我的憤怒立刻消散，然後我們倆就像十八世紀的騎士般，一路笑著走進最近的酒吧裡。

46 譯註：奧修與其隨眾常身穿橘色衣服。

建立歐朗信託／聖護所

不久，連恩又去了一趟愛歐納島，這次是為了建立新組織「歐朗信託」（Oran's Trust），之後會再更名為「聖護所」（Sanctuary）。連恩召集了一批新「成員」，包括一名連恩很欣賞的退休修士凱文・歐蘇利文（Kevin O'Sullivan）、瑪格麗特（之後成為連恩的女伴）、連恩先前的病患伯納・史派爾丁（Bernard Spalding），他也是少數陪伴連恩到生命最後的友人之一，還有加拿大兒童心理治療師史提夫・提克丁（Steve Ticktin）、依蓮・珊格（Elaine Zanger）、艾克・吉伊斯（Elke Gieiss）、凱文・羅斯（Kevin Rose）、洛伯・布朗（Rob Brown）和敏娜・巴拉斯卡斯。另有一小組電影拍攝人員跟著他。

連恩非常希望能在蘇格蘭成立一個組織——理想地點是在西部海岸，他注意到愛歐納島南方有個歐朗賽島（island of Oronsay），某日他租了一天船，讓他和隨行人員能到島上看看。不巧的是，島上僅有一塊房地產告示牌迎接這隊疲憊又冷得要命的一行人，上頭標示著「售出」，連恩渾然不知有兩個美國人已在五月時買下這座島。雖說這趟旅程是場大笑話，但所有人都為「歐朗信託／聖護所」計畫投入許多時間和努力，尤其是凱文・歐蘇利文、伯納・史派爾丁和史提夫・提克丁三人。

至於這次的旅行影片，絕大部分令人難以消受。影片中有些愛歐納島和大修道院的美麗景致，還有些連恩與唐諾．麥克唐諾（Donald MacDonald）牧師對話的畫面。不過，看到這個畫面讓人難以忍受：連恩坐在一名觀衆前面哭得不能自已，觀衆因此窘得縮起身子。

連恩因持有印度大麻被起訴

連恩被控在一九八四年九月十七日持有六點九八克印度大麻，該案在十一月二十七日提交漢普斯德地方法官審理。連恩自認可以擊敗檢方，企圖爭取無罪，不論於公於私，我對這場審判心生恐懼，於是說服我的朋友——彼得．莫瑞許（Peter Morrish），一位資深傑出的出庭律師——在聽證會前幾天先到我公寓碰頭演練。連恩到場時心情惡劣，他須面對三位經驗豐富的律師（我、彼得和我女友黛博拉．佛斯布魯克），我們三人願意花上好幾小時陪他演練辯詞，以增加說服力。在一整晚激烈的交叉質詢下，連恩的「防守」被擊碎了，他不情願地同意「認罪」，所有人都鬆了口氣。在連恩答應服從法律判決的條件下，彼得答應代表連恩出席聽證會，說服外行的法官們判以名義上的刑罰——十二個月有條件釋放。但即使在案件結束後，連恩仍感嘆司法不公，他對所有願意聆聽的人說他獲判緩刑，而不採法官實際裁定的「有條件釋放」之說。他其實很幸運，只是他的運氣漸漸用完了。

到了該年年底，連恩的行爲已經讓身邊的人漸漸疏遠他，他偶爾到伊頓路拜訪時，也要大鬧一番，一九八四年除夕夜時他在日記裡寫下「我離開伊頓路。」他就要步入人生的最終章節。

〔第二十章〕

人生落幕

《智慧、瘋癲與愚昧》出版

遷離伊頓路並非易事。連恩雖在日記中記下他在一九八四年底離開伊頓路，但實際情況更爲複雜。他得有地方住、有地方看診、彈鋼琴、收信……最重要的是，他得有個情感歸處。有陣子連恩情緒崩潰時，會去瑪格麗特位於倫敦西邊美達谷區克里夫頓住宅區的公寓，不過，要他試圖在生活中維持如專業人士般穩定，事實上並不簡單。當時麥克米蘭出版社（Macmillan）即將出版他描述三十歲之前人生的自傳新書《智慧、瘋癲與愚昧》。連恩在此書的成功上冒了很大的風險，甚至還和同一家出版社簽約出版第二集，儘管第一集大賣的機率甚微。

蘇格蘭國家肖像美術館收入連恩肖像

一九八五年二月二十五日，蘇格蘭國家肖像美術館收入知名藝術家薇琪・克蘿（Vicky Crowe）繪製的連恩肖像，連恩雖然固執任性，但他自始至終仍是蘇格蘭的傳奇人物。評論家似乎被搞得一頭霧水，連恩只要下定決心，他的社交表現就幾乎無懈可擊，在這個場合中他就舉止得體、神采迷人、風度翩翩、熱情投入，而且竟然關心起女兒費歐娜和老友約翰・杜菲是否出席這個典禮。只要清醒，連恩就可以控制他的野脾氣，這次就是如此。

《格拉斯哥先驅報》的報導

蘇格蘭記者凱・卡爾麥可（Kay Carmichael）爲《格拉斯哥先驅報》（*Glasgow Herald*）寫了全版報導，他在前一年秋天曾赴愛歐納島，親眼目睹連恩在該地的活動，但在這篇報導中他僅輕描淡寫帶過而已。該篇報導著重的是 R. D. 連恩人性的、格拉斯哥特質的部分：

聽他講起童年生活，就令人感到痛苦，他在你眼前上演人類悲慘的兩難情境。他的心從未滿足，未曾有過徹底被愛、被接納的感覺，他深知已錯過了能經歷這一切的時期，了解這一切為何沒能發生，他願意原諒他的父母，因為他們也只是重演他們自己的成長故事，但同時，他仍大聲乞討過去父母未能給的無條件的愛，他仍舊憤恨難當。

《智慧、瘋癲和愚昧》的內容

這就是連恩在《智慧、瘋癲和愚昧》中的目的——說服他人他是在野蠻的情感環境中長大的，他從未從父母那裡得到愛和情感，他的童年是在肢體暴力下度過，並幾乎與其他小孩隔離。他在《智慧、瘋癲和愚昧》中提了一個故事來支持這個論點：

我當時三歲，聽見父親對母親說：「我這回要把他揍得奄奄一息。」

我知道這一定會發生。

他揍我，真的把我揍得稀巴爛。

我知道自己什麼也不能做。

我專心想像。

想像沒人可以抓到我。

但這個想像的另一面就是我打哪來的？

一陣子後，風雨平息，傷害並非無法挽回。

連恩把這頓毒打放進他的成長背景中，但他若三歲能記清楚這些細節，他就該告訴讀者他當時究竟做了什麼，竟惹得平時溫和、疼愛他的父親有此暴行（不論是不是誇大了）。若未說明原因，任何懲罰都顯得不公。不論如何，從連恩在《智慧、瘋癲和愚昧》中的一小段文字：「大部分時間（除了一或兩次事件）……我都自由得像隻鳥兒。」就可知這種「毒打」，在他整個童年中大概不超過兩次。他在更早期的日記中記下對父親的感覺，也指出這種毒打是很少出現的。對於認識連恩父母或是了解二〇年代末期、三〇年代初期格拉斯哥社會背景的人，就很難相信連恩的指責。連恩是家中唯一的小孩，受到父母、祖父母、叔伯阿姨等人無盡關注，雖然父母親是中下階級背景，但他們確保（做出大幅度個人犧牲）「小連恩」能進最好的學校接受最佳教育，私下自七歲起供他上音樂課，到了九歲，他就常和爸爸出沒在艾爾郡普烈斯特威克的「皇家古式高爾夫俱樂部」，直至二十二歲離家前，連恩一直很喜歡和父親在音樂上親密的合作關係。他很感嘆當其他高文希爾區的小孩仍喜孜孜地在聖誕節或其他節日收到禮物，他卻得知父母親就是聖誕老人。他上主日學校，且因爲經常出席和操行優良獲獎。莫怪不少評論批評此書，認爲連恩實在沒什麼好抱怨的。

事業困境

一九八五年初，他和茱妲開始提到離婚、財產、孩子的話題。所有律師都知道，離婚需花龐大經費，你若要把蛋糕切成兩半，結果就會比兩個半塊蛋糕還少，而離婚造成的情緒餘波，也會大大影響到一方或雙方維持生計的能力。這整個混亂的事件多在激烈、相互指責的氣氛下進行，免不了有好幾位擅長敵對狀況的律師參與其中。

連恩對《智慧、瘋癲和愚昧》寄予厚望，希望此書能幫他度過難關，但這並未發生。最初這書僅售出幾百本，直到連恩過世時，在英國也僅售出三千本精裝本。就連恩的標準來說，這是極悲慘的財務災難，迫使他必須創業以度過難關。他試著跨足出版界，辦兩份「報紙」——《原創點子日報》（*Journal of Original Ideas*）和《軍艦街日報》（*Fleet Street Journal*），但他能做的頂多是爲義大利《聯盟日報》（*L'Unità*）寫寫礦工罷工的消息，其他就跟那兩份報紙沒什麼關聯了。他也嘗試創立夢境研究學院，不過，當他們在當地報紙刊登廣告，英國綜合醫療管理委員會（General Medical Council）就因專業醫師不得爲醫療活動宣傳而出面制止，這項計畫便草草落幕。連恩不斷在鬧笑話，現在他又一股腦兒投入修改美國精神醫學病理教科書（《精神疾病診斷與統計手冊》第三版）。三月十七日，英國《觀察家報》刊出彼得·希爾摩（Peter Hillmore）的短篇報導，文中描述連恩當時的模樣：

「你瞧，人生就是性傳染病，死亡率百分之百。」若R. D. 連恩是在六〇年代末、七〇年代初對我說這些話，我馬上會有兩種反應：（一）我會匆忙向我所有朋友宣布，偉大的心靈大師直接對我說話，（二）我會花上好幾年思考此話的意義，找出其中深刻的涵義。

時光飛逝，R. D. 連恩上週對我說這些話，引起兩種截然不同的反應：（一）我想起幾個月前在廁所牆上看過這樣的塗鴉，（二）我得想想看這話到底是什麼意思？我把它歸為像「誰掘了最深、最深的坑？」或「別在櫻桃樹上找蘋果花」這類冗長空洞的心靈小語，我不知道我們倆究竟是誰變了。

連恩上廣播節目「坐上精神科醫師的椅子」

一九八五年三月，安東尼・克萊爾教授邀請連恩上第四電台的廣播系列節目「坐上精神科醫師的椅子」，令克萊爾驚訝的是，連恩竟一口答應了。三月底，他們花了好幾個鐘頭訪談錄音，最後剪輯成精要版本，選在一九八五年七月十四日於第四電台播出。克萊爾選擇從《殘酷的現實》那段時期開始，以較柔性、貼近的方式介紹連恩，甚至提及BBC雜誌《聽衆》（*The Listener*）中評爲「精采」的《智慧、瘋癲與愚昧》。不過，連恩犯了個大錯，他「坦承」了自己那段時間的心理狀態。安東尼・克萊爾問及他是否精神正常，連恩回答如下：

> 在我私下生活中，最困擾我的就是憂鬱症……我一直覺得要是我去寫所謂的「重度酗酒」或酒精中毒，還有「憂鬱症」，會讓我獲益不少……我有典型的隱性精神運動遲滯憂鬱傾向。

連恩和安東尼・克萊爾都認爲訪談很順利，因此雙方皆未多加考慮。其他人的看法卻不盡相同，連恩在一年後就發現英國綜合醫療管理委員會對此頗有微詞。但連恩還有其他事要操心，多半是財務上的問題。

舉行小型世界巡迴演講

多年來，連恩最穩固的財務策略就是舉辦國際巡迴講座，先前多是赴美國與加拿大。一九八五年，他又再度舉辦小型世界巡迴演講，分別赴北歐斯堪地納維亞半島（丹麥赫斯霍姆和奧爾堡）、都柏林、西雅圖、溫哥華、維也納、巴登、布達佩斯和雅典舉辦講座，途中還赴英國德文郡拜訪大衛和莎菈・沙爾門夫婦數日。他在溫哥華時，住在一位心理學家友人安德魯・費德瑪（Andrew Feldmar）家，之後直至一九八九年六月，他每年都赴溫哥華拜訪安德魯和他的家人。巡迴講座期間，有拍攝小組錄下工作坊和講座過程，將這些影片濃縮成電視節目「你曾是R. D. 連恩嗎？」（Did you used to be R. D. Laing?），連恩過世不久，英國第四頻道便於晚間播出這個節目。

參加「心理治療之演變」研討會

這種四處奔波的生活讓連恩相當疲累。參加「大型研討會」的興奮感早已褪去，取而代之的是飯店訂房、退房的冗長手續，還得聽著千篇一律的「老套」，並向已對 R. D. 連恩不太有印象的聽眾發表平庸演說。在一連串制式、無聊、重覆的國際巡迴講座中，一九八五年十二月在亞利桑那州鳳凰城的「心理治療之演變」研討會是場例外，這場研討會由鳳凰城米爾頓・艾瑞克森基金會主任傑佛瑞・塞格（Jeffrey Zeig）主辦，紀念佛洛伊德於維也納開始私人執業一百週年。共有七千人參加，參加者全都具備特定專業背景，還有超過三千人因場地限制無法參加。所有在心理治療界占一席之地的人物全到場了。

這場研討會全程錄影記錄，連恩表現良好，雖然維琴妮雅・薩提爾（Virginia Satir）是全場焦點，不過連恩的個人評論在《紐約時報》上獲得最大篇幅：

英國精神科醫師 R. D. 連恩，他的治療方針承襲許多存在主義哲學家的理論，如沙特等人。他當場向一位來自鳳凰城收容所患妄想症的女士問診，內容似乎僅是一般對談，最初女士只是一味向連恩醫師傾訴一項針對她的陰謀，兩人的對話透過閉路電視對外播放，有千餘名治療師同時觀看。

問診接近尾聲時，連恩醫師和女士已建立起親近的關係，她變得平靜許多，還主動提起願意和醫師回到會場一起上台。之後，面對台下成群治療師的提問，她從頭到尾神智清醒地回答。

這種治療交換性的觀摩總有種難以掌握的特性，但當觀眾中有人認為這段問診中沒什麼變化，而家庭治療醫師米紐慶（Minuchin）卻從眾人中站起身，稱讚這個實例是臨床治療藝術的最高境界時，這種特性就突顯出來了。連恩醫師解釋，讓病患單純感覺到和某人關係緊密與試圖改變病患一樣重要，但仍有許多人反對這種說法。這事件中的對立狀況，似乎可以用來象徵這個領域各種分歧的觀點總是不斷引起紛爭。

爲了替後世留下紀錄，《時代》雜誌記下傑・海利詢問參加者：「你們爲什麼來這兒？」其中有個人回答：「我們都想在你們死前見見你們。」

英國綜合醫療管理委員會審理連恩的執業能力

連恩一九八六年初回到倫敦時，有個「驚喜」等著他。他人仍在美國時，英國綜合醫療管理委員會寫了封信給他，英國綜合醫療管理委員會隸屬於英國樞密院小組委員會，掌管英國註册醫師的職業道德紀律。這封信告知連恩，管理委員會接獲一個個案申訴，案主在一九八三年秋天接受連恩治療，案主聲稱連恩當時行爲受酒精影響，並「辱罵、攻擊」案主。這封日期標示一九八五年十二月十七日的法律聲明中，特別指出連恩分別在一九八三年九月和十月，在伊頓路診療室裡爲這位美國病人看診幾分鐘，接著連恩就建議兩人到外頭的酒館喝一杯，據稱，連恩形容那個酒館是：「我想這裡是唯一我沒被趕出過的地方。」他們一起喝酒後離開，沒惹任何麻煩。之後，十月十九日，案主前來進行另一次諮商，但他並未獲得連恩醫師所有的注意力，當時他發現自己和一名顯然瘋癲的年輕男子共處一室，處境危險。案主告訴管理委員會連恩醫師曾邀他「一起狂歡」，當時連恩醫師顯然「喝了很多」，但還能「控制行爲」也「親切討喜」，之後他繼續喝酒，約莫一個鐘頭後案主決定離開。離開前，他們倆開始爭執案主上回沒有付錢，最後連恩在「酒醉盛怒」下要案主離開，案主離開時，根據案主描述：「連恩醫師朝我摔上一扇鑲玻璃的門，打到我的手肘。」英國綜合醫療管理委員會來信告知連恩，這些陳述讓他們質疑他「嚴重違反專業行爲」，請他一月十五日赴初級訴訟委員會說明。信中另外提到，他們也開始懷疑他是否「因爲不當使用或濫用酒精」危及他執業的能力，因此要求他提出醫療證明，證實他適合執業。

連恩找我尋求建議，我告訴他這件事應該立即交由他信任且有能力的事務律師處理。

連恩之後前往位於倫敦科芬園的伯尼・賽蒙斯（Bernie Simons）辦公室，再由那兒提交一份起誓宣言，否認送達管理委員會的證詞。同一時間，初級訴訟委員會依排定日期舉行，並在二月三日寄信告知連恩委員會的決議。他們決定將此事送交負責醫療保健案件的初級審查會處理，審查會請管理委員會的註册人員出馬，要連恩自行選擇至少兩位醫療檢查員進行檢查。連恩的態度相當堅持，表明若要接受任何檢查，他希望執行檢查的醫師能先通過他自行選擇的醫師檢驗。毫不意外地，委員會回信說明「衛生委員會條例未規定依條例（63）選出的醫療檢驗人員得審核其他指派人員。」不過，審查會卻「樂於註記連恩醫師同意根據衛生委員會條例，由他指定的醫師進行檢驗。」

連恩這才開始眞正意識到自己大禍臨頭，管理委員會是來眞的，嚴肅以待。連恩決心面對這一切，他的律師三月時致信管理委員會，指定都柏林大學的伊佛・布朗恩（Ivor Browne）教授、莫里斯・卡斯戴爾斯教授和安東尼・克萊爾教授。很不幸地，連恩沒想到該讓這幾位教授先知道事件內幕，不過，情況也未惡化到不可收拾的地步。五月時，管理委員會又再度變得棘手，他們決定自行指派兩名醫師評估連恩能否繼續執業。不過連恩有所不知，在此信寄出前，最初申訴的案主已與管理委員會取得聯繫，表明不想再追查此事並正式撤銷申訴。六月，連恩的律師又再度接到管理委員會來信，信中提醒他調查仍在進行，不過絲毫未提及最初投訴的案主已正式撤銷申訴。情況發展至此，案主決定自行告知連恩實情，律師就此事致信管理委員會「表達極度震驚，基於案主B先生顯然已撤回申訴，管理委員會竟持續進行此事。」連恩覺得對方會想盡辦法處置他，於是向律師提議，如果能讓整件事落幕，他可以放棄執業醫師一職。不過他被說服把一切先擱著，靜候發展。八月底，管理委員會寄來另一封信，初級審查會決定將案子送回初級訴訟委員會——這是頗為重要的改變，也被視為整件事終將告一段落的契機。

管理委員會持續追查連恩是否適合執業

但是，一九八六年九月一日管理委員會再度來信，這回的目的稍稍轉了方向。管理委員會決定不論最初申訴案件撤銷與否，仍繼續追查連恩是否適合繼續執業，他們另訂兩項追查目標：漢普斯德治安法庭在一九八四年十一月判的罪名，和一九八五年七月安東尼・克萊爾的廣播訪談。連恩的律師整裝準備上陣，同時寫信詢問更多細節。一九八六年十一月，管理委員會回信以澄清「某些誤會」，說明當前議題是連恩醫師是否適合執業——他並不需回應任何「不利陳述」。他們附上一份安東尼・克萊爾訪談的手抄本，不過，對於毒品相關問題，管理委員會就無法「透露……倫敦警察隊轉交關於連恩醫師一九八四年十一月二十七日判決的機密資料，不過我能告訴你，警察提供的資料包含連恩醫師被捕及判決的細節。」

連恩一知道案主撤銷申訴後，就將此事拋到九霄雲外，一九八六年底他正平靜地住在美國新罕布夏州利特頓鎮上的自治別墅。這個住宅社區是大衛・古巴拉特（David Goldblatt）根據友愛兄弟協會的信條所建，連恩在考慮是否眞有必要回英國和那堆麻煩瞎攪和。

母親過世

可是命運自有安排。連恩接獲消息，他母親在十一月十日星期一過世，葬禮選於星期五，安排在格拉斯哥舉行。整個家族丟下手邊一切事務——這將是一場無可比擬的盛會。連恩從美國飛回來，我停下進行一半的審判案，保羅向鑽油塔的工作告假，安瑟爾姑姑從拉格斯（Largs）趕來，安妮、費歐娜、凱倫和她先生湯米都謹防 R. D. 連恩會鬧出前所未有的糗事，唐諾・麥克唐諾則是主持葬禮的牧師。連恩昔日的酒伴約翰・杜菲和藍尼・大衛森則準備好要大拚一場，大家都等著這個機會，不過，格拉斯哥連恩家族現在是經驗豐富的送葬者了，大家認爲連恩出醜的機率很高，大概無論如何都難以挽救。

不負衆望，連恩在格拉斯哥火車站附近的中央飯店訂了婚禮套房，很快就喧賓奪主，成了主秀。我星期四晚上抵達，發現連恩像在擺席宴客似地，一托盤一托盤的食物和酒不斷送入套房，人們大聲笑鬧，連恩的情緒狀況還不錯。不過，當唐諾・麥克唐諾擔心起連恩的健康時，雙方就爆發衝突，連恩差點把這位牧師轟出去。爲了平息紛爭，連恩要唐諾帶我去教堂看看遺體，我勉爲其難地答應了。一陣子後我們又回房間來，但過程中發生一段尷尬插曲，唐諾・麥克唐諾把棺蓋掀開，好讓我能最後看看艾蜜莉亞，不過我們倆都醉醺醺，無法把棺蓋蓋好。那個夜晚大家愈來愈喧鬧，直到人群漸漸散去。當晚大家記得的最後一個景象是連恩七十五歲的姑姑安瑟爾和我，一路在飯店走道上大跳快樂戈頓土風舞。有句古蘇格蘭格言是：「格拉斯哥的葬禮比愛丁堡的婚禮更好玩。」該死地對極了！

艾蜜莉亞在隔日下葬，牧師唐諾・麥克唐諾在邵奇霍街上的小教堂發表了一則短而感人的演講，連恩開始嗚咽痛哭。或許他此時才感受到母親離世的悲痛，也或許他想起幾年前父親過世後，他和母親間最後的交流。艾蜜莉亞當時寫信給她唯一的兒子，表示她再也不想見到連恩，並要連恩保證不再與她聯繫。連恩寄回一張紙，在紙上畫了一個大愛心，中間寫上「我保證」。此時他哭得非常大聲，也似乎無法控制，人們因此開始騷動，尤其在場的人幾乎全都宿醉，因而讓場面更加混亂。在連恩無法抑制悲傷之時，突然冒出一個操著格拉斯哥腔的聲音：「呃，你覺得連恩只是爲了飯店帳單哭嗎？」

連恩退出醫師註冊名單

連恩回美國後，發現管理委員會的事還未落幕，對方不肯放他一馬。一月二十八日管理委員會又來信，這回是說明初級審查會已將案子轉至衛生委員會處理（別與初級訴訟委員會搞混），將於一九八七年二月二十六日作出判決。連恩獲准出席，但他很不智地決定不到場，衛生委員會如期召開，並就他們手邊的證據（包括一件撤銷的申訴案，以及因持有六點九八印度大麻獲判有條件釋放，已服完刑責；另有一份與安東尼・克萊爾公開訪談內容的手抄副本）做出判決，認爲連恩是否適於執業仍有疑義。管理委員會三月寫信給連恩的律師告知委員會判決結果，不過連恩天眞地相信只要送上幾捲他近期演講的影帶，對方就會結束此事。但是此時這場爭戰對連恩愈來愈不利，三月三十一日管理委員會寄信至美國新罕布夏州，說明決議和附帶條件。信中要連恩塡一份表格——申請從醫師註冊名單上退出，管理委員會的註冊人員寫道：「初級審查會請我註明，若你的名字從註冊名單上移除，本會此時針對你是否適合繼續執業的所有調查行動就會中止。」對方也清楚告知連恩，之後他仍可重新申請註冊。「不過，你必須先獲得本會承認你的狀況適合重新執業，否則任何申請都將無效。」

一九八七年四月二十八日，連恩寫信給他的律師，當時他已搬到科羅拉多州波爾德郡的納羅琶學院（Naropa Institute），隨信附上簽了名的申請書，並註明「我已考慮了一陣子，我無意再執業了。」

一九八七年五月二十七日，管理委員會來信說明 R. D. 連恩已在五月二十日自註冊醫師名單中除名，並提醒連恩「之後隨時可再度申請註冊」後，此事終於告一段落了。信中倒數第二段不忘給連恩最後一擊：「在你申請重新註冊之前，本會希望你能先通過適任評估，你可能會需要重新接受醫學測驗，證明你符合重新執業的資格。」將近三十年後，體制終於擊倒他了。

連恩撰寫「愛的種種謊言」

一九八五至八六年連恩歷經各種演講、工作坊、講座和生活體驗，對《智慧、瘋癲與愚昧》失望，又與茱妲離婚，賣掉伊頓路的房子，以及一九八六年底母親過世，在這些事件之後，連恩腦中又浮現一個能大賣的靈感。或許可以體會，當時他變得極度關切「欺騙的善意和關於愛的種種謊言」。有兩則加拿大工作坊刊出的廣告證明了連恩利用工作坊的方式，先爲新書計畫的內容試溫，這兩個工作坊分別是「精神分裂症與家庭」和「性、欺騙與妒忌」。

一九八六年十二月，連恩已經完成「愛的種種謊言——性、妒忌與欺騙研究」（The Lies of Love-A Study of Sexual Jealousy and Deception）的大略初稿，不過一直到連恩過世時，他仍在努力完成此書。連恩一向迷戀傅柯的作品，《瘋癲與文明》、《事物的秩序》、《臨床醫學的誕生》、《知識的考掘》都是他知識上的重要糧食，一九七八年的《性史》（*The History of Sexuality*）更讓連恩精神爲之一振，他常說傅柯的天資和才能足以把人類分爲兩大類：一類是了解且懂得欣賞傅柯著作的人，另一類則認爲傅柯不過是個膚淺的江湖術士，既喪失邏輯，也欠缺公信力。連恩想要討論《性史》裡的話題，而傅柯在一九八四年六月二十五日因愛滋病以五十七歲之齡辭世，外界大肆謠傳他耽溺於施虐—受虐遊戲中，更激起連恩對當下社會盛行的性態度產生興趣。

各式各樣與性相關的主題先前已獲他人認眞研究，但現在時機正佳，尤其因爲全世界都開始注重性活動，並對愛滋病抱持終極審判的態度，連恩也相信「愛的種種謊言」會帶來一大筆遲來的版稅。連恩和茱妲離婚後，情感和荷包都大失血，他已年近六旬，手邊沒有財產，只有不穩定的未來。他賣掉伊頓路的房子後結算所有財產，僅剩十萬英鎊。由於他堅持維持一貫的生活水準，因此花錢如流水，當時就面對徹底破產的可能。他完全不可能接受任何正職工作，先前十五本書的版稅很少（約每年一萬五千英鎊），他的生活已經徹底不同了。於是，寫出一本討論性與欺騙的書，內容須嚴謹、深入研究、文筆流暢且能引發話題，便成了連恩的最後一線生機。

「愛的種種謊言」初稿內容

「愛的種種謊言」的初稿分爲七個章節：「愛的種種謊言：過去來到當下」、「性、罪與精液」、「性忌妒與永恆的三角關係」、「性僞裝」、「你恨我嗎？你愛我嗎？」、

「愛的種種謊言：當下」和「性魔咒」，他在序中坦露，希望「此書能為被愛所傷的人帶來撫慰，為受毒辣的愛的謊言偶然、無情或殘酷地傷害或滅絕的人，提供思想食糧，或為對這些一無所知的人，激發興趣並提供歡樂。」

書中第一章試圖從經典文獻中找出各種關於愛的謊言，包括西方傳統的奧維德、柏拉圖、羅德島的阿波羅尼奧斯（Apollonius）、艾思奇力斯、索福克斯、尤里皮底斯、克拉瑪和斯普蘭格（《女巫之槌》〔*Malleus Maleficarum*〕的兩名作者）、薄伽丘和史賓諾莎，以及東方筏磋衍那的《印度愛經》（*Kama Sutra*）。此書會以二十世紀哲學家嘲諷的角度寫作：「荷馬對此瞭若指掌，柏拉圖反應很快，古印地安人很精明，阿波羅尼奧斯和諾維•考沃（Noël Coward）一樣新潮，但沒人能比奧維德的思潮更前衛，薄伽丘仍是人們的標的，偉人們的想法毫不過時。」

另有一章徹底討論《女巫之槌》的細節（該書是十五世紀研究女巫的「教科書」），連恩相信此書「深刻影響歐洲法律體系近三百年之久，每個法官和地方法官的坐席上都有一本。」連恩在講座中有時會引用書中某些段落，每每都令他興致高昂，這回他也打算在「愛的種種謊言」中暢談這些。例如：

人們常看見女巫躺在田野或樹林裡，下半身赤裸，她們的四肢都擺出適合性交或高潮的姿勢，腿部和大腿也搖動著，她們顯然正和旁人看不見的夢魘交媾。

這本小說另有一小段文字針對男性無法射精給予解釋：「當下體無論如何都無法興奮、無法交媾時，這就是天生冷感的徵兆；但當下體能有激動反應而勃起，卻無法射精時，這就是巫術的徵兆。」

連恩也從史賓諾莎的《倫理學》中捕捉忌妒背後的動力關係：「當任何一個人想像他的所愛之物以對待他的方式接近另一個人，或是以比接近他更快的速度接近另一個人，他便會對所愛之物投以恨意，對另一個人感到嫉羨。」連恩在書中運用《心結》和《你愛我嗎？》中的寫作技巧，下面的例子是根據他記憶中與母親的對話寫成的：

你相信我？

你愛我？

那麼就相信我，

你並不愛我。

你不愛任何人
而且
沒人愛你
除了我

純粹是因為
我愛你
所以我把這點告訴你

相信我

別因為我這麼說
而相信我
別相信我
因為我叫你這麼做

探入你內在的核心
你會發現
我告訴你的事都是真的
相信我。

只要完整看過這份手稿，就會明白連恩關注的是愛的「黑暗」面：欺瞞、忌妒和復仇，至於復仇，連恩是因聽到一則故事有感而發。一位巴黎的女裝設計師和三個男人發展肉體關係：她的「主子老大」、一位詩人和有錢的男友。三位男主角不知道女主角其他的「祕密」關係，不過詩人和有錢男友多少察覺到女主角與她的「主子老大」上床。女主角「最美妙的『復仇』時刻」發生在：

某次她先在午飯前和詩人上床，隨後和男友吃了一頓詩人請不起的美味午餐，又和男友上床。主子老大相當遲鈍，當她奔入他的懷裡，兩人在白色勞斯萊斯車門邊，司機扶著車門等候，他柔情蜜意地緊緊摟著她，當時約是下午四點半，他們正要離開城市前往他的城堡共度一晚，她感覺到詩人和商人男友的體液從她的陰戶沿著大腿滲出，當時，在他令人反感的懷抱裡，在白色勞斯萊斯車門邊，司機扶著車門等候，他正柔情蜜意地緊摟著她。

另一個例子是有個丈夫知道自己的妻子有外遇，他問一個知道此事的女性朋友：「爲什麼我覺得困難重重？我在忌妒嗎？我太小題大作了嗎？她在做什麼？他又在做什麼？」女性朋友答道：「我告訴你他在做什麼，他在背後搞你！他就在做這件事。」接著是整個故事的精華：「他恍然大悟，他知道她是對的，短短幾秒內，他的婚姻就結束了。」連恩以毫不留情的方式說了許多類似故事，他極有可能是故意設計的，至於帶來的效果是驚愕或娛樂人心的，就端看讀者個人的承受度如何。

這本書究竟能不能大賣，實在無法預測。倫敦某家負責連恩作品的出版經紀商拒絕處理這份手稿，主動聯繫出版商也毫無進展。「愛的種種謊言」極可能像《你愛我嗎？》和《智慧、瘋癲與愚昧》一樣，市場反應極爲殘酷，從《你愛我嗎？》的回應就可得知，《心結》的寫作手法已經不再管用了。連恩一直以《分裂的自我》的標準要求自己，他永遠得背負第一次就寫出最佳作品的沉重壓力，在評斷「愛的種種謊言」時，他人都會拿他的第一本書比較。在這樣的背景下，如同所有連恩一九七二年後出版的書，極有可能這本書不是被明顯忽略，就是被大肆嘲弄。

談「上帝與精神醫學」

連恩最後發表的幾篇文章中，有一篇談到「上帝與精神醫學」，寫得正是時候。《時代文學副刊》在一九八六年五月刊登這則篇幅甚短卻論點清晰的文章，文章開頭是：

我受邀從精神科醫師實際操作及理論的角度談論上帝，不過，對於我們所指的「上帝」和「精神醫學」是什麼，我們至少必須先有些許共識，才能好好討論這個主題。我們先從簡單的開始，我是個消極的神學家，我只能用上帝不是什麼的方式來定義上帝，我無法為祂做出任何定義。祂非男也非女，既不是兩者共存，也是兩者共存，但也不特別屬於哪一類。同樣地，祂也不屬於任何我們加諸的稱謂，包括「祂」這個字。但在同時，我相信上帝，因為我無法理解，像祂這種我無法想像、設想或幻想的事物，怎麼可能不存在？於是，最接近的說法就是，我相信上帝。

返鄉定居的念頭

連恩似乎是在一九八四和一九八五年行至愛歐納島後，便開始關心上帝。連恩過世數日後，牧師唐諾・麥克唐諾在格拉斯哥大教堂舉行的告別禮拜中，甚至提及他和連恩在愛歐納島的對話，表示連恩「已回歸教會」。不過，此事很難判別眞僞，舉例來說，一九八六年一整年，連恩都依循著過去幾年的生活模式：參加各種主題的研討會（例如三月到美國費城參加「世界和平與個體」研討會，四月參加派斯利作家藝術節），還有寫作和喝酒。顯然他還是從前那個連恩，不過他也明白地對親近的家人和老友透露他想「回家」，他想過就這麼在蘇格蘭住下，而且不是隨便想想而已，他得爲自己也爲他人找個庇護所。他在倫敦闖出名號後，在蘇格蘭也備受尊崇，儘管外界盛傳他任性難搞、偶爾還會酒醉鬧事，不過他的肖像被收入蘇格蘭國家肖像美術館是不可動搖的事實，他大部分的家人和長年好友都住在格拉斯哥附近。甚至晚至一九八七年十月，《格拉斯哥先驅報》爲慶祝他六十歲大壽，刊出整版〈R.D. 連恩的多重面貌〉，文中說他是「格拉斯哥大師——蘇格蘭頂尖知識菁英」，他的第一本著作「《分裂的自我》是二十世紀心理學的時代經典」，並將他描述爲「擁有無限精力與才能」的人物，一度「爲掀起一股思想風潮而羞慚苦惱，但堅強度過了。」

當時必有特殊的力量召喚連恩返鄉，死亡已經離他不遠，八〇年代中期，連恩有過兩次輕微心臟病發作，此外，他的直腸開始出血。一九八六年七月大衛・庫柏因嚴重酗酒於巴黎過世，年僅五十五，沒什麼比自己的同儕友人過世更令人不安的了，連恩知道漸漸也快輪到自己了。

第十個孩子誕生

一九八七年春天，連恩仍未覓得歸處，他在美國四處遊蕩，甚至探至峇里島，希望找到合適的落腳處。在瑪格麗特確定懷孕，於一九八八年一月六日產下連恩第十個孩子查爾斯後，他必須安定下來的壓力急增，他當時已六十歲，是個新生兒的父親，沒有穩定收入，沒有房子，只有嚴重的酗酒問題和令人喪志的消沉情緒，近乎絕望。「愛的種種謊言」被困在死胡同裡，可是他也沒其他靈感能再出一本書。

定居奧地利的新生活

一九八八年底，連恩終於朝穩定生活邁進一小步：他徹底戒酒，並在奧地利寧靜小鎮溝尹（Going）找到一間小公寓。伯納・史派爾丁到奧地利探望連恩時，他的生活顯然已經展開新的一頁了：他快樂、清醒，開始喜歡在奧地利鄉間長途漫步；他在溝尹可以專心慢慢進行「愛的種種謊言」，同時開始合作一項新計畫。當時安吉利亞電視台的總監兼製作人鮑伯・穆蘭提議出版連恩的傳記，這個計畫能解決幾個迫在眉睫的問題：首先，這可能賺進一大筆錢，也不需費力規畫出版《智慧、瘋癲與愚昧》第二集。此外，藉著為傳記做研究，連恩有絕佳機會可以會會老友和親人（尤其是姑姑安瑟爾），同時還能重新溫習「格拉斯哥風景」。

連恩一九八八至八九年投注許多時間在鮑伯・穆蘭的書上，不過，這本書的計畫在連恩死後就停滯了。但在進行過程中，不僅連繫上連恩大學時代的朋友，也大量與連恩一生中接觸過的人進行訪談，包括他的至親、大學時代認識的人以及塔維斯托克診療中心的同事，像約翰・鮑比在訪談中就對連恩遭遇的「困境」表示毫不吃驚。

連恩與作者的最後一次見面

一九八八年十一月連恩到倫敦參加我的婚禮，那是我最後一次見到他。他當天表現得體，在貴賓席中發表一段幽默恰當的婚禮致詞。一直以來，不論他身在何處，我們都會找機會通電話。一九八九年七月我們通了最後一次電話，他試圖說服我和鮑伯・穆蘭合作，但即便看在連恩的分上，我也拒絕答應。我一直告訴連恩，將來我會自己寫一本書，此外，我對連恩和鮑伯・穆蘭簽的合約內容相當不以爲然，合約中連恩答應要完全配合這本「R. D. 連恩授權的傳記」，已因此收取了微薄的兩千英鎊，另外他會抽取萬分之一的版稅。不，我絕不合作：我怎麼看都覺得連恩被當傻子耍。

連恩驟逝

一九八九年八月最後一週，連恩從溝尹前往法國聖特羅佩（Saint-Tropez）度假，招待他的是美籍的鮑伯・費爾斯頓（Bob Firestone），他著有《幻想聯結》（*The Fantasy Bond*）一書，不過他有一艘豪華大遊艇或許來得更重要。娜塔莎說好要和連恩碰面，她非常期待和父親見面，共度歡樂時光。二十三日下午，連恩和鮑伯說好要在陸上一家俱樂部打網球，他們順利開打第一盤，連恩領先三局，當時局數是四比一。但很突然地，連恩覺得不舒服，他對鮑伯說他需要休息一下。之後他的皮膚失去血色，需要馬上緊急處理，俱樂部瘋狂急電遊艇，連絡瑪格麗特，娜塔莎到場時發現連恩已經「撒手歸去」，他死了。幾分鐘前鮑伯才問過連恩還好嗎，他急切地問：「要找醫生嗎？」連恩回答：「醫生？找什麼該死的醫生？」

中英名詞對照表

二劃

二十一號別墅，亦見紳雷

三劃

三人幫 Trinity, The
上帝與精神醫學（《時代文學副刊》文章）God and Psychiatry（TLS article）
大衛・古巴拉特 Goldblatt, David
大衛・艾德嘉 Edgar, David
大衛・沙爾門 Salmon, David
大衛・貝爾 Bell, David
大衛・所羅門 Solomon, David
大衛・柯恩 Cohen, David
大衛・庫柏 Cooper, David
大衛・梅瑟 Mercer, David
大衛・連恩（父親）Laing, David（father）
大衛・雪瑞特醫師 Sherrit, Dr David
大衛・麥克考倫 McCallum, David
大衛・喬治・史班瑟─布朗 Spencer-Brown, David George
大衛・奧芬巴赫 Offenbach, David
大衛・顧爾德 Gould, David

四劃

丹尼・阿卜斯 Abse, Dannie
丹尼・哈爾沛林 Halperin, Danny
丹尼爾・波斯頓 Burtson, Daniel
內─外科學會 Medico-Chirurgical Society
厄文・高夫曼 Goffman, Erving
厄爾・威騰柏格 Wittenberg, Earl
友愛兄弟協會 Philadelphia Association
反大學體制 anti-University
反精神醫學 anti-psychiatry
尤金・明可夫斯基 Minkowski, Eugene
巴尼爾議員 Balniel, Lord, MP
巴特沃席磨坊 Batworthy Mill
巴瑞・雷諾茲 Reynolds, Barrie
巴爾賽斯公園路 Belsize Park Gardens
巴黎大學文理學院 Sorbonne, the
巴關・希瑞・羅傑尼希中心 Bhagwan Shree Rajneesh Centre
心靈重塑（巴黎大學文理學院發表文章）metanoia,（Sorbonne paper）
戈登・帕斯克教授 Pask, Professor Gordon
比爾・唐納森 Donaldson, Bill

五劃

世界衛生組織 World Health Organisation
卡文・荷恩頓 Hernton, Calvin
卡洛琳・弗林特 Flint, Caroline
卡特瑞克 Catterick

六劃

九劃

十劃

十一劃

十二劃

Kevin
凱文・羅斯 Rose, Kevin
凱・卡爾麥可 Carmichael, Kay
凱若琳・威致伍・班 Benn, Caroline Wedgwood
凱倫・連恩 Laing, Karen
勞勃・丹杜 Dando, Robert
勞勃・席爾茲 Shields, Robert
勞瑞・泰勒教授 Taylor, Professor Laurie
喇嘛洽杜祖古仁波切 Rinpoche, Lama Chakdud Tulku
喬・史蕭斯坦 Schorstein, Joe
喬治・古博爵士 Godber, Sir George
喬治・保羅 Paul, George
喬治・庫奈利 Cunelli, George
喬治・邁克里歐德 MacLeod, Lord George
喬・柏克 Berke, Dr Joe
喬瑟夫醫師 Joseph, Dr
喬・歐藍諾斯 Oranos, Joe

堤摩西・利瑞 Leary, Timothy
斯里蘭卡，之前爲錫蘭 Sri Lanka
渡口 Crossing Place
湯米・席南 Heenan, Tommy
湯姆・伯奈特 Burnett, Tom
湯姆・貝格 Begg, Tom
湯瑪士・薩斯 Szasz, Thomas
琴・豪斯頓 Houston, Jean
舒瑪克醫師 Schumacher, Dr E. F.
華特・費夫 Fife, Walter
菲立普・柯恩 Cohen, Philip
菲德列克・列波爾 Leboyer, Frederic
萊曼・韋恩 Wynne, Lyman
貴格瑞・貝特森 Bateson, Gregory
費里喬夫・凱普拉 Capra, Fritjof
費斯・哈戴 Haddad, Faith
費爾貝恩 Fairbain, W. D. R.
費德列克・里蒙 Lemont, Frederick
費歐娜・連恩 Laing, Fiona

賀伯・菲力普森 Phillipson, Herbert
開放之道信託基金會 Open Way Trust, The
隆納・寇曼 Colman, Ronald
隆納・連恩 Laing, Ronald D,

十三劃

圓廳 Round House
塔維斯托克出版社 Tavistock Publications
塔維斯托克診療中心 Tavistock Clinic
奧德夏特 Aldershot
愛歐納島 Iona
溝尹（奧地利）Going（Austria）
溫尼福特・羅許佛斯醫師 Rushforth, Dr Winniford
溫波街 Wimpole Street
瑞奇蒙戶籍登記處（第一段婚姻）Richmond Registry Office
督察首長傑佛瑞斯 Jeffries, Chief

Superintendent
腦葉切除術 lobotomy
葛瑞格・基爾戴 Kilday, Gregg
裘安・辛格列頓 Singleton, Joan
裘克・威爾森醫師 Wilson, Dr Jock
裘克・蘇什蘭醫師 Sutherland, Dr Jock
裘勒士・亨利 Henry, Jules
詹姆士・胡德醫師 Hood, Dr James
詹姆士・格林恩 Greene, James
詹姆士・高登醫師 Gordon, Dr James
詹姆士・費拉莫 Framo, James L.
詹姆士・瑞德（校長）Reid, James
詹姆士・羅伯森 Robertson, James
詹姆士・譚普列頓醫師 Templeton, Dr James
路易斯・麥克亞當斯 MacAdams, Lewis
遊戲室 Rumpus Room
道格拉斯・哈欽森 Hutchinson, Douglas
雷蒙・布萊克（亦作威金森）Blake, Raymond（aka Wilkinson）
雷蒙・博威斯特爾 Birdwhistell, Raymond

十四劃

嘉特納佛醫院（格拉斯哥皇家精神病院）Gartnavel Hospital（Glasgow Royal Mental Hospital）
漢佛瑞・歐斯蒙 Osmond, Humphrey
漢斯卡里・寮納 Leuner, Dr Hanscari
漢普斯德警局 Hampstead Police Station
瑪芮安・瑪桂德 Magrid, Marion
瑪格麗特・羅美妮-肯頓 Romayne-Kendon, Marguerite
瑪莉安・彌爾納 Milner, Marion
瑪莉・賈薇 Garvey, Mary
瑪賽勒・文森 Vincent, Marcelle
瑪麗亞・瑪洛瓦 Marova, Maria
瑪麗・芭妮絲 Barnes, Mary
碧翠絲・史默德斯 Smulders, Beatrice
精神分析研究學院 Institute of Psycho-Analysis
精神醫學研究學院（莫茲里醫院）Institute of Psychiatry（Maudsley Hospital）
維多莉亞・布里坦 Brittain, Victoria
維傑・辰卓醫師 Chandra, Dr Vijay
維琴妮雅・薩提爾 Satir Virginia
翠可瑪里村，斯里蘭卡 Trincomalee
蓋文・米勒 Miller, Gavin
蓋・比恩「極深夜節目」Byrne, Gay（The Late Late Show）
誓約派（讀經會）Covenanters

書刊

影片與節目

R. D. Laing 著作一覽

《分裂的自我》*The Divided Self*（1960）

《自我與他人》*Self and Others*（1961）

《正常、瘋癲和家庭》第一冊 *Sanity, Madness and the Family, vol,* I（1964）

《理性與暴力》*Reason and Violence*（1964）

《人際知覺》*Interpersonal Perception*（1966）

《經驗的權力關係與天堂之鳥》*The Politics of Experience and the Bird of Paradise*（1967）

《心結》*Knots*（1970）

《家庭的權力關係》*The Politics of the Family*（1971）

《你愛我嗎？．》*Do You Love Me?*（1976）

《十四行詩集》*Sonnets*（1976）

《殘酷的現實》*Facts of Life*（1976）

《與孩子對話》*Conversations with Children*（1977）

《與孩子對話》第二集 *Conversations with Children, vol, II*

《經驗之聲》*The Voice of Experience*（1982）

《智慧、瘋癲和愚昧》*Wisdom, Madness & Folly*（1985）

「勇士之道」（未出版草稿）'Way of the Warrior'（draft unpublished manuscript）

「死前生命」（黑膠唱盤）*Life before Death*（LP）

「愛的種種謊言」（未出版草稿）'Lies of Love'（draft unpublished manuscript）

「分娩的權力關係」（未出版草稿）'The Politics of Birth'（draft unpublished manuscript）

「榮格：生平傳記」（未出版原稿）'Jung: A Biography'（draft unpublished manuscript）

心靈工坊 PsyGarden
MASTER 040

瘋狂與存在：反精神醫學的傳奇名醫 R.D. Laing

R.D. Laing: A Life

作者—安德烈・連恩（Adrian Laing）

譯者—連芯

出版者—心靈工坊文化事業股份有限公司
發行人—王浩威　諮詢顧問召集人—余德慧
總編輯—王桂花　責任編輯—黃心宜
特約編輯—林婉華
通訊地址—10684 台北市大安區信義路四段 53 巷 8 號 2 樓
郵政劃撥—19546215　戶名—心靈工坊文化事業股份有限公司
電話—(02)2702-9186　傳真—(02)2702-9286
Email-service@psygarden.com.tw　網址—www.psygarden.com.tw

製版・印刷—漾格科技股份有限公司
總經銷—大和書報圖書股份有限公司
電話—(02)8990-2588　傳真—(02)2990-1658
通訊地址—248 台北縣五股工業區五工五路二號
初版一刷—2012 年 4 月
ISBN-978-986-6112-39-3
定價—420 元

國家圖書館出版品預行編目資料

瘋狂與存在：反精神醫學的傳奇名醫 R.D. Laing ／安德烈・連恩（Adrian Laing）作；連芯一 譯.
--初版.--臺北市：心靈工坊文化, 2012.4　面；公分.（Master：040）
譯自：R. D. Laing: A Life
ISBN 978-986-6112-39-3

1.連恩（Laing, R. D. (Ronald David), 1927~1989）　2.專科醫師　3.精神病學　4.傳記

410.9941　101005512

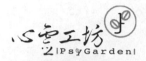